U0212303

眼内液检测的临床应用
Examination of Intraocular Fluids

陶 勇 编著

林顺潮 黄德光 主审

人民卫生出版社
PEOPLE'S MEDICAL PUBLISHING HOUSE

图书在版编目（CIP）数据

眼内液检测的临床应用 / 陶勇编著 . —北京：人
民卫生出版社，2020
ISBN 978-7-117-30136-7

I. ①眼⋯　Ⅱ. ①陶⋯　Ⅲ. ①眼房水 – 应用 – 眼病 –
诊断　Ⅳ. ①R770.41

中国版本图书馆 CIP 数据核字（2020）第 107783 号

人卫智网　www.ipmph.com　医学教育、学术、考试、健康，
　　　　　　　　　　　　　购书智慧智能综合服务平台
人卫官网　www.pmph.com　人卫官方资讯发布平台

书　　名　眼内液检测的临床应用
编　　著　陶　勇
出版发行　人民卫生出版社（中继线 010-59780011）
地　　址　北京市朝阳区潘家园南里 19 号
邮　　编　100021
E - mail　pmph @ pmph.com
购书热线　010-59787592　010-59787584　010-65264830
印　　刷　北京盛通印刷股份有限公司
经　　销　新华书店
开　　本　787×1092　1/16
印　　张　18
字　　数　337 千字
版　　次　2020 年 7 月第 1 版　2020 年 7 月第 1 版第 1 次印刷
标准书号　ISBN 978-7-117-30136-7
定　　价　159.00 元

打击盗版举报电话：010-59787491　E-mail：WQ @ pmph.com
质量问题联系电话：010-59787234　E-mail：zhiliang @ pmph.com

序
1

《眼内液检测的临床应用》是我国第一部相关著作,这部著作弥补了我国眼科学的知识空缺。眼内液属于组织液,直接检测到病变器官或组织的病变,具有较高的组织特异性。由于全身部位不同、病变不同,是目前检验科检测项目中尚未囊括的。眼内液的检测手段使用了细胞生物学和分子生物学方法,随着时代的发展,检测方法的改进,检测到的细胞因子数量增多,检测到的病原体种类增加。这一技术对眼内的感染、免疫、缺血、寄生虫和占位等病变提供了量化的诊断指标和观察指标,指导眼病的诊断治疗走向精准医学时代。

陶勇教授当年应我的要求走向葡萄膜炎领域和眼内液的检测诊断建设的道路。葡萄膜炎很多年来治疗手段单一,药物副作用多,是"土地贫瘠"且"荆棘丛生"的领域。他毅然接受了这一挑战,投入精力、潜心钻研,克服了新技术开拓道路上的种种困难,在感染与非感染性葡萄膜炎的诊治道路上开拓了我国眼内液检测技术。这一技术推动了我们从细胞分子水平认识眼炎症性疾病的发病机制、诊断与鉴别诊断和随诊评估。

这部著作从检测技术、适应证到检测意义,全面阐述了眼内液检测技术的临床应用,内容通俗易懂,附有病例讨论,每一章节都有大量的文献数据支撑,是一部对我们临床工作有直接指导意义的著作。我非常感激陶勇教授启动了我国眼内液检测技术,填补了国内空白。衷心地期望他和眼科界的同道们不断完善这一技术,将眼内病变的诊断不断推向新的水平。

黎晓新

北京大学眼科教授
北京大学人民医院眼科原主任
厦门大学附属厦门眼科中心总院长
中华眼科学会名誉主任委员
中华医学会眼底病学组前任组长
2019 年 11 月 25 日

十年磨一剑　眼内液检测

—— 开启葡萄膜疾病精准医学新时代

　　首先衷心祝贺陶勇教授的大作《眼内液检测的临床应用》一书出版。

　　我认识陶勇教授 10 多年了，我们算老朋友。他师出名门，曾在黎晓新教授和姜燕荣教授指导下学习。他留给我最深的印象就是"年轻有为"四个字，特别是他系统地建立了以葡萄膜疾病为切入点的眼内炎检测方法以后，我敢大胆和肯定地说，他的工作把目前眼科发展引入到了精准医学新时代，他做出了与他年龄不相符合的了不起的贡献！

　　但是在 2019 年 11 月 23 日上海举行的第 13 届 APVRS 会议期间，陶勇教授郑重其事地要求我为他的新著《眼内液检测的临床应用》写一篇序言的时候，着实把我吓了一跳。原因有三：

　　首先，我从来没有被邀请为别人新著写过序言。写序言者一般都是本专业领域的"大牛"。我有自知之明，"小牛"都算不上。我一直认为自己就是一只不断奔跑的小蚂蚁而已。小蚂蚁可以为别人的新著写序言，能不吓一跳吗？

　　其次，实事求是地说，虽然我也能够处理一些复杂的葡萄膜疾病及并发症，但是由于缺乏系统的学习和研究，还谈不上是一个"货真价实"的葡萄膜疾病方面的专家。

　　第三，该书所涉及的大部分内容属于分子诊断学方面的内容，也不是我的专长。

　　虽然也许还有比以上三点更多的理由证明我不是该新著序言的合适人选，但是看着陶教授真诚的态度和相似的成长经历以及他在该领域所取得的独一无二的成就，尤其是仰慕于他锲而不舍的钻研精神，再加上抱着认真学习他新著的态度，我还是非常乐意地接受了陶教授的邀请。

葡萄膜（uvea）为眼球壁的中层，位于巩膜和视网膜之间，由前部的虹膜、中间的睫状体和后部的脉络膜三部分组成，彼此相互连接，并且血供系统同源，病变时相互影响。顾名思义，这些部位所发生的疾病即为葡萄膜疾病。葡萄膜疾病的病理损害是葡萄膜的炎症、肿瘤及退行性病变等。葡萄膜疾病以炎症最多见，称葡萄膜炎（uveitis）。它既是常见眼病，也是主要致盲眼病之一，其种类繁多。据统计在我国其患病率占眼病的 5.7%~8.2%，致盲率达 1.1%~9.2%，因此葡萄膜炎的诊治在防盲治盲中占有重要地位。

现多人认为葡萄膜炎是一种自身免疫病，还有一些研究认为与炎症介质的释放、自由基的激活等因素有关。相对于葡萄膜炎具有相似的临床症状和眼部体征，例如，起病较急，疼痛和视力下降、瞳孔缩小、睫状充血、KP、房水闪辉、虹膜后粘连等改变，其病因及发病机制十分复杂。根据病因临床上将其分为内因性、外因性、继发性三大类，内因性是主要原因；也有将其直接分为感染性和非感染性两大类，因感染源不同和疾病性质不同又有各种不同的分类。理论上病因分类应当是最理想的方法，但实际上难以做到及时的病因诊断，况且到目前为止多数葡萄膜炎的病因还不明确，因此尚待完善。仅目前所知的感染性因素就包括 ①细菌感染，如结核、梅毒、钩端螺旋体病等；②病毒感染，如疱疹病毒、巨细胞病毒、腺病毒等；③真菌感染，如白色念珠菌、组织胞浆菌病等；④原虫感染，如弓形虫病等；⑤寄生虫病感染，如弓蛔虫症、猪囊虫病等。非感染性包括病原体不明，往往有免疫异常表现或伴有全身疾病，如晶状体源性葡萄膜炎、交感性眼炎、Behçet 病等。由此可见葡萄膜炎病因繁多，发病机制极为复杂，目前还不很清楚。一方面由于葡萄膜炎具有相似的临床症状和眼部体征，另一方面，其病因及发病机制十分复杂，因此目前临床上大多数情况下还是只能选择以拮抗炎症为主要手段的治标办法，难以采用消除病因的根治办法。这样就导致了治疗的盲目性，与目前倡导的精准医学有很大的差距。

2015 年年初，"人类基因组计划"取得成果的同时宣布了新的项目"精准医学（Precision Medicine）计划"。按照美国国立卫生研究院（NIH）对"精准医学"的定义，"精准医学"是一个建立在了解个体基因、环境以及生活方式的基础上的新兴疾病治疗和预防方法。简单来说，精准医学就是先创建一个庞大的患者医学数据信息库，研究人员通过研究分析比对患者信息与数据库里的信息，进一步了解疾病的根本原因，从而开发治疗针对特定患者特定疾病基因突变的药物，并确定哪些患者服用哪些药物，以及预测可能出现的副作用。

我理解所谓精准医学，是指根据个体基因特征、环境以及生活习惯进行疾病干预和治疗的最佳方法。精准医学的实质包括两方面，即精准诊断和精准治疗。在精准诊断方面，通过对病人临床信息资料的完整收集,对病人生物样本(包括眼内液)的完整采集,并通过基因测序、分析技术对病人分子层面信息进行收集,最后通过生物信息学分析工具对所有信息进行整合并分析,从而使得医生可以早期预测疾病的发生、可能的发展方向和疾病可能的结局,也就是我们所说的分子诊断。在形成精准的诊断后,就需要精准治疗。对于医生来说,就是通过收集病人信息及样本并进行生物信息学分析后,为临床医生的临床决策提供"精确"支持和依据。对于病人来说,就是"精确"告诉病人使用什么药物有效,有效率是多少;使用什么药物无效,使用了这种药物副反应有什么,等等。

早在 2012 年,陶教授面对一个骨髓移植术后视网膜血管炎进行病因诊断时发现血液中的病毒检测持续呈阴性,所以当时其他专家考虑是自身免疫因素导致的,建议用激素,但是陶教授认为巨细胞病毒性视网膜炎的可能性比较大。他最终说服病人取了房水,果然病毒检测呈阳性。从这个病例开始,他就坚信常规血液学检查不能全面反映眼内的情况,眼内是相对封闭的环境,需要进行原位检测——这就是今天广泛应用的眼内液检测。虽然当时在国际文献上已经有眼内液检测应用到眼科疾病诊断的个案报道,但缺乏统一的标准,大多数都是各自实验室自己做出来的结果,没有进行系统化的对比分析研究,更谈不上建立起一个完整的体系。陶教授一方面由于本身具有喜欢挑战疑难问题的天赋;另一方面,葡萄膜疾病患者虽然数量不多,但是由于病因十分复杂,属于眼科领域的疑难杂症,因此,大多数眼科医生也不会把葡萄膜疾病作为自己专业方向,相对于白内障、玻璃体视网膜疾病而言,又属于眼科领域的冷门方向。陶教授出于一个眼科医生的天职,近 10 年以来,为了尽可能地挽救葡萄膜疾病患者的视力,作为一个孤独的独行者,在进行了无数次试验的基础上,终于建立起来了各种葡萄膜疾病的眼内液检测方法。目前,越来越多的国内外同行逐步认可和接受他建立的眼内液检测方法。

我认为眼内液检测是精准医学在眼科学领域具体实践和应用最成功的例子。最初,眼内液检测被应用于葡萄膜炎的诊治中。葡萄膜炎包含一系列不同疾病及全身表现,其诊断往往具有迷惑性,而治疗通常面临着"激素"及"免疫抑制剂"的一刀切,给患者带来沉重的身体痛苦和经济负担。而眼内液检测的出现让葡萄膜炎的诊治迈向了精准治疗之路,既往悬而未决的病因有了确诊的可能,从而能够让患者得到及时有效的治疗。近几年随着眼内液检测的推广应用,陶教授发现大多数葡萄膜炎都具有感染的背景,这对葡萄膜炎的病因研究和分类是一个很大贡献。而随着这项工作的进一步推进,目前眼内液检测已经逐步应用于眼科其他疾病,包括视网膜静脉阻塞、糖尿病视网膜病变、遗传性眼病等,几滴眼内液中蕴藏的巨大信息正在带领我们走上眼科精准医学之路。

辩证唯物主义告诉我们，任何新生事物的出现都不可能是一帆风顺的，可能会受到各种各样力量的抵制。我相信眼内液检测也不例外，而这些同行专家的友好质疑也应该是陶教授不断负重前行的动力之一；同时我们应该很庆幸生长在一个鼓励创新的时代。而在 50 年以前发明白内障超声乳化手术的 Charles David. Kelman 就没有那么幸运了。由于他发明的白内障超声乳化手术对整个眼科学界构成冲击。当时绝大多数的眼科医生都在使用手术放大镜进行操作，接受超声乳化手术就意味着他们不仅要放弃沿袭了多年的手术方式，而且还要从头学习显微手术操作技巧。因此，在超声乳化手术普及的过程中，Kelman 医生不可避免地受到了来自各个方面、甚至是整个眼科学界的抵制。几乎在每一次演讲过程中，他都会遭遇充满敌意的听众，承受讥笑和挑战。最严峻的一次发生在休斯敦举办的泛美眼科学会会议上，当 Kelman 医生演讲结束以后，在世界范围内拥有极高威望的、年近 75 岁的 Sergi Amandoresca 教授走上讲台，指着 Kelman 医生的鼻子，公然发表了侮辱人格的评论："Kelman 毫无医德可言，他应该是出现在酒吧里的小混混，而绝对不应该出现在医学论坛上"。

事实胜于雄辩。没有任何力量能够阻挡白内障超声乳化手术在全世界的推广和应用。基于他对人类健康的巨大贡献，2004 年 Kelman 医生成为有史以来唯一一个获得拉斯克临床医学奖（Lasker Award）的眼科医生，也是该奖第一次破例授予已故的科学家。我敢说，如果 Kelman 医生还活着，也许获诺奖也不是不可能的事情。因为我国的屠呦呦等其他人就是先获得拉斯克临床医学奖，后来再获得诺贝尔奖。

陶勇教授作为我国眼内液检测工作的奠基人和开拓者，他十几年如一日地奋斗在临床第一线，亲手创建了国内首个眼内液检测的专业实验室，无数的疑难葡萄膜疾病患者经过眼内液检测得到了及时、正确的诊断和有效的治疗，最终守住了光明，为推进眼科精准诊疗做出了巨大的贡献。

本书是陶勇教授多年以来辛勤耕耘的结晶，不仅囊括了他在眼内液检测中的应用经验，对提高临床一线医生加深眼内液检测中的基础知识和应用能力大有裨益；更闪耀着他一切为了病人的利益，不畏权威、勇于创新的精神境界和高贵人格魅力！陶教授作为年轻"80后"中取得突出成就的眼科专家，他的成功之路特别为当下年轻眼科医生的成长提供了可以复制和借鉴的模式。从陶教授身上我们可以看到评价一个人是否成功，可能不能完全根据年龄、资历，而更应该看看他给我们改变了什么、带来了什么、留下了什么！

探索无止境！探索既充满艰辛又充满乐趣，最后衷心祝愿和期待陶教授作出更大贡献、造福更多患者！

最后再次衷心祝贺《眼内液检测的临床应用》一书出版！希望本书能够进一步推广精准医学在我国眼科界的广泛运用，为我国眼健康事业助力，造福更多的眼科疾病患者！

李文生 教授

上海爱尔眼科医院副院长

中国医师协会循证医学专业委员会循证眼科学组副主任委员

2020 年 2 月

序 3

知道陶勇,是很久以前的事了,这是一个春天般温暖的医生。认识陶勇,则是在我进入儿童眼科领域时。儿童眼科和葡萄膜炎一样,都属于眼科中土地贫瘠又荆棘丛生的领域。很多孩子失明,原因不知,诊断不明,治疗更是无从下手。自从陶教授开展眼内液检测后,为治疗儿童眼病提供了全新的工具,我开始了和他一起讨论、研究、反思、成长的历程。每一次讨论,我都会惊讶于他对事业的执着热爱,对学术的精耕细作,对朋友的真诚善良,对患者的怜悯体贴,也越来越感受到"精准医学"的魅力。

2020 大寒

下午三点,在会议上。手机突然震动不停,眼科同仁的朋友圈一下炸开了,才知道陶勇受了伤,牵挂、愤怒、担心、恐惧,感同身受,五味杂陈。近年来,伤医事件屡屡发生,痛心疾首,发人深省。需要治疗的,绝不仅仅是病人,而是包括医生在内的全社会,法治、文化、道德、科学、心理,各个层面都积累了很多问题,深水区内的改革需要更为宏大的勇气。

以怨报德,不仁不义。今日大寒,透心凉。

2020 立春

突如其来的疫情打乱了所有计划,每一个人都成为蝴蝶翅膀上的灰尘,被卷入了龙卷风。茫然不知所措时,听见陶勇在"为你读诗"中讲述他的心路里程,比以往更沉静,更温柔。

他说,"没有苦难,便没有诗歌"。

他说,"我把光明捧在手中,照亮每一个人的脸庞"。

疫情肆虐,全国各地医务工作者逆行武汉,医者仁心,莫过于此时,他们在用自己的生命,照亮民族的未来。

以德报怨，何以报德？今日立春，盼春雷。

2020 雨 水

居家隔离，正是闭关修行的好时节。窗外春雨，案前春茶，沉心静气，先睹为快。作者的专业和认真，让我钦佩之余，更有一丝惭愧。

最感触的是"巨细胞病毒性视网膜炎"一节，再次感受自然之强大与病毒之可怕，人类自诩强大，在看不见摸不着来无影去无踪的病毒面前，是何其的渺小！在疾病前面，我们何曾强大过呢？举头三尺有病毒，是傲慢和狂妄，让我们放松了对人类达摩克利斯之剑的警惕。

最感动的是"眼内液检测案例汇编"一章，各个真实病例资料齐全，逻辑清晰，论证精准，字里行间流露出来的是对科学的尊重，对疾病的敬畏，对患者的专注。

最感慨的是"检测项目及意义"一章，短短数页，参考文献竟多达 200 篇。每一篇文献，陶教授都是认真研究过的，才能总结出最为精髓的数千文字，可见其治学之广博严谨。

一气读完，豁然开朗。今日春雨，润如酥。

2020 春 分

春天来了，这是送给所有眼科医生的最好礼物。读完之后用心去感受，字里行间你会看到作者的博学、严谨、专业和信仰，也会增加我们运用新武器战胜病魔的信心和能力。

惠风和畅，气象万新。今日春分，盼遇见全新的你我，更健康、沉静、温暖、睿智，如同陶勇教授一样。

是为序。

丁小燕 教授

中山大学中山眼科中心小儿眼病综合科　主任
中山大学中山眼科中心国家重点实验室　PI
中国女医师协会眼科专委会青委　副主任委员
二〇二〇　春分

序

4

接到陶勇教授写序的邀请我很激动,很想告诉大家,我所看到的陶勇教授在葡萄膜炎诊疗这条路上苦战的经历,及眼内液检测对于感染性眼病诊断的划时代意义。

曾经艾滋病患者合并的病毒、真菌、细菌、梅毒等眼部的感染让人望而生畏,一种感染还好说,两种甚至三种感染又岂是单凭临床表现能确诊的。血液的检测,眼内液的培养,渺茫又遥遥无期。看着生死线上挣扎着又面临失明患者灰白的脸,又急又恨,实验性的治疗用了又用,很难得到近似明确的诊断,治疗效果难言。随着陶勇教授的眼内液检测走入视野,问题开始一个个地解决。根据对病人的全面查体,选择眼内液检测项目,雁过留痕、雪泥鸿爪,有检测有推理分析,犹如福尔摩斯探案,抽丝剥茧,快速精准检测病源或通过病源痕迹追踪到病源,从而解决一个个疑难病例。

从来没有见过一个人能有如此多的精力和体力,白天的门诊出到晚上九十点钟,凌晨时又有眼内液检测结果传来;从来没有见过一个人能如此认真细致,每次眼内液检测的结果都会伴随着分析传过来,告诉你应如何解读报告,并推荐治疗方案;从来没有见过一个人能天天面对打击依然信心百倍,眼内液检测在逐渐完善提高的过程中,在得到大家认可的同时,"讨伐"声也不断,陶勇教授所做的就是不停地改进检测方法,提高检测结果精准度。精准检测是陶勇教授的要求,正如他力求精准的做事方式。

从临床病例需求开发相应的检测,将检测结果应用于临床,再改进提高检测方法,再应用于临床,在反反复复的实践-理论-实践中不断丰富和提高眼内液检测的内容和精准度,不断解决越来越多的临床问题。当眼内液检测日趋成熟之际,陶勇教授已经正在考虑将其应用于疾病的预防。

该书内容通俗易懂,从细胞,宏基因组,DNA、RNA检测,到抗原、抗体及细胞因子的检测,科学详尽,内容前沿。从使用者的角度来讲,细读此书,结合临床,灵活应用眼内液检测,诊疗过程将如福尔摩斯探案,令眼科医生头痛的感染性葡萄膜炎将成为过去。从眼科学角度来讲,陶勇教授的眼内液检测开辟了感染性葡萄膜炎和非感染性葡萄膜炎临床科研教学和预防的新篇章,推动了眼科学的发展。

推荐此书作为临床医生的必备工具书。

孙挥宇

首都医科大学附属北京地坛医院五官科主任

首都医科大学眼科学院委员

2020 年 2 月

序 5

近年来医学检验领域各项新技术的飞速发展，帮助眼科各类疾病的诊断进入了一个新的阶段。其中眼内液的分子诊断、生化诊断、免疫诊断等技术，可为眼科疾病的精准诊疗提供更全面和更深入的线索，也是当今医学发展进入"精准医疗"和"循证医学"的具体体现。随着广大眼科工作者对眼内液检测的热情不断增涨，如何全面理解和正确使用这类技术成为目前亟待解决的难点，不同地区对眼内液的采集和检测流程可能还存在不规范之处，在结合具体临床病例解读上尚存在一定困难，急需一本系统介绍眼内液检测方法和结果解读的专著。

陶勇教授一直致力于眼内液检测技术在各类眼病诊疗中的积极探索，建立了从眼内液采样、保存、运输、检测到解读的系统规范，积累了大量的临床经验。这些宝贵的知识和经验都在本书中得到充分体现，特别是针对不同眼科疾病的特点，编者既系统归纳了国内外文献报道，又结合实际案例进行了详细分析，还给出了具有可操作性的检测建议，具有很好的可读性和指导性。希望本书能引起更多眼科工作者对眼内液检测的重视，促进其规范开展，为广大眼科医生和科研专家提供一项在临床和科研上的有力武器，更好地造福眼科患者。

李世迎

中华医学会眼科学分会视觉生理学组　组长
中国医师协会眼科医师分会视觉生理专业委员会　副主任委员
陆军军医大学第一附属医院眼科 / 西南眼科医院　院长助理
2020 年 4 月 20 日

推荐语

精准医学已经在各个临床学科开花发芽,非常欣慰看见其在眼科的着陆。相信此书可以帮助广大临床眼科医生,精准获取眼内的疾病信息,对眼病进行早期诊治。

饶 毅

首都医科大学校长、《知识分子》主编、著名神经生物学家、研究员

....

眼内液检测:振叶寻根,观澜索源。

朱 丹

主任医师、教授、中华医学会眼科分会全国委员、中国医师协会眼科分会全国委员、
内蒙古医学会眼科分会主任委员、内蒙古医科大学附属医院眼科主任

....

葡萄膜炎的诊疗是眼科各亚专业中最模糊深奥、混沌不清的,鲜有人能将其中的问题真正捋清楚,基本上是剪不断、理还乱,眼科医生对其几乎是望而却步。陶勇教授从博士起即潜心致力于葡萄膜炎眼内液的检测研究,廿年磨一剑,终有所成。他以眼内液检测为中心,联合其他诊疗手段,将葡萄膜炎的诊疗精准化、规范化,使原本雾里看花般的葡萄膜炎诊疗逐渐变得面目俊朗、眉清目秀。而且,不仅对于葡萄膜炎,眼内液的检测也将对其他亚专业的发展起到极大的促进和推动作用。

黄厚斌

中国人民解放军总医院海南分院眼科主任、中华眼科学会视觉生理学组副组长、
海南省医学会眼科专业委员会主任委员

陶勇教授是我认识的最懂实验室的临床医生之一。在打开《眼内液检测的临床应用》的第一时间,我就被深深吸引了。这是一部填补眼内液检测相关理论和实践空白的著作,从标本采集到实验室检测,从方法原理到结果解释,从项目选择到临床应用,真正实现了融会贯通。我相信一定会给眼科同道及实验室人员带来不一样的收获。

郑美琴

温州医科大学附属眼视光医院检验科主任、
中国中西医结合学会检验医学专业委员会眼科检验医学联盟理事长

作为相对"封闭"和"独立"的眼球,眼内液最能够第一时间反映眼内环境的细微变化;得益于检测技术的发展和成本的降低,像我们所熟知的抽血检测一样进行眼内液检测并非遥不可及;相比较于我们最为熟知的四大穿刺,眼内液的获取更为方便、快捷和微创。科技改变生活,也一定对传统的眼疾诊疗模式带来冲击,如其被动接受,不如尽早拥抱。

高 磊

山东潍坊眼科集团副总院长、主任医师、中华医学会烟台市眼科专业委员会主任委员、
中国医师协会眼科医师分会眼底病专业组委员、香港中文大学眼科及视觉科学系访问学者

精准医疗是未来医学发展的方向,而眼内液检测是精准医疗的重要基础。陶勇教授撰写的《眼内液检测的临床应用》一书内容新颖丰富,系统全面,实用性强,是该领域一部经典著作,必将对精准医疗的普及和发展起到推动作用。

李瑞峰

曾任河北省眼科研究所所长、《眼科激光治疗学概要》主编、《眼科良方》副主编。
曾任中华医学会眼科学分会眼底病学组委员、全国医学激光分会常委、
《中华眼底病杂志》和《中国实用眼科杂志》编委

This book by Prof Tao illustrates precisely important laboratory methods to examine and diagnose ocular diseases. It's clear step-by-step approach leads you into making appropriate decisions when faced with uveitis patients. This is an excellent example of "bench-to-bedside" approach of clinical ophthalmology!

王逸轩（Ian wong）

香港养和医院眼科医生、*Hongkong journal of ophthalmology* 杂志主编

陶勇教授以他渊博的专业学识和丰富的实践经验，以他高度的责任感和严谨的科学态度完成了《眼内液检测的临床应用》专著。在他的著作中，涉及眼内液的检验项目包括了细胞、宏基因、核酸、抗原抗体与细胞因子多达几十种；实验室检测技术包括了核酸扩增、测序、液体活检、免疫学、液体芯片、流式细胞等十余种先进的技术，仅引用国内外参考文献就达 870 余篇。陶教授将眼内液实验室检测对目前临床常见及疑难眼科疾病的诊治意义以图文并茂的形式、科学先进的方法、来自临床的真实病例向读者娓娓道来，开启并搭建了眼病临床与实验室精准医疗的桥梁。医者仁心，光明天使，向陶勇教授致敬！

毛远丽

解放军总医院第五医学中心（原 302 医院）临床检验中心主任、全军检验学会委员、
中华医学会《中华检验医学杂志》特邀编委

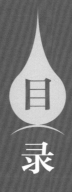

目录

第七章　眼内液检测案例汇编 · 177

第八章　进展与展望 · 257

第一章

眼内液概论

一、眼内液种类

眼内液是眼球内液体的统称,包括房水、玻璃体液、视网膜下液、脉络膜上腔积液等。房水和玻璃体液均为屈光介质的组成部分。

为了满足眼球作为视觉器官的特殊需求,屈光介质需要保持透明,这就要求眼内的免疫环境相对安静,否则眼内蛋白和细胞成分增加,势必导致屈光介质透明度下降。眼内的免疫赦免分子机制体现在三个方面:①解剖、细胞和分子屏障;②眼源性免疫容忍,或前房相关免疫偏离(anterior chamber-associated immune deviation,ACAID);③免疫抑制性眼内微环境。

房水为透明液体,循环的房水滋养角膜和晶状体,清除眼内的代谢废物,并从眼排出到静脉血[1]。房水是最常用于检测的眼内液,因为取材最为简便。房水充满前房和后房,总量为 0.15~0.3mL,其主要成分:水(98.75%),pH:7.5~7.6,比重 1.003,黏度 1.025~1.100,屈光指数 1.336,房水来源于血浆,但蛋白质含量为 0.2mg/mL,仅为血浆含量的 1/400~1/300。由于存在血眼屏障(包括血房水屏障和血视网膜屏障),房水中的成分与血浆迥异:白蛋白、抗坏血酸、乳酸等含量高于血浆,球蛋白、氨基酸、葡萄糖低于血浆[2,3]。

玻璃体液充满玻璃体腔,占据眼球后 2/3 容积,总量约为 4.5mL,主要成分:水(98%),含有不到 1% 的胶原纤维和透明质酸。玻璃体透明,折射率为 1.334 5~1.334 8,密度为 1.005 3~1.008 9,是一种几乎无细胞的、高度水合的细胞外凝胶基质。胶原(Ⅱ型)是一种丰富的玻璃体结构蛋白,具有刚性棒状三螺旋结构,在玻璃体中形成支架状网络。透明质酸是一种二糖聚合物,在溶液中具有随机卷曲的结构,它稳定胶原网络,施加渗透压,将视网膜保持在其位置。检测前建议低速离心,取上清进行检测[4]。此外,玻璃体液中葡萄糖等 11 种化

1

学成分的含量随死后时间的延长而改变,这一点还可以帮助法医鉴定死亡时间,提高对死亡时间估计的准确性:玻璃体液中葡萄糖、钠、氯随死亡时间的延长而逐渐卜降;尿素、肌酐、尿酸、钾、钙、镁、无机磷、微量蛋白随死亡时间的延长而逐渐升高。钾离子在死后72小时内与死亡时间最具有线性关系[5]。

视网膜下液见于病理状态,不见于正常生理状态。包括葡萄膜炎(如Vogt-小柳原田病)、眼内肿瘤、视网膜/脉络膜血管性病变等引起的渗出性视网膜脱离、孔源性视网膜脱离[6],以及糖尿病视网膜病变引起的混合性视网膜脱离、中心性浆液性视网膜病变[7]、视盘小凹[8]等,都可以出现视网膜下液。在某些特定情况下,分析视网膜下液成分对于病因判断有参考作用,例如增生性玻璃体视网膜病变患者视网膜下液中可以观察到视网膜神经细胞、深色素细胞、视网膜色素上皮细胞、巨噬细胞,而不能发现淋巴细胞[9]。视网膜脱离发生情况下,视网膜下液中可以发现胶原酶、明胶酶、弹性蛋白酶和组织蛋白酶G成分,其中主要的明胶酶是基质金属蛋白酶-2(matrix metallo-proteinase,MMP-2)[10]。Kowalczuk L等[11]取出1例顽固性中心性浆液性视网膜病变患者的视网膜下液,并与2例长期存在的孔源性视网膜脱离患者视网膜下液进行成分对比分析,发现128种蛋白(77种下调、51种上调)和76种代谢产物(43种下调,33种上调)存在差异,可见同为视网膜下液,发生于不同疾病时成分迥异。

脉络膜上腔积液同样见于病理状态,被报道与几种系统性疾病有关,包括系统性红斑狼疮[12-15]、白血病[16]、淋巴瘤[17]、IgA肾病[18]、HIV[19]、特发性肺动脉高压[20]、孔源性视网膜脱离[21]。Iwase T等报道采用27G针头在玻璃体切割术中引流脉络膜上腔积液[21]。对脉络膜上腔积液的分析,对病因机制判断有辅助作用,例如Stefater JA等对急性系统性红斑狼疮患者的脉络膜上腔积液进行引流和成分分析,发现其脉络膜上腔积液可能是由炎症引起的,而不是继发于低蛋白血症或其他渗出过程[15]。结果见表1-1。

表1-1　急性系统性红斑狼疮患者各种体液的成分分析及对比[15]

成分	在各种体液中含量			
	血清	脑脊液	右眼脉络膜上腔积液	左眼脉络膜上腔积液
蛋白	5.4g/dL	2.9g/dL	3.4g/dL	3.4g/dL
乳酸脱氢酶LDH	235U/L	60U/L	187U/L	154U/L
脉络膜上腔液体蛋白/血清蛋白的比值		0.54	0.63	0.63

续表

成分	在各种体液中含量			
	血清	脑脊液	右眼脉络膜上腔积液	左眼脉络膜上腔积液
脉络膜上腔液体 LDH/ 血清 LDH 的比值		0.26	0.8	0.66
脉络膜上腔液 LDH/LDH 正常值上限(LDH 正常值上限为 222U/L)的比值		0.27	0.84	0.69

　　一般情况下,不选择取视网膜下液和脉络膜上腔积液进行检测,但在某些特定的病理状态,例如前房消失,视网膜紧贴晶状体后,不存在取出房水和玻璃体送检可能性的时候,可以考虑谨慎取视网膜下液和脉络膜上腔积液检测。

二、如何选择眼内液检测项目

　　作为一个相对的新生事物,临床医师在面对诸多的眼内液检测项目时,最常遇到的困惑是,在什么情况下,选择何种检测项目。因为临床医师面对纷繁复杂的检验项目时,常常感到难以选择。毕竟,眼内液的总量有限,房水取出用于检测约 0.1mL,玻璃体液约 0.3mL,不能所有的检测项目都测。

　　对于这个问题,笔者的建议是:需要沉下心来,去了解检验的方法和原理,结合临床病情,才能把这个工具用好。事实上,这是一个学习过程,期间会有学习曲线,由不熟悉到逐渐熟悉。

　　总的来说,有三种送检模式,一种为"印证式",一种为"除外式",还有一种为"随诊式"。所谓"印证式",指的是临床医生根据临床表现,可以得出大致判断,进行针对性强的眼内液检测项目,证实自己的临床判断;所谓"除外式",指的是由于临床病变处于早期,或者临床表现不典型,或者临床表现中出现矛盾的情况,以至于临床医师不能得出一个概率比较高的临床判断,因此采用一些代表性强、相对出现概率高的检测项目,帮助临床医师缩小拟诊范围,或者寻找病因;所谓"随诊式",指的是之前已经明确病因,开始治疗,通过检测个别眼内液项目,来判断治疗效果、药物是否耐药、指导治疗时长等(表 1-2)。

表 1-2　眼内液检测的送检模式对比

送检模式	特点		
	印证式	除外式	随诊式
适用情况	(1) 由病史、症状、其他无创检查等结果，可以得出初步判断； (2) 治疗方案副作用不大，即使诊断性治疗不至于造成严重后果	(1) 临床表现不典型，以至于临床医师无法根据现有资料得出临床印象； (2) 临床医生对于临床表现不能做出具有足够自信的判断； (3) 治疗方案副作用较大，诊断性治疗的代价较严重，风险远超过诊断性玻璃体切割或前房穿刺的风险	巨细胞病毒性视网膜炎、急性视网膜坏死、眼内炎、眼内弥漫大 B 淋巴瘤等眼内液检测随诊靶标明确的疾病
检测项目	少	多	少
送检项目针对性	强	弱	强
对于患者的不利之处	如果检测结果不能印证临床判断，患者面临着继续采样，耽误临床治疗时机的风险	一次性花费多	/
对于患者的有利之处	一次性花费少	测的项目全，减少重复送检的概率	/

　　需要注意的是，在不同情况下，"除外式"送检的项目也不尽相同。例如，笔者在遇到不典型情况时，常进行的检测项目有：CMV、VZV：最常见的是眼内病毒感染；弓蛔虫抗体：最常见的是眼内寄生虫感染；IL-6、IL-10：最常见的是伪装综合征。遇到眼内炎时，会综合进行基因芯片检测或下一代测序（NGS）、G 实验、GM 实验、真菌 26S rRNA 基因、细菌 16S rRNA 基因、脂多糖（LPS）实验、涂片、培养等，以组合式的检测来提升整体的检验效率。

　　选择"印证式"还是"除外式"，没有绝对统一的做法，根据医生的临床经验水平和疾病临床表现是否典型而定。总的原则，是要基于"对患者最有利"的出发点。

**　　笔者认为，未来"除外式"会逐渐占主导，原因有：**

　　1. 疾病临床表现，在早期常常不典型，例如急性视网膜坏死，等到视网膜动脉闭塞、大片视网膜坏死灶，甚至"破布样改变"，预后不可能好。疾病发展到晚期，尽管对于临床医生容易辨认，诊断容易，但代价是患者预后差。早期诊断、早期治疗是医学发展的必然方向——这一点在别的专科领域已经落地，一个著名的事件是美国某影视演员，做了预防性的双侧乳腺切除术，以降低罹癌风险。因为她携带着大幅度增加罹患乳腺癌和卵巢癌的风险基因——*BRCA1*，并且她也有乳腺癌家族史。所以其乳腺癌风险由手术前的 87% 降到了 5% 左右。当然，对于眼科而言，因为一般没有致死性的风险，不至于在完全正常的眼睛上进行严重的破坏性治疗，但是对于类似于急性视网膜坏死这样预后差的疾病，在早期只有轻度玻璃体混浊，视网膜坏死灶还不明显，视网膜动脉闭塞改变不明显的时候，如果可以及时辨别，毫无疑问预后会大幅改善。

2. 生活水平和习惯的改变、生活水平的提高、就医条件的改善，会导致疾病临床表现也发生变化。例如，笔者临床工作中遇到的梅毒性葡萄膜炎患者，大部分没有硬下疳、皮疹表现；经典教科书的糖尿病表现是"三多一少"（多尿、多饮、多食，体重减轻），而我们见到的糖尿病视网膜病变患者"三多一少"也常不明显；结核的经典表现是午后低热、盗汗、消瘦，而我们所见到的结核性葡萄膜炎患者也基本不表现为这样等。造成这些现象的原因是多重的，例如结核的表现严重程度和营养条件密切相关，现代人基本没有营养缺乏，所以结核感染引起的症状、体征就不会像早先患者那么严重，而且眼部结核属于肺外结核，所以常没有肺结核的表现。所以如果是基于临床表现进行疾病的诊断，是需要"与时俱进"的，不能完全根据过去教科书上所描述的临床表现对号入座。

3. 随着分子生物学技术的发展，检测速度越来越快，检测费用越来越低，检测覆盖的微生物种类越来越广泛。例如和传统的微生物培养（3 天以上）相比，PCR 的检测速度只需要3~4 小时，但 PCR 只能针对性地检测某一种微生物，而之后又陆续出现多重 PCR、环介导恒温扩增、宏基因组测序等手段，不断地提升检测范围，费用也基本在千元水平，检测速度在数小时内。最新的三代测序，和二代测序相比，具有超长读长，还拥有不需要模板扩增、运行时间较短、直接检测表观修饰位点等优点，弥补了第二代测序读长短、受 GC 含量影响大等局限性，对于微生物宏基因组检测特别有优势。随着生物信息库的进一步完善、计算机处理速度的进一步提升，相信眼内微生物的检测将会不断优化。

4. 医生对于复杂疾病的学习曲线，是较长期的，这期间，有许多患者会因为医生经验不足，与最好的诊治效果擦肩而过，但是先进的辅助诊断工具（不仅仅是眼内液实验室检测，也包括影像学、功能学、基因检测等其他检查检测手段）可以帮助医生缩短学习曲线。以笔者为例，在没有进行弓蛔虫抗体检测之前，一直认为眼弓蛔虫病这个疾病应该很罕见，尽管国外文献报道这个疾病是白瞳症重要原因，直到通过眼内液检测弓蛔虫抗体以及 Goldmann-Witmer 系数、眼内液 IgE/ 血清 IgE 等手段，认识到临床上许多不明原因的眼内炎症是弓蛔虫引起（包括很多成年人），之后再遇到类似患者，通过临床表现就心里有数。如果没有检测的话,笔者对于眼弓蛔虫病仍然会很茫然,即使心中始终疑诊,但不敢肯定。

因此,基于以上考虑,笔者认为,未来全面"除外式"的检测,将会很大程度上缩短医生的学习曲线,提升医生诊断眼病水平的均质化。但这个过程是渐进的,对于医生本身,还是应该重视自身水平的提升,不断丰富自身判断疾病的经验,不能只会依赖检验手段。

三、如何看待眼内液检测

眼内液检测作为辅助手段之一,要正确看待,既不"神话"它,过分夸大其作用,也不因为不熟悉和不了解,而刻意排斥。就像学做手术一样,总有由浅入深,逐渐熟悉的过程,"待到山花烂漫时,它在丛中笑",相信每一位医生,愿意下功夫,都能用好这个工具。

首先,眼内液检测并非"万能灵药",也不是"一招灵",只是诸多辅助工具中的一种,归根结底,最终做决定的还是靠临床医生的临床思维。有如盲人摸象,摸到任何一个单独的部位,孤立地看待,都会认为大象是"绳子、蒲扇、蛇",其实都不对,大象就是大象,是一个复杂的立体结构。譬如,巨细胞病毒性视网膜炎、急性视网膜坏死、细菌/真菌引起的眼内炎等在过了感染性阶段之后,常常还有慢性反复的眼内炎症表现阶段,这个时候就是非感染性阶段,是由于眼内组织被破坏之后的异物吞噬反应引起,应该用糖皮质激素。只有临床思维考虑全面,才能分析出来,如为什么感染性眼内炎症之后通过眼内液检测找病原微生物是阴性的,但是眼内还有活动性炎症。

其次,所有的化验都有假阴性和假阳性,眼内液的实验室检测也不例外。擦亮眼睛,深入了解实验室检测方法的原理,才能辨明究竟。比如,弓蛔虫抗体的 Goldmann-Witmer 系数如果小于 0.5,是否就一定不是眼弓蛔虫病,大于 4,是否就一定是眼弓蛔虫病。答案都是不一定。因为 Goldmann-Witmer 系数有其适用的前提条件,分子是眼内弓蛔虫抗体的比例,分母是血清弓蛔虫抗体的比例,适用的前提就是眼内弓蛔虫抗体需要阳性,因为 Goldmann-Witmer 系数是用来排除假阳性的,如果眼内液弓蛔虫抗体阴性,就算 Goldmann-Witmer 系数大于 4,也不是眼弓蛔虫病。同样,当患者近期由于上呼吸道感染等其他原因,导致血清总抗体滴度大幅增加,导致分母特别小,也有可能算出来 Goldmann-Witmer 系数 <0.5,但这种情况下就要具体看数值,对比眼内液弓蛔虫抗体滴度和血清弓蛔虫抗体滴度的绝对值。"真理越过一步,哪怕是一小步,就会成为谬误",指的就是这个意思,再好的东西也不能死搬硬套,需要具体情况具体分析,灵活应用。

　　再次，不能因为眼内液检测"有创"，又不是很好掌握，就"一棍子打死"。经常有医生发出这样的疑问，如果不是百分百准确，那要眼内液检测有什么用呢？我会这样回答：眼压正常值10~21mmHg，查出来22mmHg，也不能说一定是青光眼，查出来20mmHg，也不能说一定不是去青光眼，那是不是查眼压也没有意义？所以，不能因为眼内液检测还没有达到完美的地步，就彻底否认。任何事物，发生发展都有过程。40年前，玻璃体切割手术刚刚开展的时候，很多权威专家提出质疑，认为玻璃体是手术禁区，但随着时间推移，玻璃体切割手术设备不断推陈出新，技术趋于不断成熟，并发症逐渐减少，效果不断提升，现在已经被学术界完全认可。眼内液检测发展至今，已经在准确性和特异性上达到不错的效果，但绝达不到许多医生期待的那种"不需要看临床表现，直接检测出答案"的地步。至于取眼内液的"有创性"，笔者认为，这种创伤的程度和风险性，远较长期使用糖皮质激素和免疫调节剂的副作用要小。

· 参考文献 ·

[1] Pietrowska K, Dmuchowska DA, Krasnicki P, et al. Analysis of pharmaceuticals and small molecules in aqueous humor. J Pharm Biomed Anal. 2018. 159:23-36.

[2] 葛坚, 王宁利. 眼科学. 北京: 人民卫生出版社. 2015:76.

[3] Kronfeld PC. The ascorbic acid content of the aqueous of surgically aphakic human eyes. Trans Am Ophthalmol Soc. 1952. 50:347-58.

[4] 刘瑄, 陶勇. 用好眼内液检测. 中华眼科医学杂志(电子版). 2018. 8(5):193-201.

[5] 陶涛, 胥劲, 罗通行, 等. 人体死后不同时间玻璃体液化学成分的变化趋势. 四川大学学报(医学版). 2006. (6):898-900+927.

[6] Fu JL, Shi G, Liu ZX, et al. A systematic review on delayed absorption of subretinal fluid after scleral buckling for rhegmatogenous retinal detachment. J Biol Regul Homeost Agents. 2017. 31(3):639-643.

[7] Luttrull JK. Low-intensity/high-density subthreshold diode micropulse laser for central serous chorioretinopathy. Retina. 2016. 36(9):1658-1663.

[8] Steel DH, Williamson TH, Laidlaw DA, et al. Extent and location of intraretinal and subretinal fluid as prognostic factors for the outcome of patients with optic disk pit maculopathy. Retina. 2016. 36(1):110-118.

[9] 许迅, 何志平. 视网膜下液细胞学分析. 中华眼科杂志. 1997. (06):51-53.

[10] Immonen I, Konttinen YT, Sorsa T, et al. Proteinases in subretinal fluid. Graefes Arch Clin Exp Ophthalmol. 1996. 234(2):105-109.

[11] Kowalczuk L, Matet A, Dor M, et al. Proteome and Metabolome of Subretinal Fluid in Central Serous Chorioretinopathy and Rhegmatogenous Retinal Detachment: A Pilot Case Study. Transl Vis Sci Technol. 2018. 7(1):3.

[12] Han YS, min Yang C, Lee SH, et al. Secondary angle closure glaucoma by lupus choroidopathy as an initial presentation of systemic lupus erythematosus: a case report. BMC Ophthalmol. 2015. 15:148.

[13] Wisotsky BJ, Magat-Gordon CB, Puklin JE. Angle-closure glaucoma as an initial presentation of systemic

lupus erythematosus. Ophthalmology. 1998. 105(7):1170-1172.

[14] Lavina AM, Agarwal A, Hunyor A, et al. Lupus choroidopathy and choroidal effusions. Retina. 2002. 22(5): 643-647.

[15] Stefater JA, Eliott D, Kim LA. Drainage and analysis of suprachoroidal fluid in a patient with acute systemic lupus erythematous. Am J Ophthalmol Case Rep. 2017. 5:29-32.

[16] Patel AV, Miller JB, Nath R, et al. Unilateral Eye Findings: A Rare Herald of Acute Leukemia. Ocul Oncol Pathol. 2016. 2(3):166-170.

[17] Cristol SM, Baumblatt JG, Icasiano E, et al. Bilateral acute angle-closure associated with systemic lymphoma: a report of 2 cases. J Glaucoma. 2011. 20(2):115-117.

[18] Pavlin CJ, Easterbrook M, Harasiewicz K, Foster FS. An ultrasound biomicroscopic analysis of angle-closure glaucoma secondary to ciliochoroidal effusion in IgA nephropathy. Am J Ophthalmol. 1993. 116(3):341-345.

[19] Nash RW, Lindquist TD. Bilateral angle-closure glaucoma associated with uveal effusion: presenting sign of HIV infection. Surv Ophthalmol. 1992. 36(4): 255-258.

[20] Akduman L, Del Priore LV, Kaplan HJ, Meredith T. Uveal effusion syndrome associated with primary pulmonary hypertension and vomiting. Am J Ophthalmol. 1996. 121(5):578-580.

[21] Iwase T, Ra E, Terasaki H. New Technique to Drain Suprachoroidal Fluid With a 27-Gauge Needle During Vitrectomy. Retina. 2019. doi:10.1097/IAE.0000000000002594

第二章

眼内液的采集

一、眼内液采集的安全性

1. **前房穿刺** 通过前房穿刺获取/移除房水，是临床上处理青光眼发作的急救操作[1]，也是采集眼内液最常用的手段。总体来说，只要操作得当，是足够安全的。日本学者 Kitazawa K 等采用 30-gauge 的针头进行了 301 只眼的前房穿刺，前房穿刺指征为临床考虑病毒感染（角膜内皮炎、眼前段感染性葡萄膜炎、巨细胞病毒性视网膜炎和急性视网膜坏死）、细菌感染（眼内炎）和恶性肿瘤（原发性眼内淋巴瘤、白血病眼内转移和视网膜母细胞瘤），没有观察到因穿刺引发的感染、前房积血、晶状体损伤、前房积脓、前房纤维素性渗出等严重并发症[2]。瑞士学者进行了 45 眼前房穿刺，其中 1 眼出现暂时的前房炎症加重，给予留院观察 24 小时，未见长期并发症[3]。笔者迄今为止，保守估计进行前房穿刺例数在 3 000 例以上，未见因为前房穿刺引起的眼内炎，曾有一例骨髓移植术后的患者，长期口服他克莫司，右眼前房积脓，左眼前房清亮，给予左眼前房穿刺后，次日左眼出现前房积脓，后证实患者为真菌血症，右眼为内源性真菌性眼内炎，左眼并非前房穿刺将微生物带入前房而导致，是由于眼压下降而加速血液中真菌进入眼内。在眼内活动性炎症明显时，前房穿刺的第 2 天可能观察到前房炎症轻度加重。在严格进行操作的前提下，即使是国内的基层医院眼科进行前房穿刺的安全性也是很高的[4-8]。

2. **玻璃体腔药物注射前进行前房穿刺** 是一种非常安全的手术操作，可以防止将药物注射到眼内后引起的眼内压升高[9]：有报告显示玻璃体腔注射药物后可以引起眼内压急剧上升[10]，并推测这可能导致视神经损伤；通常需要 15~30 分钟后，眼内压才能恢复到正常水平[11]。玻璃体内注射药物后眼内压峰值超过 80mmHg 的患者，可能并无显著症状，并在注射后或第二天的临床检查中未被发现，这可能导致严重和不可逆的视神经损伤[12]。有学者进行了 230 例玻璃体腔药物注射 (0.1mL)，其中 33%（$n=87$）同时合并前房穿刺术，并提倡这种操作的好处[13]。此外，在玻璃体腔注射前，进行前房穿刺所采集的标本，没有理论上存在的后房溢出到前房的潜在药物渗入房水的风险。

3. **诊断性玻璃体切割**　诊断性玻璃体切割手术是对一些病因不明、治疗无效的眼内炎性疾病或恶性肿瘤等进行玻璃体手术，从而获得玻璃体和视网膜或脉络膜标本，再运用现代分子生物学技术和实验室技术进行明确诊断的一种手段[14]。在合理选择适应证和丰富手术技巧前提下，诊断性玻璃体切割手术并发症较少，主要并发症有术后一过性低眼压、继发性青光眼、白内障形成、视网膜脱离、脉络膜出血、玻璃体积血、眼内炎，原有炎症病变加重及增生性玻璃体视网膜病变等[14]。Haruta M 等报道一例眼内淋巴瘤患者进行诊断性玻璃体切割后出现黄斑裂孔[15]。

二、采集眼内液的意义和价值

原位取材收集局部组织或组织液，进行检验或病理检查，是临床上应用广泛的手段。例如胸腔穿刺取出胸腔积液（胸穿）[16]、腰椎穿刺（腰穿）[17]、肾脏活组织穿刺（肾穿）、腹水穿刺（腹穿）、大脑活组织穿刺（脑穿）[18]、羊膜腔穿刺（羊穿）等。这样的益处在于可以得到准确的局部病变信息，毕竟取血检查反映的是全身的情况，不能代表局部。

在病变情况下，血眼屏障遭到破坏，检查血液指标无法反映眼内情况，因为眼球内组织容积占全身容积太少，稀释入血后，浓度微乎其微；并且，眼球为封闭球体，眼内病原微生物也不易穿出眼球入血。因此，进行眼内液检测的必要性在于：血眼屏障的存在导致眼内是独立的微环境，无论生理还是病理情况下，检查血液指标均不能反映眼内真实情况。

采集眼内液的意义在于，获取眼内局部的病原、免疫以及细胞病理、分子层面等的原位信息，以辅助临床进行疾病诊治。

血清学实验室检测不能反映眼内的情况，Keorochana N 等[19]收集了 92 例患者的房水和血清，发现血清病毒抗体阳性的比例分别为 83.3%（单纯疱疹病毒，HSV）、94.0%（水痘-带状疱疹病毒，VZV）、98.8%（EBV 病毒，EBV）和 97.6%（巨细胞病毒，CMV），但无一例房水病毒核酸 PCR 阳性。

针对临床表现不够典型的不明原因葡萄膜炎，采用诊断性玻璃体切割手术的总体确诊率在 20.0%~55.3% 之间（表 2-1）。

表 2-1　葡萄膜炎采用诊断性玻璃体切割手术的总体确诊率比较[20]

作者	疾病	发表年份 / 年	总体确诊率（阳性发现病例数量 / 总的病例数）	百分比 /%
Carroll DM 等[21]	不明原因葡萄膜炎	1981	2/8	25
Priem H 等[22]	慢性玻璃体炎症	1993	10/34	29.4
Palexas GN 等[23]	眼内炎	1995	60/215	27.9
Verbraeken H[24]	慢性葡萄膜炎	1996	9/28	32.1
Mruthyunjaya P 等[25]	眼后段可疑感染或恶性肿瘤	2002	35/90	38.9
Margolis R 等[26]	不明原因葡萄膜炎	2007	9/45	20
Wittenberg LA 等[27]	不明原因玻璃体炎	2008	126/228	55.3
Oahalou A 等[28]	不明原因葡萄膜炎	2013	18/84	21.4
Malosse L 等[29]	不明原因葡萄膜炎	2019	14/39	36

在一些情况下，诊断性玻璃体切割和治疗性玻璃体切割密不可分，并非完全用于取材。Pakdel A 等发现，在诊断性玻璃体切割后，视网膜下的淋巴瘤病灶得以消退[30]。在 Iaccheri B 等的研究中也发现，玻璃体切割对于眼内淋巴瘤有短暂的治疗作用[31]。笔者在临床上，对于考虑眼内炎、眼弓蛔虫病、淋巴瘤的患者，诊断性玻璃体切割取到原液后，也会打开灌注，进一步进行治疗性玻璃体切割。是否进一步进行治疗性玻璃体切割的考虑点在于：①通过玻璃体切割减少眼内感染微生物、毒素、炎性介质浓度，是否有助于该病的恢复，缩短炎症病程；②玻璃体混浊的程度是否严重，通过玻璃体切割是否有助于屈光介质清晰程度增加，提升患者视觉质量。

总的来说，眼内液检测主要适用的情况如下：

1. **感染性葡萄膜炎**　包括眼内炎[32]、巨细胞病毒性视网膜炎[33]、急性视网膜坏死[34]、疱疹病毒性前葡萄膜炎[35]、眼弓形虫病[36]、眼弓蛔虫病[37] 等在内的感染性葡萄膜炎，是主要的检测适应证，目的是为了收集原位感染的病原学证据，以送实验室确诊。

2. **不明原因葡萄膜炎**[21,22,28,29]　葡萄膜炎的临床表现具有迷惑性，各类感染性 / 自身免疫性 / 伪装综合征，单纯通过临床表现、辅助检查和血化验，不能肯定地得到诊断结论时，可以通过采集眼内液标本，进行高通量或综合病原微生物核酸、抗体、细胞因子检测，得出判断。

3. **视网膜 / 脉络膜血管性疾病**　不同类型的视网膜 / 脉络膜血管性疾病具有不同的细

胞因子表达谱,利用生物标记,可以辅助诊断(例如鉴别脉络膜新生血管和息肉样脉络膜病变[38]),并对疾病分期分型[39-43]。这类疾病常需要眼内注射抗 VEGF 药物 / 糖皮质激素等进行治疗,在注药前,收集房水进行细胞因子检测,有助于精准判断眼内的新生血管化和免疫状态,为临床选择注药种类、时机提供参考依据[44-49]。在有的情况下,视网膜 / 脉络膜血管性疾病是结核[50]、螺旋体[51]等感染性因素所致的血管炎,收集眼内液进行病原学检测,也有可能提供诊断帮助。

4. 临床表现不典型、对传统方法治疗无反应的进行性视网膜、脉络膜及色素上皮病变[14]　通过诊断性检测的阳性结果,可调整治疗方案,对可能出现的全身和眼部并发症进行预见性治疗[14,25]。

5. 辅助精准治疗　如果完全根据用药后引起的临床表现来评价效果,可能需要一段时间后,才能反映出治疗是否对路,是否需要换药,有"反应延迟"的弊病。通过考察眼内液细胞因子滴度在治疗后的变化[52],可以在短时间内评价是否耐药,以及临床判断是否正确,制定用药方案和治疗时机。

6. 未来可能的适用情况　随着采集眼内液的仪器设备愈加先进,技术的不断进步,临床医生收集眼内液用于检测分析的适应证有可能会逐渐扩大,成为一种循证医学时代的疾病除外和疾病预警的手段。例如最近研究发现,慢性原发性闭角型青光眼患者房水 IL-36、IL-37、IL-38 的滴度升高,而且与视野损害程度相关[53]。白内障手术有可能诱发急性视网膜坏死[54]、角膜移植有可能移植 HSV-1 角膜炎供体的角膜[55],如果对于废弃的房水进行病毒抗体检测,有可能提前进行预警,采取例如减少术后糖皮质激素点眼等诱发病毒复制的治疗方式。

三、眼内液取出操作步骤[56,57]

(一) 前房穿刺取出房水

穿刺前应进行裂隙灯检查,对眼部情况进行评估,考虑活动性感染性疾病,如结膜炎、睑缘炎、泪道炎症等应规避该操作。房水取出前,需要抗生素滴眼液点眼(如妥布霉素滴眼液、左氧氟沙星滴眼液等),一天六次,连续 3 天;如当天进行,可临时每 5 分钟点一次,共六次。

(1) 门诊治疗室取出房水:对于玻璃体腔药物注射这种同样是有创但微创的内眼操作来

说,在美国和加拿大,可以在诊室里完成[58];与在手术室、足够空间的房间或诊室进行玻璃体腔注射,眼内炎的发生率无明显差异[59]。笔者取出房水均在紫外线消毒后的门诊治疗室内完成,但许多医院和科室对于门诊治疗室取出房水的操作,担心有感染的风险,目前国际国内并无此类共识,因此在何种环境下取房水需结合本单位具体情况。

1）环境消毒:穿刺房间经紫外线消毒 40 分钟后使用,注意房间消毒期间关闭门窗。

2）眼部准备:盐酸奥布卡因滴眼液或丁卡因进行点眼,每 3 分钟 1 次,连续 3 次完成结膜表面麻醉后,依次进行皮肤消毒(酒精或安尔碘,消毒范围为上下眼睑,注意最后以棉签蘸少许酒精或安尔碘清洁睑缘和睫毛根部,但勿接触结膜;图 2-1)、抗生素眼水结膜囊冲洗;

3）裂隙灯下进行前房穿刺抽液:嘱患者固定头位于裂隙灯头架处,紧贴额托。注射器选用 25G(相当于 1mL 注射器)或针尖更细的(例如 31G 或 32G 的胰岛素针);穿刺时嘱患者略向上转眼球,穿刺口从透明角膜缘进入,建议 5 点位进针(图 2-2),针尖斜面朝向术者,针尖朝向 7 点位(好处在于不易误伤晶状体,且角膜内隧道较长,易自闭;图 2-3);针尖进入前房后(图 2-4),嘱患者勿移动眼球,向外缓缓拉动针栓,抽出 0.05~0.1mL 房水后拔出针尖。

4）后续处理:向外撤出注射器针头。再次给予抗生素眼水冲洗结膜囊,同时嘱咐患者持续进行抗生素眼水点眼,每半小时一次,直至当晚睡觉。

图 2-1　采用安尔碘皮肤消毒液进行皮肤消毒,轻翻眼睑边缘,用蘸有少许安尔碘皮肤消毒液的棉签清洁睑缘

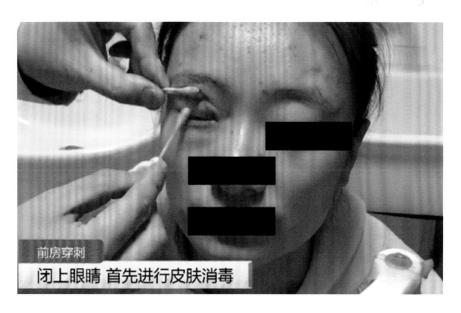

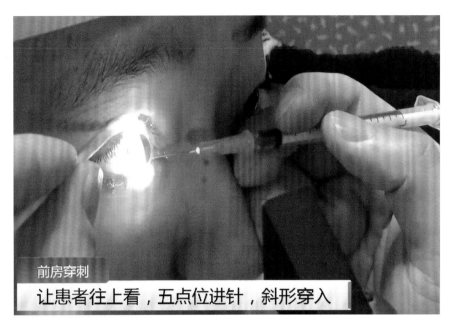

前房穿刺

让患者往上看，五点位进针，斜形穿入

图 2-2 患者头部固定在裂隙灯头架上，额头紧贴额托，嘱患者眼球轻向上看，棉签轻翻上睑缘，注射器针头自 5 点位透明角膜进入前房，如不好刺入前房，可尝试拇指和示指捻动，旋转针头

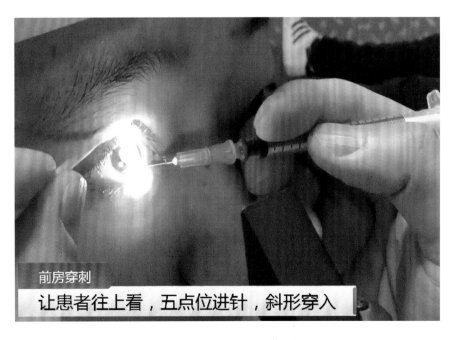

前房穿刺

让患者往上看，五点位进针，斜形穿入

图 2-3 观察针头斜面，确定注射器针头进入前房（如果针头在角膜基质层间，无法抽出房水）

图 2-4　嘱咐患者尽量不闭眼,左手撤掉棉签,移至针栓处,轻轻向外拉动针栓,抽出房水 0.1mL 左右(红色箭头)

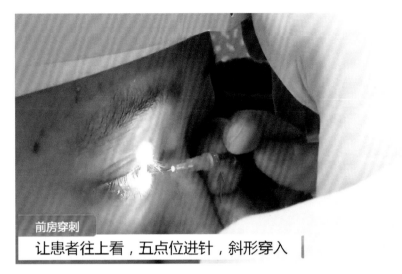

前房穿刺

让患者往上看，五点位进针，斜形穿入

(2) 手术室内取出房水:建议同玻璃体腔药物注射的标准执行[59]。房水取出前,进行抗生素滴眼液点眼(如妥布霉素滴眼液、左氧氟沙星滴眼液等),一天六次,连续 3 天;如当天进行,可临时每 5 分钟点一次,共六次。

1) 环境消毒:按照眼科手术室要求进行日常环境消毒,如果在前房穿刺前,已经在手术室内安排了多台手术,人流进出量较大,建议补充消毒一次。

2) 眼部准备:奥布卡因或丁卡因进行点眼,每 3 分钟 1 次,连续 3 次完成结膜表面麻醉后,依次进行皮肤消毒。建议使用 50g/L 聚维酮碘进行皮肤和结膜囊消毒。按照眼科手术要求进行铺巾、贴膜、开睑器撑开眼睑。

3) 手术显微镜下进行前房穿刺抽液:注射器选用 25G(相当于 1mL 注射器)或针尖更细的(例如 31G 或 32G 的胰岛素针);如果术者为右利手,则建议进行 9 点位透明角膜穿刺,针尖朝向 6 点位,角膜隧道较长,易自闭,而且不易损伤晶状体(图 2-5)。如果术者为左利手,则建议进行 3 点位透明角膜穿刺,针尖朝向 6 点位。针尖进入前房后,抽取 0.05~0.1mL 房水后拔出针尖。另手可以显微镊或棉签辅助压闭穿刺口数秒,观察穿刺口不继续漏液后松开为宜。

4) 后续处理:嘱咐患者持续进行抗生素眼水点眼,每半小时一次,直至当晚睡觉。

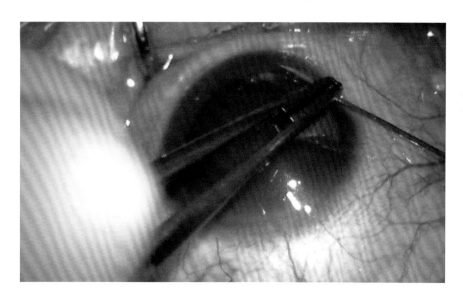

图 2-5　手术显微镜下自 9 点位透明角膜进针,针尖朝向 6 点位,进行房水穿刺取出,另手以镊子辅助压闭穿刺口

(二) 玻璃体液取出

建议尽量采用微创玻璃体切割手术进行玻璃体液的取出,在不具备微创玻璃体切割手术条件时,也可采用传统 20G 玻璃体切割系统进行采集,或者判断玻璃体液化明显,直接采用注射器进行玻璃体抽液。

(1) 玻璃体抽液术:穿刺前,进行抗生素滴眼液点眼(如妥布霉素滴眼液、左氧氟沙星滴眼液等),一天 6 次,连续 3 天;如当天进行,可临时每 5 分钟点一次,共 6 次。

1) 环境消毒:按照眼科手术室要求进行日常环境消毒,如果在玻璃体抽液前,已经在手术室内安排了多台手术,人流进出量较大,建议补充消毒一次。

2) 眼部准备:奥布卡因或丁卡因进行点眼,每 3 分钟 1 次,连续 3 次完成结膜表面麻醉后,依次进行皮肤消毒。建议使用 50g/L 聚维酮碘进行皮肤和结膜囊消毒。按照眼科手术要求进行铺巾、贴膜、开睑器撑开眼睑。

3) 手术显微镜下进行玻璃体腔穿刺抽液:患者平躺,眼睛注视上方,在下方结膜下注射 2% 利多卡因 0.3mL。选用 23G(相当于 2mL 注射器)的针头,在下方角膜缘外 4.0mm(无晶状体眼为 3.5mm)经巩膜斜行穿刺而后垂直进针,约 1/2 针头长度进入玻璃体腔后,向外抽动针栓,抽出 0.3mL 玻璃体液即可拔出针头。如玻璃体液不能顺利抽出,可尝试旋转针头方向,或轻度改变针头角度及前后位置[56,57]。抽出 0.3mL 玻璃体液后,棉签按压穿刺处,拔出针头。

4）后续处理：嘱咐患者持续进行抗生素眼水点眼，每半小时一次，直至当晚睡觉。

（2）玻璃体切割术：

1）环境消毒：按照眼科手术室要求进行环境消毒。

2）眼部准备：盐酸奥布卡因滴眼液或丁卡因进行点眼，每 3 分钟 1 次，连续 3 次完成结膜表面麻醉后，依次进行皮肤消毒。如需进行其他手术操作，例如剥膜等，建议球后阻滞。建议使用 50g/L 聚维酮碘进行皮肤和结膜囊消毒。按照眼科手术要求进行铺巾、贴膜、开睑器撑开眼睑。

3）手术显微镜下进行玻璃体切割：尽量选用 23G、25G、27G 等（如果是取细胞学进行分析，以 23G 为宜）微创玻璃体切割手术系统。穿刺前，仔细检查周边眼底（尤其是存在周边前增生的患者，例如眼弓蛔虫病），避开增生明显部位，于角膜缘外 3.5mm 经巩膜斜行穿刺而后垂直进针，分别置入灌注和玻璃体切割套管。抽液前关闭灌注，确保没有灌注液进入玻璃体腔；在确保玻璃体切割器的管道内没有液体的情况下，旋开玻璃体切割器的管道螺旋帽，接上 2.5mL 注射器针管，将切割频率设置在 2 500 次 / 分以上，踩动脚踏板，缓缓向外抽动注射器针栓，吸出约 0.3~0.5mL 玻璃体液即可。打开灌注，恢复眼压后拔出套管，仔细检查有无渗漏。如需进行后续细胞学成分检查，建议打开灌注后，玻璃体切割频率设置在 1 000 次 / 分，外接 10mL 注射器针管，进行玻璃体腔盥洗液采集，切割时尽量朝向可疑病灶[60]。

Mudhar HS 等[61] 对比发现，炎症细胞和淋巴细胞更加富集在玻璃体皮质中，仅仅是轴心 / 核心部的玻璃体切割，不如全玻璃体切割收集细胞的效果好（7.4~78 倍，平均 31 倍优于轴心部玻璃体切割）。

由于微创手术设备和微创理念的进步，诊断性玻璃体手术的微创化已经基本达到普及程度。国内魏文斌教授对微创玻璃体切割手术的进行玻璃体液标本采集的发展优势进行总结[14]：①手术损伤小：手术伤口微小且无需缝合，切口愈合快于传统 20G 玻璃体手术，患者术后反应较轻。由于一部分考虑行诊断性玻璃体切除的患者有着长期且无法控制的炎症，所以微创玻璃体手术可以减轻患者的术后反应。眼表损伤较小，术后干眼症状相对较轻；②手术时间短：伤口免缝合而缩短手术时间，尤其适合于体质较差的老人儿童及高度紧张配合不佳的患者；③能获得足够的标本：通过微创诊断性玻璃体手术能获得足够的玻璃体、视网膜或脉络膜的标本量，以进行实验室各项检查，从而提高诊断率。

· 参考文献 ·

[1] Cioboata M, Anghelie A, Chiotan C, et al. Benefits of anterior chamber paracentesis in the management of glaucomatous emergencies. J Med Life. 2014. 7 Spec No. 2:5-6.

[2] Kitazawa K, Sotozono C, Koizumi N, et al. Safety of anterior chamber paracentesis using a 30-gauge needle integrated with a specially designed disposable pipette. Br J Ophthalmol. 2017. 101(5):548-550.

[3] Chronopoulos A, Roquelaure D, Souteyrand G, et al. Aqueous humor polymerase chain reaction in uveitis - utility and safety. BMC Ophthalmol. 2016. 16(1):189.

[4] 张恩鹤. 眼科临床中前房穿刺技术的应用分析. 饮食保健. 2018. (25):38.

[5] 林维娟. 前房穿刺技术在眼科临床中的应用研究. 健康大视野. 2019. (11):218.

[6] 靳三全. 前房穿刺技术在眼科临床中的应用研究. 中国农村卫生. 2015. (14):24-24,25.

[7] 赵秀棉. 前房穿刺技术在眼科临床中的应用. 养生保健指南. 2019. (29):62.

[8] 秦书艳. 前房穿刺技术在眼科临床中的应用观察. 临床医药文献电子杂志. 2018. (97):63,65.

[9] Saxena S, Lai TY, Koizumi H, et al. Anterior chamber paracentesis during intravitreal injections in observational trials: effectiveness and safety and effects. Int J Retina Vitreous. 2019. 5:8.

[10] Hollands H, Wong J, Bruen R, et al. Short-term intraocular pressure changes after intravitreal injection of bevacizumab. Can J Ophthalmol. 2007. 42(6):807-811.

[11] Gismondi M, Salati C, Salvetat ML, et al. Short-term effect of intravitreal injection of Ranibizumab (Lucentis) on intraocular pressure. J Glaucoma. 2009. 18(9):658-661.

[12] Sharei V, Höhn F, Köhler T, et al. Course of intraocular pressure after intravitreal injection of 0.05mL ranibizumab (Lucentis). Eur J Ophthalmol. 2010. 20(1):174-179.

[13] Lorenz K, Zwiener I, Mirshahi A. Subconjunctival reflux and need for paracentesis after intravitreal injection of 0.1mL bevacizumab: comparison between 27-gauge and 30-gauge needle. Graefes Arch Clin Exp Ophthalmol. 2010. 248(11):1573-1577.

[14] 魏文斌, 屠颖. 诊断性玻璃体手术临床应用及其微创化前景. 中华眼科杂志. 2010. (11):1052-1056.

[15] Haruta M, Taguchi C, Yamakawa R. Macular hole formation after pars plana vitrectomy for primary vitreoretinal lymphoma. Retin Cases Brief Rep. 2017. doi:10.1097/ICB.0000000000000685

[16] Schildhouse R, Lai A, Barsuk JH, et al. Safe and Effective Bedside Thoracentesis: A Review of the Evidence for Practicing Clinicians. J Hosp Med. 2017. 12(4):266-276.

[17] Gorelick PB, Biller J. Lumbar puncture. Technique, indications, and complications. Postgrad Med. 1986. 79(8):257-268.

[18] Mathon B, Amelot A, Mokhtari K, et al. Increasing the diagnostic yield of stereotactic brain biopsy using intraoperative histological smear. Clin Neurol Neurosurg. 2019. 186:105544.

[19] Keorochana N, Intaraprasong W, Choontanom R. Herpesviridae prevalence in aqueous humor using PCR. Clin Ophthalmol. 2018. 12:1707-1711.

[20] Jeroudi A, Yeh S. Diagnostic vitrectomy for infectious uveitis. Int Ophthalmol Clin. 2014. 54(2):173-97.

[21] Carroll DM, Franklin RM. Vitreous biopsy in uveitis of unknown cause. Retina. 1981. 1(3):245-251.

[22] Priem H, Verbraeken H, de Laey JJ. Diagnostic problems in chronic vitreous inflammation. Graefes Arch Clin Exp Ophthalmol. 1993. 231(8):453-456.

[23] Palexas GN, Green WR, Goldberg MF, et al. Diagnostic pars plana vitrectomy report of a 21-year retrospective study. Trans Am Ophthalmol Soc. 1995. 93:281-308; discussion 308-314.

[24] Verbraeken H. Diagnostic vitrectomy and chronic uveitis. Graefes Arch Clin Exp Ophthalmol. 1996. 234 Suppl 1:S2-7.

[25] Mruthyunjaya P, Jumper JM, McCallum R, et al. Diagnostic yield of vitrectomy in eyes with suspected posterior segment infection or malignancy. Ophthalmology. 2002. 109 (6):1123-1129.

[26] Margolis R, Brasil OF, Lowder CY, et al. Vitrectomy for the diagnosis and management of uveitis of unknown cause. Ophthalmology. 2007. 114(10): 1893-1897.

[27] Wittenberg LA, Maberley DA, Ma PE, et al. Contribution of vitreous cytology to final clinical diagnosis fifteen-year review of vitreous cytology specimens from one institution. Ophthalmology. 2008. 115(11):1944-1950.

[28] Oahalou A, Schellekens PA, de Groot-Mijnes JD, et al. Diagnostic pars plana vitrectomy and aqueous analyses in patients with uveitis of unknown cause. Retina. 2014. 34(1):108-114.

[29] Malosse L, Angioi K, Baumann C, et al. [Diagnostic vitrectomy in intraocular inflammations: A retrospective series]. J Fr Ophtalmol. 2019. 42(6): 618-625.

[30] Pakdel A, Mammo Z, Hollands H, et al. Regression of Subretinal Lymphoma After Diagnostic Vitrectomy. JAMA Ophthalmol. 2017. 135(5):503-505.

[31] Iaccheri B, Fiore T, Cerquaglia A, et al. Transient therapeutic effect of vitrectomy in primary intraocular lymphoma. Int Ophthalmol. 2017. 37(6): 1333-1335.

[32] Durand ML. Bacterial and Fungal Endophthalmitis. Clin Microbiol Rev. 2017. 30(3):597-613.

[33] Port AD, Orlin A, Kiss S, et al. Cytomegalovirus Retinitis: A Review. J Ocul Pharmacol Ther. 2017. 33(4):224-234.

[34] Cochrane TF, Silvestri G, McDowell C, et al. Acute retinal necrosis in the United Kingdom: results of a prospective surveillance study. Eye (Lond). 2012. 26(3):370-377; quiz 378.

[35] Neumann R, Barequet D, Rosenblatt A, et al. Herpetic Anterior Uveitis - Analysis of Presumed and PCR Proven Cases. Ocul Immunol Inflamm. 2018:1-8.

[36] Kijlstra A, Petersen E. Epidemiology, pathophysiology, and the future of ocular toxoplasmosis. Ocul Immunol Inflamm. 2014. 22(2):138-147.

[37] Richard M. Ocular toxocariasis: a review of the literature. 1983. 15(3): 216-219, 222-227, 230-231.

[38] Agrawal R, Balne PK, Wei X, et al. Cytokine Profiling in Patients With Exudative Age-Related Macular Degeneration and Polypoidal Choroidal Vasculopathy. Invest Ophthalmol Vis Sci. 2019. 60(1):376-382.

[39] Wu H, Hwang DK, Song X, Tao Y. Association between Aqueous Cytokines and Diabetic Retinopathy Stage. J Ophthalmol. 2017. 2017: 9402198.

[40] Takeuchi M, Sato T, Sakurai Y, et al. Association between aqueous humor and vitreous fluid levels of Th17 cell-related cytokines in patients with proliferative diabetic retinopathy. PLoS One. 2017. 12(5):e0178230.

[41] Vujosevic S, Simó R. Local and Systemic Inflammatory Biomarkers of Diabetic Retinopathy: An Integrative Approach. Invest Ophthalmol Vis Sci. 2017. 58(6):BIO68-BIO75.

[42] Miao H, Tao Y, Li XX. Inflammatory cytokines in aqueous humor of patients with choroidal neovascularization. Mol Vis. 2012. 18:574-580.

[43] Jonas JB, Tao Y, Neumaier M, et al. Monocyte chemoattractant protein 1, intercellular adhesion molecule 1, and vascular cell adhesion molecule 1 in exudative age-related macular degeneration. Arch Ophthalmol. 2010.

128（10）：1281-1286.

[44] Modi A，Sharma K，Sudhakar NP，et al. Aqueous humor cytokines and therapeutic customization in nonresponding macular edema secondary to retinal vein occlusion. Retin Cases Brief Rep. 2019 . doi：10.1097/ICB.0000000000000768

[45] Matsushima R，Noma H，Yasuda K，et al. Role of Cytokines in Ranibizumab Therapy for Macular Edema in Patients with Central Retinal Vein Occlusion. J Ocul Pharmacol Ther. 2019. 35（7）：407-412.

[46] Noma H，Mimura T，Yasuda K，et al. Cytokines and Recurrence of Macular Edema after Intravitreal Ranibizumab in Patients with Branch Retinal Vein Occlusion. Ophthalmologica. 2016. 236（4）：228-234.

[47] Felfeli T，Juncal VR，Hillier RJ，et al. Aqueous Humor Cytokines and Long-Term Response to Anti-Vascular Endothelial Growth Factor Therapy in Diabetic Macular Edema. Am J Ophthalmol. 2019. 206：176-183.

[48] Di Antonio L，Toto L，Mastro-pasqua A，et al. Retinal vascular changes and aqueous humor cytokines changes after aflibercept intravitreal injection in treatment-naïve myopic choroidal neovascularization. Sci Rep. 2018. 8（1）：15631.

[49] Fan X，Gao N，Li J，et al. Effects of VEGF levels on anti-VEGF therapy for patients with idiopathic choroidal neovascularization. Mol Cell Biochem. 2018. 441（1-2）：173-179.

[50] Wang TA，Lo KJ，Hwang DK，et al. Serpiginoid choroiditis associated with presumed ocular tuberculosis. Taiwan J Ophthalmol. 2019. 9（2）：127-130.

[51] Plana-Pla A，Pelegrín-Colás L，Bielsa-Marsol I，et al. Secondary Syphilis Presenting as Oral Lesions and Posterior Placoid Chorioretinitis in an Immunocompetent Patient. Actas Dermosifiliogr. 2016. 107（9）：783-784.

[52] Wang B，Tian B，Tao Y，et al. Continued decline of aqueous interleukin-8 after multiple intravitreal injections of ganciclovir for cytomegalovirus retinitis. J Ocul Pharmacol Ther. 2014. 30（7）：587-592.

[53] Zhang JL，Song XY，Chen YY，et al. Novel inflammatory cytokines（IL-36，37，38）in the aqueous humor from patients with chronic primary angle closure glaucoma. Int Immunopharmacol. 2019. 71：164-168.

[54] Mak CY，Sin HP，Ho M，et al. Bilateral acute retinal necrosis after bilateral cataract surgery in an immunocompromised patient：a case report. Int Ophthalmol. 2018. 38（3）：1329-1332.

[55] Kaye R，Steger B，Chen JY，et al. A serious adverse surgical event：Management of suspected HSV-1 keratitis in a donor cornea. Spektrum Augenheilkd. 2017. 31（1）：19-22.

[56] 陶勇. 眼内液病原学检测的研究进展. 中华眼科杂志. 2018.（7）：551-556.

[57] 刘瑄，陶勇. 用好眼内液检测. 中华眼科医学杂志（电子版）. 2018. 8（5）：193-201.

[58] Xing L，Dorrepaal SJ，Gale J. Survey of intravitreal injection techniques and treatment protocols among retina specialists in Canada. Can J Ophthalmol. 2014. 49（3）：261-6.

[59] 邵毅. 玻璃体内注射技术规范——2018 年欧洲视网膜专家学会共识解读. 眼科新进展. 2018.（12）：1101-1104.

[60] 刘瑄，陶勇. 用好眼内液检测. 中华眼科医学杂志（电子版）. 2018.（5）：193-201.

[61] Mudhar HS，Sheard R. Diagnostic cellular yield is superior with full pars plana vitrectomy compared with core vitreous biopsy. Eye（Lond）. 2013. 27（1）：50-55.

第三章

眼内液的保存与运输

眼内液取出后,应立即放置于封闭的灭菌容器中,一般为可在低温冷冻环境下放置的冻存离心管。如检测实验室与眼科手术室未在同一单位,相距较远,存在标本运输问题,则须注意运输条件,否则影响检测结果,标本运输的条件取决于检测的物质类别:

(1) RNA 为易降解物质,如需检测 RNA,则标本放置在冰盒内送至实验室;48 小时内须提取 RNA[1]。如时间可能长,建议取出后即混入 RNA 长效保存液(一种能高效抑制 RNAase 活性的新型小分子混合物,用于防止 RNAase 对 RNA 的降解作用)。

(2) 可疑眼内淋巴瘤的患者,或者需检查眼内液细胞成分的患者,玻璃体液取出后,需要立即加入 2~5mL RPMI 1640 细胞培养液,减少运输过程中的细胞死亡[2]。

(3) 如检测物质为 DNA,运输时间不超过 72 小时,可常温运输;如超过 72 小时,建议冷链运输(4℃以下)。

(4) 如检测物质为多肽 / 蛋白(抗体、细胞因子等),建议冷链运输(4℃以下)。

实验室检测后的样品,如有剩余,留待日后复检或者科研用途,保存条件与期限有关:保存一周以内,考虑到反复冻融对蛋白样品的破坏,建议 4℃冰箱内保存;保存一个月以内,可于 -20℃冰箱内保存[3];超过一个月以上,建议 -80℃冰箱内或液氮罐内保存。

· 参考文献 ·

[1] Abernathy E, Peairs RR, Chen MH, et al. Genomic characterization of a persistent rubella virus from a case of Fuch' uveitis syndrome in a 73 year old man. J Clin Virol. 2015. 69：104-109.

[2] Malinowski SM. The vitreous trap：a simple, surgeon-controlled technique for obtaining undiluted vitreous and subretinal specimens during pars plana vitrectomy. Retina. 2010. 30（5）: 828-829.

[3] Seal D, Reischl U, Behr A, et al. Laboratory diagnosis of endophthalmitis：comparison of microbiology and molecular methods in the European Society of Cataract & Refractive Surgeons multicenter study and susceptibility testing. J Cataract Refract Surg. 2008. 34（9）: 1439-1450.

第四章
检测项目及意义

一、细胞

细胞（cells）是生物体基本的结构和功能单位。参与炎症应答的细胞都可称作炎症细胞。淋巴细胞、浆细胞、粒细胞（嗜酸性、嗜碱性、中性）、单核细胞、巨噬细胞、肥大细胞等都属于炎症细胞。

正常情况下，房水中不应有细胞，成人的玻璃体内也基本没有细胞成分（皮质层有少量细胞[1]）。在发生炎症等病理状态下，眼内液可以出现不同类型的细胞浸润。通过分析细胞谱，可以间接推测眼内发生何种炎症。在大的类别上，眼内细胞学分析可以将病变分为：①炎症/感染；②出血；③恶性肿瘤[2]。其中，真菌、细菌感染，主要以中性粒细胞为主；病毒感染，主要以淋巴细胞为主。

Iwamoto 等对葡萄膜炎患者房水细胞进行电镜分析[3]，结果发现：2 例伴前房积脓的葡萄膜炎房水中，主要观察到中性粒细胞和单核细胞；1 例不伴有前房积脓的葡萄膜炎患者房水中，可以检测到中性粒细胞、嗜酸性粒细胞、疑似单核细胞、淋巴细胞和少数可能属于浆细胞系的细胞；另外 2 例不伴有前房积脓的葡萄膜炎患者房水中以淋巴细胞为主。

Kalogeropoulos CD 等[4]对不同类型的内眼疾病的房水进行细胞学分析，发现存在差异，结果如表 4-1。

对增生性玻璃体视网膜病变患者的玻璃体液进行细胞学分析[5]，可以观察到以下几种细胞：①圆形、典型的视网膜色素上皮细胞，②大的、部分脱色素细胞，③大的、圆形、全脱色素细胞（巨噬细胞），④小的、脱色素细胞，⑤淋巴细胞。

Stewart J 等[6]对一例 19 个月的男孩进行眼部穿刺和眼内液细胞学分析，原因在于临床表现不典型，永存原始玻璃体增生症抑或是 Coats 病都有可能，细胞学表现为大量胆固醇

表 4-1 不同类型眼病患者房水细胞[4]

	晶状体溶解性青光眼	晶状体过敏性眼内炎	(脓毒)感染性眼内炎	血影细胞性青光眼	虹膜睫状体炎
中性粒细胞	−	++/+++	++++	−	−
嗜酸性粒细胞	−	+	+	−	+
组织细胞/巨噬细胞	++	+/++	+/++	−	+
淋巴细胞		−/+	++		+
血影细胞	−	−	−	++	

结晶、罕见泡沫状巨噬细胞、多个含色素巨噬细胞、含色素上皮细胞和游离色素,Schmorl 染色呈黑色素阳性。支持 Coats 病诊断,并同时排除了视网膜母细胞瘤等恶性肿瘤的诊断。

通过对 10 例活动性眼弓形虫病患者的玻璃体液 T 细胞进行分析,Feron EJ 等发现这些 T 细胞对视网膜自身抗原没有反应,并且和对照组相比,只有眼弓形虫病患者的眼内 T 细胞才对弓形虫抗原表现出反应[7]。

Fujikawa LS 等[8] 对 23 例治疗效果不佳的后葡萄膜炎进行了活检,大部分患者玻璃体液中细胞成分以 T 细胞(辅助性 T 细胞)为主,单核细胞不是突出的成分,除了一些肉芽肿病因(如梅毒和急性视网膜坏死),Fuchs 葡萄膜炎综合征和晶状体源性的葡萄膜炎患者眼内主要细胞成分为巨噬细胞。

二、DNA

DNA(deoxyribonucleic acid,脱氧核糖核酸)是主要的遗传物质,DNA 携带有合成 RNA 和蛋白质所必需的遗传信息,是生物体发育和正常运作必不可少的生物大分子。DNA 属于高分子化合物,基本单位是脱氧核苷酸。每种脱氧核苷酸都是由三部分组成,一分子含氮碱基、一分子脱氧核糖和一分子磷酸。四种碱基:腺嘌呤(adenine,缩写为 A),胸腺嘧啶(thymine,缩写为 T),胞嘧啶(cytosine,缩写为 C),鸟嘌呤(guanine,缩写为 G)。

对于眼科医生而言,需要检测的 DNA 涉及两种:人体细胞的 DNA,用于检测遗传病、多态性位点、HLA 等;微生物的 DNA,用于鉴定眼内感染的病原微生物种类。其中人体细胞的 DNA,大部分存在于染色体中,包括 22 对常染色体,1 对性染色体,其中的外显子,也就是能够制造蛋白质的编码序列,只占总长度的约1.5%。细胞中一个称为线粒体的胞器,也拥有自己的基因组。线粒体基因组在线粒体疾病(mitochondrial disease)中具有一定的重要性,例如Leber遗传性视神经病变就是由于线粒体DNA突变导致,常见突变位点有m. 3460 G>A,m. 11778 G>A和m. 14484 T>C[9,10],通过基因治疗,部分患者可以达到很好的效果[11]。微生物的DNA鉴定也不仅仅是针对某种菌的特异片段进行扩增鉴定,例如细菌中普遍存在3种核糖体RNA,按沉降系数分为3种,分别为5S、16S和23S rRNA。编码这三种RNA的DNA则对应为5S、16S和23S rDNA。针对这些共有的DNA进行引物设计,可以达到广谱检测的目的,并且,由于不同种属的细菌在这些DNA的序列中不尽相同,存在可变区,这些可变区域是属特异性或种特异性,所以对扩增产物进行测序,比对,还可以分析是由哪种细菌引起的炎症[12,13]。同样,真菌也存在28S rDNA,可以帮助对可疑真菌眼内感染进行广谱检测[14]。

分离纯化DNA是进行DNA测序前的重要步骤,总的原则:①应保证DNA一级结构的完整性;②排除其他分子的污染。DNA纯化应达到的要求:①DNA样品中不应存在对酶有抑制作用的有机溶剂和过高浓度的金属离子;②其他生物大分子的污染应降低到最低程度;③排除其他DNA分子的污染。

三、宏基因组

狭义宏基因组(metagenomics)学以生态环境中全部细菌和真菌基因组DNA作为研究对象,它不是采用传统的培养微生物的基因组,包含了可培养和还不能培养的微生物的基因。广义宏基因组学是指特定环境下所有生物遗传物质的总和,它决定了生物群体的生命现象。它是以生态环境中全部DNA作为研究对象,通过克隆、异源表达来筛选有用基因及其产物、研究其功能和彼此之间的关系和相互作用。

宏基因组的研究步骤包括以下四项:①分离特定环境(眼内液)生物DNA;②纯化大分子量DNA进行克隆;③将带有宏基因组DNA的载体通过转化方式转入模式微生物建立各自的无性繁殖系;④对宏基因组文库的DNA进行分析。

宏基因组深度测序已经被临床应用于葡萄膜炎的病因鉴定,其优点是能够应用序列信息推断已鉴定病原体的表型行为,覆盖细菌、真菌和病毒,对常规PCR所不能发现病原的22%的葡萄膜炎患者,宏基因组深度测序仍能帮助找到病原[15]。宏基因组学研究结果提示,肠道微生物的紊乱可能和 Behçet 病发病有关[16]。

四、RNA

RNA(ribonucleic acid,核糖核酸)是一类由核糖核苷酸通过 3′,5′- 磷酸二酯键聚合而成的线性大分子,存在于生物细胞以及部分病毒、类病毒中的遗传信息载体。一个核糖核苷酸分子由磷酸,核糖和碱基构成。RNA 的碱基主要有 4 种,即 A 腺嘌呤、G 鸟嘌呤、C 胞嘧啶、U 尿嘧啶,其中,U(尿嘧啶)取代了 DNA 中的 T。RNA 的常见种类包括核糖体 RNA(rRNA)、转运 RNA(tRNA)、信使 RNA(mRNA)。

MicroRNAs(miRNAs)是在真核生物中发现的一类内源性的具有调控功能的非编码 RNA,其大小长约 20~25 个核苷酸。通过检测眼内液中的 miRNA,也可能发现眼病例如葡萄膜炎的生物标志物,最近发表的一篇综述中提到,let-7e、miRNA-1、miR-9-3、miR-20a-5p、miR-23a、mir-29a-3p、miR-140-5p、miR-143、miR-146a、miR-146a-5p、miR-155、miR-182、miR-182-5p、miR-196a2、miR-205、miR-223-3p、miR-301a、miR-146a、miR-146a-5p、miR-155、miR-182、miR-223-3p 等已经被发现和人与动物的葡萄膜炎相关[17]。

五、抗原

抗原(antigen)指为任何可诱发免疫反应的物质,一般为进入机体内的外来物质,如细菌、病毒、花粉等。检测抗原,对于病原鉴定诊断有价值。以巨细胞病毒(CMV)为例,可以检测的一种抗原成分为 pp65,其为分子量 65KD 的基质磷蛋白,该蛋白位于外周血白细胞的核仁内。检测阳性提示活动性感染,可在出现临床症状前检测到,也可作为疗效观察的指标。检测抗原有其独特的意义,不能完全被检测 DNA 取代,例如异基因造血干细胞移植术后,所有外周血 CMV-pp65 抗原检测阳性患者的 CMV 定量 PCR 均为阳性,但 4 例 CMV 定量 PCR 阳性但 CMV-pp65 抗原检测阴性患者均未发展为 CMV 病,由此可见,CMV-pp65 抗原的检测阳性更有用药提示意义[18],测定 pp65 是目前公认的检测移植术后 CMV 活动性感染的标准之一[19]。除了 pp65,即刻早期抗原和 pp67(CMV 的一种基质表层蛋白)

也是 CMV 的特异性表达抗原,pp67 抗原是发生 CMV 活动性感染最早出现的结构性抗原[20]。

但自体内的某些隔绝成分也可以成为抗原,在正常情况下,是固定在机体的某一部位,与产生抗体的细胞相隔绝,因此不会引起自体产生抗体。但当受到外伤或感染,这些成分进入血液时,就像异物一样也能引起自体产生炎症反应,如晶状体蛋白质,外伤后晶状体蛋白外溢,进到眼内,可以引起眼内炎症。又例如自身免疫性视网膜病变包括副肿瘤性视网膜病变(癌相关视网膜病变、黑色素瘤相关视网膜病变和双侧弥漫性葡萄膜黑色素细胞增生)和非副肿瘤性自身免疫性视网膜病变,形成机制目前认为肿瘤或自身免疫因素导致机体形成抗视网膜成分的自身抗体,从而导致视网膜功能异常[21],因此视网膜这个本为机体正常组织的结构,被机体免疫系统识别成为抗原并进行攻击。

六、抗体

抗体(antibody)是指机体由于抗原的刺激而产生的具有保护作用的蛋白质,由浆细胞(效应 B 细胞)分泌,被免疫系统用来鉴别与中和外来物质如细菌、病毒等的蛋白质。抗体能识别特定外来抗原,与之形成抗原抗体反应,从而减少抗原,达到消灭外来微生物的作用。在很多情况下,或者是因为已经没有活细胞,DNA 已消失,或者是技术原因,眼内感染的病原无法通过检测 DNA 或抗原来鉴定,这些情况下可以考虑通过抗体检测来判断感染病原。

按照不同的分类方式,抗体可以分成许多类型:

(1) 按作用对象,可将其分为抗毒素、抗菌抗体、抗病毒抗体和亲细胞抗体(能与细胞结合的免疫球蛋白,如 1 型变态反应中的 IgE 反应素抗体,能吸附在靶细胞膜上)。

(2) 按与抗原结合后是否出现可见反应,可将其分为:在介质参与下出现可见结合反应的完全抗体,即通常所说的抗体,以及不出现可见反应,但能阻抑抗原与其相应的完全抗体结合的不完全抗体。

(3) 按抗体的来源,可将其分为天然抗体和免疫抗体。

(4) 最常用的还是按理化性质和生物学功能,可将其分为 IgG、IgA、IgM、IgE、IgD 五类。其中 IgG 是人类血清中主要的一类抗体,由 B 细胞产生,其功能结构也是研究最清楚的,在血清中含量最高(75%),半衰期最长(21~23 天)。所以在眼内液检测中,IgG 的检测为主,因为半衰期长,所以可被检测到的窗口期长。IgG 主要的生理功能包括中和毒素和病毒,以及凝集和沉淀抗原。眼内感染病毒[22]、真菌[23]、寄生虫[24,25]，都可通过抗体检测来判断其感染原。

IgM 为五聚体结构，分子量最大(900kd)，又称巨球蛋白，如果体内 IgM 病理性表达过量，可以引起华氏巨球蛋白血症(Waldenström's macroglobulinemia)，出现双眼视网膜中央静脉阻塞样表现[26]；IgM 是体液免疫应答最先产生的抗体，感染早期免疫，占血清抗体含量的 5%~10%；其半衰期 5 天，IgM 水平增高提示近期感染；在葡萄膜炎的诊断中，检查 IgM 相对较少，和时间窗短有关[27]。

IgA 分为血清型和分泌型，在血清中占 Ig 含量的 5%~15%，仅次于 IgG，半衰期为 6 天；分泌型由黏膜上皮细胞合成，由于眼内没有黏膜组织，所以眼内液进行 IgA 检测较少，主要用于血清学检测。

IgD 占血清 Ig 含量的 1%，半衰期 3 天，较少用于眼内液检测。

IgE 在血清中含量最低(占抗体的 0.002%)，半衰期 3 天，但由于在寄生虫感染时，特异性 IgE 水平增高，所以检测眼内液 IgE，并对比眼内液 IgE 和血清 IgE 的滴度，可以辅助诊断寄生虫眼病，例如眼弓蛔虫病[28]。

七、细胞因子

细胞因子(cytokines)是由活体宿主细胞分泌的通过扩散，或细胞间接触，或通过血液循环到达宿主其他细胞，在体液中以极低浓度发挥作用的一大类蛋白质、肽或糖蛋白。细胞因子是由不同胚胎来源的细胞在全身各处产生的，在机体免疫细胞之间、免疫细胞和非免疫细胞之间传递信息，是介导和调节免疫、炎症和造血的一类信号分子。简单地理解，细胞因子就是"细胞和细胞之间沟通的语言"。细胞因子是一个通用名称，其他名称是根据它们的假定功能、分泌细胞或作用靶点来定义的。例如，由淋巴细胞产生的细胞因子也可以称为淋巴因子，而白细胞介素则由一个白细胞产生，作用于其他白细胞。趋化因子是具有趋化活性的细胞因子。细胞因子可能作用于分泌它们的细胞(自分泌作用)、邻近细胞(旁分泌作用)或在某些情况下作用于远处细胞(内分泌作用)。细胞因子通常作为细胞间信使分子发挥作用，在与靶细胞上的受体结合后激发特定的生物活性。

细胞因子包括以下：

1. 白细胞介素(interleukin，IL) 由淋巴细胞、单核细胞或其他非单个核细胞产生的细胞因子，在细胞间相互作用、免疫调节、造血以及炎症过程中起重要调节作用。

2. **集落刺激因子**(colony stimulating factor,CSF) 根据不同细胞因子刺激造血干细胞或分化不同阶段的造血细胞在半固体培养基中形成不同的细胞集落。不同 CSF 不仅可刺激不同发育阶段的造血干细胞和祖细胞增生的分化,还可促进成熟细胞的功能。

3. **干扰素**(interferon,IFN) 根据干扰素产生的来源和结构不同,可分为 IFN-α、IFN-β 和 IFN-γ,分别由白细胞、成纤维细胞和活化 T 细胞所产生。不同的 IFN 生物学活性基本相同,具有抗病毒、抗肿瘤和免疫调节等作用。

4. **肿瘤坏死因子**(tumor necrosis factor,TNF) 根据其产生来源和结构不同,可分为 TNF-α 和 TNF-β 两类,前者由单核 - 巨噬细胞产生,后者由活化 T 细胞产生,又名淋巴毒素(lymphotoxin,LT)。两类 TNF 除具有杀伤肿瘤细胞外,还有免疫调节、参与发热和炎症的发生。

5. **转化生长因子 -β 家族**(transforming growth factor-β family,TGF-β family) TGF-β 是由免疫细胞和非免疫细胞以自分泌或旁分泌的方式产生的一组具有激素样活性的多肽[29]。它们的生物功能是高度多效的,对多种组织、细胞的生长分化及凋亡具有调控作用,有研究表明:TGF-β 能促进成骨细胞的有丝分裂,调控造血过程;对肝细胞的生长具有很强的抑制作用,并能抑制上皮细胞的生长,但可刺激人间皮组织细胞和前列腺细胞的生长[30,31]。另外,TGF-β 对细胞粘连也具有一定的调控作用,它可以激活基因转录、增加间质蛋白质,能明显刺激成纤维细胞或其他间叶组织来源的细胞,表现为胶原合成增加。TGF-β 亦有免疫抑制作用,它能抑制 T、B 淋巴细胞的增生和分化,抑制巨噬细胞的吞噬能力,抑制免疫球蛋白合成。

6. **生长因子**(growth factor,GF) 如表皮生长因子(EGF)、血小板衍生的生长因子(PDGF)、成纤维细胞生长因子(FGF)、肝细胞生长因子(HGF)、胰岛素样生长因子 -I(IGF-1)、IGF-II、白血病抑制因子(LIF)、神经生长因子(NGF)、抑瘤素 M(OSM)、血小板衍生的内皮细胞生长因子(PDECGF)、转化生长因子 -α(TGF-α)、血管内皮细胞生长因子(VEGF)等。成纤维细胞生长因子是一类可促进各种细胞增生的蛋白质因子家族,由成纤维细胞、平滑肌细胞、软骨细胞、角质细胞等分泌而来,参与了血管形成、创伤修复、胚胎发育等过程,具有营养和保护神经元、促进损伤修复、诱导血管生成[32]。表皮生长因子及其受体在体内外对多种组织细胞均有促增生促分裂的作用,在溃疡创面的愈合修复过程中,表皮生长因子受体可迅速上调,与表皮生长因子结合后作用于细胞生长调节基因,调节细胞的糖酵解,促进溃疡创面的再上皮化[33],加速溃疡创面的愈合速度。表皮生长因子还可诱导成纤维细胞增生、角质层增厚、促进周围神经再生[34]。

7. 趋化因子家族（chemokine family） 细胞游走是炎症和肿瘤侵袭过程中一种重要的现象。趋化因子家族成员的基因有明显的保守序列，提示它们来自一共同的祖先基因。趋化因子是一类分子量约 8~10KDa，分泌型的前炎症细胞因子。该家族分为 CXC、CC、C 和 CX3C 四个主要类型。趋化因子有以下共同特点：①趋化因子在体外趋化一种或多种髓样细胞；②LPS、TNF 及 IL-1 前炎症刺激物可导致大多数趋化因子的产生和分泌；③动物皮内注射趋化因子均可引起炎性浸润。C-X-C 亚族中的 4 种因子（IL-8、GRO、NAP-2 和 ENA-78）均可引起中性粒细胞的游走，而 C-C 亚族的成员（MCP-1、MCP-2、MCP-3、RANTES、MIP-1α、MIP-1β 等）则诱导单核细胞的游走。T 细胞对多数趋化因子均能发生反应。IL-8 对 CD4$^+$ 和 CD8$^+$ 的静止 T 细胞均有趋化作用。IL-8、GRO、MIP-1α、RANTES 和 MCP-1 可引起嗜碱性粒细胞趋化，释放组胺及细胞内钙流动。[35]

免疫细胞因子可分为增强细胞免疫应答的 1 型（TNFα、IFN-γ 等）和有利于抗体反应 2 型（TGF-β、IL-4、IL-10、IL-13 等）。也可以根据免疫反应进行分类（表 4-2）。

表 4-2　根据免疫反应对细胞因子进行分类[36]

家族		成员
获得性免疫	普通 γ 链受体配体	IL-2,IL-4,IL-7,IL-9,IL-15,IL-21
	普通 β 链（CD131）受体配体	IL-3,IL-5,GM-CSF
	共有 IL-2β 链（CD122）	IL-2,IL-15
	共有受体	IL-13（IL-13R-IL-4R 复合体） TSLP（TSLPR-IL-7R 复合体）
促炎症信号	IL-1	IL-1α,IL-1β,IL-1ra,IL-18,IL-33,IL-36α,IL-36β,IL-36γ, IL-36Ra,IL-37 and IL-1Hy2
	IL-6	IL-6,IL-11,IL-31,CNTF,CT-1,LIF,OPN,OSM
	TNFα	TNFα,TNFβ,BAFF,APRIL
	IL-17	IL-17A-F,IL-25（IL-17E）
	Type Ⅰ IFN	IFNα,IFNβ,IFNω,IFNκ,Limitin
	Type Ⅱ IFN	IFNγ
	Type Ⅲ IFN	IFNλ1（IL-29）,IFNλ2（IL-28A）,IFNλ3（IL-28B）
抗炎信号	IL-12	IL-12,IL-23,IL-27,IL-35
	IL-10	IL-10,IL-19,IL-20,IL-22,IL-24,IL-26,IL-28,IL-29

下面介绍几种和眼病发生发展关系密切的细胞因子:

(一) VEGF

血管内皮生长因子(vascular endothelial growth factor,VEGF)是迄今为止所发现,促新生血管发生作用最强的多肽类生长因子[37,38]。VEGF 作为血管生成因子大家族的一员,是高度特异的有丝分裂原,亦称血管通透因子或血管调理素。早在 1939 年,Ide 等就推测存在一种肿瘤细胞分泌的"血管生长刺激因子"。Senger 等[39] 在高度血管化的肿瘤中首次识别出 VEGF 是一个相对分子质量为 4.6×10^4 的同源二聚体糖蛋白。Ferrara 等[40] 从牛脑垂体滤泡星状细胞体外培养液中将其分离、提纯,根据其具有促血管内皮细胞有丝分裂活性而命名。

VEGF 广泛分布于人和动物脑、肾、肝、脾、肺、骨骼、眼等组织,在眼部,视网膜周细胞、色素上皮细胞、内皮细胞、神经节细胞、无长突细胞和 Müller 细胞均可产生较低水平的 VEGF。[38]

VEGF 的主要生物学功能有两大方面:①选择性增强血管内皮细胞和淋巴管内皮细胞的有丝分裂,促进内皮细胞增生、迁移、分化及存活,抑制内皮细胞的老化和凋亡,进而促进新生血管的形成;②促进血管尤其是微静脉、小静脉通透性增加,血浆大分子外渗沉积在血管外的基质中,部分外渗的蛋白质可形成纤维蛋白原,支持内皮细胞生长,为新生毛细血管网的建立提供营养。通过增加钙离子内流,VEGF 促进了独立微血管的导水率增加。[41] 通过内皮细胞来源的一氧化氮作用,VGEF 在体外实验中可以诱导血管扩张,并且是剂量依赖的[42]。此外,研究发现,VEGF 对于正常的胚胎血管生成也是必需的,即使是单个的小鼠 VEGF 等位基因失活,也会导致发育异常和早期的胚胎死亡[43,44]。此外,VEGF 也有促炎症反应的活性和神经保护作用[45,46]。

VEGF 家族包括胎盘生长因子(placental growth factor,PLGF),VEGFA,VEGFB,VEGFC,VEGFD 和 VEGFE[38,47]。通常情况下,VEGF 指的就是 VEGFA[40]。人类 VEGFA 基因定位于 6 号染色体的 p12~21,全长 28kbp,由 8 个外显子和 7 个内含子组成[48]。对外显子的不同剪切方式可以产生 4 种不同的异构体(VEGF121、VEGF165、VEGF189、VEGF206),也就是信号序列剪切后,产生分别有 121,165,189 和 206 个氨基酸的多肽[48]。VEGF165 是最主要的异构体,缺乏 6 号外显子编码的残基,而 VEGF121 缺乏外显子 6 和 7 所编码的残基。此外,也有如 VEGF145 和 VEGF183 等比较少见的剪切变异[49]。VEGFA 在正常人和动物组织中表达较少,在代谢旺盛、血运丰富的组织中表达常高于其他组织[38]。

新生血管性疾病是眼部常见疾病。从眼前段的角膜新生血管、虹膜红变、新生血管性青光眼，到眼后段的视网膜新生血管、脉络膜新生血管，无一不和眼内/局部的 VEGF 浓度升高有密切关系[50]：

（1）视网膜新生血管的形成：视网膜新生血管是非自限性的，存活的视网膜、低氧分压以及静脉引流等因素的存在是新生血管产生的前提[38]。

视网膜新生血管形成是一个复杂的过程。首先血管扩张及通透性增强，经过血管壁基底膜酶的降解、内皮细胞的趋化与迁移、增生，以及与周细胞的相互作用，促进血管管腔形成。VEGF 与 VEGFR 结合后，VEGFR 自磷酸化，继而激活磷脂酰胆碱特异性磷脂酶 C，水解磷脂酰肌醇二磷酸，产生二酯酰甘油和肌醇三磷酸，其中二酯酰甘油可激活胞质中蛋白激酶 C，并固定于膜上，然后诱导内皮细胞生长，增加血管通透性[38,51]。

（2）糖尿病视网膜病变：糖尿病状态下以高血糖为特征的代谢紊乱，导致多元醇通路被激活、非酶糖基化终末产物产生，血管紧张素Ⅱ的刺激及缺血缺氧等均可上调视网膜毛细血管内皮细胞 VEGF 的表达，并通过上述的一系列生物效应导致糖尿病微血管病变的发生。VEGF 在早期主要是导致视网膜小静脉和浅层毛细血管的血－视网膜屏障的损伤，为后来视网膜新生血管的形成创造有利的条件[52]。

通过对临床糖尿病患者的人体标本分析，Witmer 等[1]发现，三种 VEGFR（1~3）均表达于视网膜无血管区。VEGFR-1 表达于所有微血管，在糖尿病患者，VEGFR-1 的表达强于正常对照。并且，VEGFR-1 也被发现表达于内界膜、神经节细胞、内丛状层、内核层和外丛状层。VEGFR-2 定位于神经节细胞层和内核层的微血管。VEGFR-3 表达于内核层和神经节细胞层的微血管。VEGFR-3 与 VEGFR-2 十分相关，主要定位于视网膜深层毛细血管，伴随 VEGFA 和缺血区的过高表达和过早出现，因而可认为 VEGFA 诱导 VEGFR-2、VEGFR-3 在缺血区表达，导致视网膜渗漏的产生，从而促进新生血管形成[1,38]。

国内有研究发现，早期糖尿病微血管病变患者血清中 VEGF 浓度水平比其他糖尿病患者高（$P<0.05$）[53]。我们自己的研究结果也证实，增生性糖尿病视网膜病变（proliferative diabetic retinopathy，PDR）患者玻璃体内（$P<0.001$）和血浆内（$P=0.03$）VEGF 的含量都比对照组（特发性黄斑裂孔和黄斑前膜患者）显著高。并且，在 PDR 患者手术中取出的纤维血管膜上，VEGF mRNA 的表达显著高于黄斑前膜患者术中取出的纤维膜 VEGF mRNA（$P<0.01$）[54]。

（3）视网膜静脉阻塞：Noma H 等发现，视网膜中央静脉阻塞患者的眼内 VEGF 含量显著高于没有缺血性眼病的对照组(435pg/mL vs 62.4pg/mL,$P=0.004\ 6$)[54]。他们最新的研究结果也显示,视网膜中央静脉阻塞患者的黄斑水肿严重程度与玻璃体液 VEGF 含量显著相关($P=0.008$),但和游离 VEGFR-2 的浓度却并不显著相关[55]。

我们在活体猴眼上采用激光进行各个视网膜分支静脉的光凝,诱导视网膜中央静脉阻塞形成,观察到虹膜新生血管的形成,采用 VEGF 的 RNAi 治疗后,发现虹膜新生血管的形成较对照组减轻,间接地提示视网膜中央静脉阻塞后眼内新生血管的发生与 VEGF 的作用有直接关系[56]。

Boyd SR 等的研究发现,缺血性视网膜中央静脉阻塞患者的房水 VEGF 浓度和虹膜新生血管的发生、持续以及消退,视网膜毛细血管无灌注区的范围以及血管通透性均有关系。当房水 VEGF 浓度在 849~1 569pg/mL 时,虹膜新生血管发生,当房水 VEGF 浓度在 550pg/mL 以下时,虹膜新生血管完全消退。房水内升高的 VEGF 浓度和白蛋白浓度(血管通透性升高标志)相关[56]。

更加直接的证据来自 Pe'er J 等所提供的组织病理学证据[57]。Pe'er J 等在 10 个视网膜中央静脉阻塞继发新生血管性青光眼的石蜡标本上发现,均存在着 VEGF mRNA 的表达,和无眼内新生血管发生的脉络膜黑色素瘤眼(对照)相比,视网膜内核层的 VEGF 表达上调;在 4 眼中,神经节细胞层的 VEGF mRNA 表达上调;存在视网膜脱离的 2 眼中,VEGF mRNA 在视网膜外层的表达也是上调的。

(4) 早产儿视网膜病变:Leske DA 等[58]采用酸中毒诱导的方法制造大鼠 ROP 模型,通过定量聚合酶链式反应(quantitative real time polymerase chain reaction,rt-qPCR)检测到新生血管化过程中 VEGF mRNA 的表达。ROP 模型的 VEGF 表达与环境中的氧浓度有密切关系,Stone J 等[59]以猫为实验动物进行 ROP 模型眼内 VEGF 表达的检测,结果发现,在高氧环境中,VEGF 在视网膜内层的表达下降,而回到正常室内环境时,VEGF 的表达升高。在视网膜血管开始形成时,VEGF 的表达最大化,而当血管形成后,VEGF 的含量迅速下降。他们还发现,和正常发育的视网膜相比,ROP 模型的视网膜表达 VEGF 明显升高,并且,通常情况下,表达 VEGF 的星形细胞消失,而由视网膜内层的神经元表达。

我们对临床上获得的 ROP 纤维血管膜标本进行了分析,发现和特发性视网膜前膜相比,VEGF mRNA 在 ROP 纤维血管膜上的表达显著升高(2.67 倍 ±0.81 倍,$P<0.01$)。也有研究者发现,临床上 ROP Ⅴ期患儿眼内的 VEGF 浓度为 14.77ng/mL±14.01ng/mL,而Ⅳ期的 VEGF 浓度为 44.16ng/mL±18.72ng/mL,可见Ⅳ期的眼内新生血管化活跃程度反而更高[60]。

（5）脉络膜新生血管：动物实验为 VEGF 在脉络膜新生血管形成中的重要作用提供了强有力的证据。有研究者对有色素大鼠进行激光诱导脉络膜新生血管形成，在激光 3~5 天后，免疫组织化学染色提示 VGEF 表达于视网膜色素上皮细胞，脉络膜血管内皮细胞和炎症细胞[61]。也有研究者将携带了表达大鼠 VEGF164 片断的腺病毒载体注入大鼠视网膜下，注入后 10 天，视网膜色素上皮细胞开始过表达 VEGF，荧光素眼底血管造影提示血管渗漏，注入后 80 天，组织学检查都提示了起源于脉络膜毛细血管层的新生血管形成[62]。

但最重要的证据还来自临床患者的标本检测。Frank RN 等对 3 例从临床上获得的老年黄斑变性患者的脉络膜新生血管膜进行了组织病理学检查，发现全部存在 VEGF 阳性着染，表达的细胞主要是胶质细胞，血管内皮细胞和视网膜色素上皮细胞[63]。

（二）IL-6

白细胞介素 -6（IL-6）于 1986 年被首次成功克隆，当时被称为 B 细胞刺激因子 -2（B-cell stimulatory factor-2，BSF-2），因为刺激 B 细胞产生免疫球蛋白。IL-6 对 B 细胞、骨髓瘤浆细胞瘤、T 细胞、肝细胞和造血干细胞的高亲和力受体和低亲和力受体有着双重亲和力，对这些细胞的生长分化中起着积极的作用[64]。

促炎症细胞因子 IL-6 在多种类型的葡萄膜炎中起关键作用[65,66]。例如 Murray PI 等[67] 发现在某些类型的葡萄膜炎中，如 Fuchs 葡萄膜炎综合征与弓形虫葡萄膜炎中，房水 IL-6 水平显著升高，但与血清 IL-6 变化无关。Malecaze F 等[68] 显示了 IL-6 在白内障术后葡萄膜炎中起重要作用。在 Vogt- 小柳原田病和结节病中，房水中激活的 T 淋巴细胞增加，进一步增加房水 IL-6 水平，从而加剧了炎症，这点和血液中的 T 淋巴细胞无关[69,70]。

此外，在视网膜血管性疾病、脉络膜疾病中，房水 IL-6 滴度升高也被报道，炎症因素在这些疾病的发病过程中也起着重要作用：随着糖尿病视网膜病变的不断发展，由没有显著的视网膜病变，发展到非增生期的病变，再至发展到增生期的病变，房水 IL-6 的滴度不断升高，检测房水 IL-6 和 VEGF 对于糖尿病视网膜病变早期诊断和提示预后都有意义[71-73]。视网膜中央静脉阻塞和分支静脉阻塞患者中，房水 IL-6 的滴度显著升高[74]；玻璃体腔注射雷珠单抗后，房水 IL-6 的滴度和 VEGF 滴度都会下降[75]，这也提示抗 VEGF 治疗可以减轻眼内炎症程度[76,77]；视网膜中央静脉阻塞患者中，房水 VEGF、sICAM-1、IL-6 滴度和房水闪辉的程度相关[78]。慢性中心性浆液性脉络膜视网膜病变患者的房水 IL-6 滴度，较急性中心性浆液性脉络膜视网膜病变患者显著更高（8.09pg/mL vs 3.16pg/mL，

$P<0.01$），这点可以用来说明，炎症因素在慢性疾病状态下发挥更主要的致病因素[79]。

（三）IL-8

白细胞介素 8（IL-8），属于趋化因子，是第一个被描述的趋化因子，于 1987 年被发现[80]。IL-8 是一种可溶性小肽，由 99 个氨基酸组成，分子量为 8~10kDa。IL-8 被称为促炎症趋化因子，诱导中性粒细胞沿着血管壁聚集。为了应对炎症状态，持续和延长的 IL-8 在循环中的存在，可能引起不同程度的损伤。IL-8 对温度、蛋白质分解和酸性环境具有相对较好的抵抗，因而在运输到实验室进行检测前，不易降解[81]。

IL-8 主要被证实在葡萄膜炎的发病过程中发挥重要作用。IL-8 参与眼内炎症过程，主要是趋化和促中性粒细胞脱颗粒，这个过程也被认为是葡萄膜炎发生过程中，引起组织损伤的原因[82]。IL-8 在白塞病合并晶状体源性眼内炎患者的眼内炎症中起作用，粒细胞被认为是 IL-8 的来源[83]。包括 HLA-B27 相关性葡萄膜炎在内的活动性葡萄膜炎患者房水 IL-8 水平明显升高。在白塞病合并前房积脓的患者中，房水 IL-8 的平均水平明显高于不合并前房积脓的患者[84]。我们的前期研究发现，房水 IL-8 水平和巨细胞病毒性视网膜病变的恢复程度相关，可以在临床上用作生物标志物，辅助判断抗病毒药物是否耐药以及是否需要停止眼内注射[85]。

一般来说，IL-8 至少有四种不同的促血管形成特性，均是通过内皮细胞来发挥作用[81]：①增强内皮细胞增殖和毛细血管形成[86]；②趋化作用：诱导中性粒细胞、嗜碱性粒细胞和 T 淋巴细胞定向迁移[87]；③抑制内皮细胞凋亡而提升内皮细胞的存活[86]；④蛋白酶活化：通过激活内皮细胞 mRNA 以促进基质金属蛋白酶（MMPs）MMP-2、9 的表达和提升明胶酶活性[86,88]。

玻璃体 IL-8 水平与增生性玻璃体视网膜病变的发生有关[89]。在活跃的增生性糖尿病视网膜病变患者中，玻璃体液 IL-8 水平显著升高[90]。视网膜激光光凝后，玻璃体液 IL-8 水平也显著升高[91]。NF-kappaB 蛋白和 IL-8 的促血管发生作用共同叠加，促使了 PDR 和 PVR 过程中视网膜前膜的形成[92]。

（四）IL-10

白细胞介素 -10（IL-10）是一种可溶性蛋白，由 T 辅助细胞（Th）、巨噬细胞、单核细胞和 B 细胞产生，具有广泛的免疫抑制和免疫刺激性[93]。IL-10 对趋化因子的生物学效应有显著影响，因为 IL-10 抑制趋化因子的产生，是 $CD8^+$ T 细胞分化簇的特异性趋化因子。

它抑制 IL-8 对 CD4$^+$ T 细胞(而不是 CD8$^+$ T 细胞)的迁移反应[94]。五种新型细胞因子(IL-19、IL-20、IL-22、IL-24 和已鉴定出与 IL-10 具有有限的一级序列同源性和可能的结构同源性的 IL-26)已经被鉴定出来,这些细胞因子,以及一些于病毒基因组编码的细胞因子(病毒细胞因子),形成一个 IL-10 相关细胞因子家族或 IL-10 家族。他们不仅在结构上同源,而且在受体的亚单位和作用也类似[95]。

IL-10 可能是抑制 RPE 细胞分泌 IL-8 和 MCP-1 的作用最强的细胞因子,提示 IL-10 对眼部炎症和增生性疾病具有潜在的治疗作用[89]。IL-10 可能在诱导和维持抗原特异性 T 细胞无反应性方面起重要作用,无反应性 T 细胞不能分泌 IL-2、IL-5、IL-10、INF-γ、TNF-α 和 GM-CSF[96]。升高的血清 IL-10 水平降低了发生糖尿病视网膜病变的风险[97]。

IL-10 是一种抑制过敏反应和炎症事件的调节性细胞因子。肥大细胞是效应细胞,在刺激状态下释放组胺、趋化因子和细胞因子,并引发过敏性炎症反应。IL-10 通过影响细胞因子产生调节肥大细胞功能[98]。巨噬细胞可合成和释放多种细胞因子,包括 IL-10[99]。巨噬细胞控制在眼部炎症过程中促炎细胞因子 IFN-γ 和 TNF-α 与炎症抑制因子 IL-4 和 IL-10 的平衡[100]。

IL-10 在眼内液中的检测主要用途在于辅助判断是否眼内弥漫大 B 细胞淋巴瘤[101],这点将会在眼内淋巴瘤章节中详细描述。

下面(表 4-3)附上各类白细胞介素的简单介绍,仅涵盖主要方面,并不全面。

表 4-3 各类白细胞介素的分泌来源、细胞因子靶标和主要功能

细胞因子	细胞因子来源	细胞因子靶标	细胞因子主要功能
白介素 1α;白介素 1b	巨噬细胞,许多其他细胞	巨噬细胞、胸腺细胞、中枢神经系统等	炎性;促进细胞因子和其他急性期蛋白的激活,共刺激和分泌;致热的
白细胞介素 -2	T 细胞	T 细胞、B 细胞、NK 细胞和巨噬细胞	增生;增强细胞毒性,IFNγ 分泌和抗体产生
白细胞介素 -3	T 细胞,肥大细胞,嗜酸性粒细胞	造血祖细胞,巨噬细胞,肥大细胞	淋巴室和骨髓室的分化和存活
白细胞介素 -4	T 细胞,肥大细胞	T 细胞,B 细胞,巨噬细胞,单核细胞	增生;Th2 的分化;促进 IgG 和 IgE 的产生;抑制细胞介导的免疫和 Th17 发育

细胞因子	细胞因子来源	细胞因子靶标	细胞因子主要功能
白细胞介素 -5	Th2 细胞	嗜酸性粒细胞,B 细胞	增生和活化;Th2 效应细胞的标志物
白细胞介素 -6	巨噬细胞,T 细胞,成纤维细胞等	多种细胞:B 细胞,T 细胞,胸腺细胞,髓样细胞,破骨细胞	炎症和共刺激作用;诱导增生和分化;与 TGF-β 协同作用以驱动 Th17
白细胞介素 -7	胸腺基质细胞,骨髓和脾脏	B 细胞,T 细胞,胸腺细胞	体内稳态,分化和存活
白细胞介素 -9	T 细胞(Th2)	T 细胞,肥大细胞,嗜中性粒细胞,上皮细胞	增生;促进 Th2 细胞因子分泌
白细胞介素 -10	分化的 T 辅助细胞,Tregs,B 细胞,树突状细胞等	巨噬细胞,T 细胞,树突状细胞,B 细胞	免疫抑制;降低抗原呈递和树突状细胞的 MHC Ⅱ类表达;下调致病性 Th1,Th2 和 Th17 反应
白细胞介素 -11	基质细胞	造血干细胞,B 细胞,巨核细胞	增生
白细胞介素 -12	巨噬细胞,树突状细胞,B 细胞,嗜中性粒细胞	T 细胞,NK 细胞	分化和增生;促进 Th1 和细胞毒性
白细胞介素 -13	T 细胞	B 细胞,巨噬细胞等	肺和肠中的杯状细胞活化;IgE 合成的扩散和促进;细胞介导的免疫调节
白细胞介素 -14	T 细胞	B 细胞	促进 B 细胞生长
白细胞介素 -15	在造血细胞中广泛表达	T 细胞,NK 细胞,上皮细胞等	增生与存活;细胞因子产生
白细胞介素 -16	T 细胞,嗜酸性粒细胞,肥大细胞	CD4+ T 细胞	招募 CD4+ T 细胞
白细胞介素 -17a	Th17 细胞及其他	黏膜组织,上皮和内皮细胞	促炎;肺的保护性免疫;紧密连接完整性;促进上皮细胞中性粒细胞的动员和细胞因子的产生;促进血管生成
白细胞介素 -17b	肠和胰腺		
白细胞介素 -17C	胸腺和脾脏		
白细胞介素 -17D	T 细胞,平滑肌细胞,上皮细胞		
白细胞介素 -17F	Th17 细胞	黏膜组织,上皮和内皮细胞	功能与 IL-17A 类似,但受体亲和力低 2 个对数

细胞因子	细胞因子来源	细胞因子靶标	细胞因子主要功能
白细胞介素 -18	巨噬细胞,其他	Th1 细胞,NK 细胞,B 细胞	促炎;IFNγ 的诱导
白细胞介素 -19	单核细胞,其他	角质形成细胞,其他组织	促炎
白细胞介素 -20	单核细胞,其他	角质形成细胞,其他组织	促炎
白细胞介素 -21	分化的 T 辅助细胞(Th2 和 Th17 子集)	T 细胞,B 细胞,NK 细胞,树突状细胞	T 细胞的增生;促进 B 细胞分化和 NK 细胞毒性
白细胞介素 -22	Th1 和 Th17 细胞,NK 细胞	成纤维细胞,上皮细胞	炎性,抗菌
白细胞介素 -23	巨噬细胞和树突状细胞	T 细胞	炎性;促进 Th17 细胞增生
白细胞介素 -24	单核细胞,CD4+ T 细胞	角质形成细胞	特异性地抑制多种肿瘤细胞增生,并诱导肿瘤细胞凋亡[102]
白细胞介素 -25(IL-17E)	Th2 细胞,肥大细胞	非 B,非 T,cKit+,FcεR-细胞	促进 Th2 分化和增生
白细胞介素 -26[103]	活化的 T 细胞、巨噬细胞、NK 细胞、CD68+ 肺泡巨噬细胞	非造血细胞,尤其是上皮细胞,各类组织细胞	促进炎症作用
白细胞介素 -27	活化的树突状细胞	T 细胞,其他	通过刺激 Tbet 转录因子的表达诱导 Th1 早期分化;通过诱导 STAT-1 依赖性阻断 IL-17 产生来抑制 Th17 效应反应
白细胞介素 -28B/IL29[104](IFNλ 家族)	外周血单核细胞(PMBC)、树突状细胞和 HeLa 细胞等	多种组织细胞(如心、肾、皮肤、小肠、肺、骨骼肌、肝等)	抗病毒,抗细胞增生和进行免疫调节
白细胞介素 -30[105](IL-27 亚基 p28)	CD4+ T 细胞和巨噬细胞	NK T 细胞	同时拮抗辅助性 T 细胞 1(Th1)和 Th17 反应,且可能是调控肿瘤和淋巴结微环境的新分子
白细胞介素 -31	活化的 T 细胞	骨髓祖细胞,肺上皮细胞,角质形成细胞	促炎
白细胞介素 -32	T 细胞、NK 细胞、单核细胞、内皮细胞、上皮细胞	血管内皮细胞	调节炎症反应、促进细胞凋亡、诱导细胞分化、抗感染等[106]
白细胞介素 -33	巨噬细胞,树突状细胞	肥大细胞,Th2 细胞	共刺激,促进 Th2 细胞因子的产生
白细胞介素 -35	调节性 T 细胞	效应 T 细胞	免疫抑制

（五）FGF

成纤维细胞生长因子（FGF）是一个由同源多肽组成的大家族，其中bFGF一直被广泛研究。酸性成纤维细胞生长因子（aFGF）和碱性成纤维细胞生长因子（bFGF）都是肝素结合因子[107]。

FGF对增生性玻璃体视网膜病变（PVR）的发生起重要作用[108]：在视网膜脱离后的第一小时，就开始出现多形核白细胞的浸润，释放生长因子如FGF，这又继续刺激单核细胞的流入和向巨噬细胞分化。在下一个增生期，巨噬细胞刺激成纤维细胞增生[109]。在增生性糖尿病视网膜病变（PDR）和PVR的视网膜前膜中，既有bFGF的mRNA表达，也有蛋白表达[110]。PVR的动物模型中，aFGF和bFGF的mRNA均表达[111]。同样，早期的临床研究显示，aFGF在所有PVR患者的玻璃体和视网膜下液中检测阳性[112]。

bFGF对平滑肌细胞和内皮细胞的作用，以及其作为趋化因子和辅助成纤维细胞和上皮细胞增生的作用，可诱导血管生成[113-115]。非增生性糖尿病视网膜病变患者中，房水FGF-1和总视网膜血流显著相关（$r=0.71$，$P=0.01$）[116]。

糖尿病黄斑水肿组（5.0pg/L±10.2pg/L）的bFGF浓度明显高于湿性老年黄斑变性组（2.2pg/L±7.4pg/L，$P=0.002$）和对照组（0.00pg/L，$P=0.001$）。后两组差异不显著（$P=0.10$）[117]。

（六）MCP-1

单核细胞趋化因子-1（Monocyte chemoattractant protein-1，MCP-1）也被称为CCL2，属于CC趋化因子家族。在炎症过程中，MCP-1和其他趋化因子通常在组织中表达，在体外细胞实验时，由促炎介质TNF-α、IL-1和内毒素诱导产生[118,119]。

MCP-1刺激单核细胞和巨噬细胞的聚集和活化，在糖尿病诱导的视网膜炎症中起重要作用[120,121]。此外，该因子增加VEGF的产生[122]，也可能对纤维化和诱导新生血管形成起作用[123]。

糖尿病黄斑水肿患者，玻璃体腔注射抗炎药物后，房水MCP-1水平显著下降（$P=0.044$）；糖尿病黄斑水肿复发时，房水MCP-1水平显著升高（$P=0.005$）[124]。临床上表现静止的葡萄膜炎眼在房水中的趋化因子和可溶性黏附分子水平仍升高，其中MCP-1与葡萄膜炎白内障手术后的炎症复发相关[125]。湿性老年黄斑变性患者房水中，房水MCP-1滴度升高[126]，白细胞介素6和MCP-1水平与视网膜色素上皮脱离高度相关[127]，也与黄斑厚度显著相关（$r=0.40$，$P=0.004$）[128]。

（七）TGF-β

转化生长因子 -β（TGF-β）是一种多功能细胞因子，调节细胞过程的多样性，如增生、分化、迁移、ECM 重塑、上皮间质转化、免疫功能和细胞凋亡[129]。包括 5 种转化生长因子 β 亚型（TGF-β1-5）已经被鉴定[130,131]，在不同组织中有不同的表达和功能[132,133]。尽管 TGF-β 在正常情况下参与组织稳态的维持，但在疾病状态下过量表达[134]。

与对照组相比，非增生期糖尿病视网膜病变患者总视网膜血流减少的情况下，房水的 TGF-β1、TGF-β2 升高[116]。

囊膜剥脱综合征伴 / 不伴青光眼的患者，房水 TGF-β1、TGF-β2 和 TGF-β3 都较对照组更高（$P<0.01$）[135]。也有一项有趣的研究发现，同一个患者，第二只做白内障手术的眼房水中，TGF-β2（作为一种免疫抑制调节因子）的滴度比第一只眼显著更高（$P=0.002$）[136]。

原发性开角型青光眼患者房水中 TGF-β2 的含量显著增加，这是发现被许多研究者证实[137-143]。TGF-β 增加细胞外基质的分泌[144]，而原发性开角型青光眼患者中房水流出阻力的增加就被认为在于细胞外基质重塑和小梁网阻力增强[145-147]。

在眼部可利用某些生物活性物质（例如：decorin）来抑制 TGF-β，从而减轻增生性玻璃体视网膜病变，而以高浓度的 TGF-β 注射入玻璃体内可促进全层黄斑裂孔的愈合[148,149]。

（八）TNFα

肿瘤坏死因子 α（Tumor necrosis factor alpha，TNFα）是肿瘤坏死因子配体超家族的成员，主要由免疫细胞产生，包括巨噬细胞、T 淋巴细胞和自然杀伤细胞[150]。TNFα 有助于调节免疫、造血和促炎症活动[151,152]。1975 年，TNFα 首次由 Carswell 等人分离[153]。

TNFα 是众所周知的炎症关键介质，在宿主抵抗细菌、病毒和寄生虫感染的早期阶段起着至关重要的作用，通常，炎症是由免疫细胞释放 TNFα 引起的，如巨噬细胞、T 淋巴细胞和自然杀伤细胞[154]。继而，TNFα 触发一系列不同的细胞黏附分子，如选择素、ICAM-1 和 VCAM-1，通过白细胞黏附在炎症部位招募白细胞聚集[155]。但全身释放高浓度 TNFα 可导致血管失代偿和死亡[156]。TNF 阻断的生物制剂已经在临床上被用于治疗葡萄膜炎和其他眼内自身免疫性炎症性疾病[157,158]。

TNFα 可激活巨噬细胞和视网膜小胶质细胞，从而导致活性氧（ROS）和一氧化氮的制备。TNFα 在 DR 中具有致病性[159-161]，其通过免疫激活视网膜血管系统以及慢性低度炎症[162]。高血糖诱导氧化应激，从而引起视网膜炎症和新生血管形成[163,164]。

TNFα 在湿性老年黄斑变性发病中也很重要[165,166]，机制包括巨噬细胞活化、补体激活和 NO/ROS 的产生[167]。TNFα 在葡萄膜炎发病机制中起着重要作用：玻璃体腔注射 TNFα 本身会产生葡萄膜炎，破坏血眼屏障和促新血管化[168]。一个关键的信号通路，就是 IFNγ（一种 Th1 细胞因子），通过 TNFR1，控制巨噬细胞的活化。IFNγ 诱导低水平的 TNFα 产生，诱导自身免疫形成。IFNγ 刺激后，巨噬细胞产生 NO，从而进一步引起视网膜损伤产生。[169,170]

（九）VCAM-1

血管细胞黏附分子 -1（Vascular cell adhesion molecule-1，VCAM-1，CD106）是一种 90kDa 的糖蛋白，可诱导并主要在内皮细胞中表达[171]。1989 年，VCAM-1 首次被鉴定为内皮细胞表面糖蛋白[172,173]。VCAM-1 的表达被促炎细胞因子（包括 TNFα）激活，也被 ROS、氧化低密度脂蛋白、高糖浓度、Toll 样受体激动剂[174] 激活。在某些疾病的高度炎症和慢性条件下，VCAM-1 也在其他细胞的表面表达，包括组织巨噬细胞、树突状细胞、骨髓成纤维细胞、成肌细胞、卵母细胞、kupffer 细胞、支持细胞和癌细胞[175,176]。

VCAM-1 在炎症中发挥重要作用。通过与 α4β1 整合素的相互作用，是白细胞黏附和跨内皮细胞迁移的主要调节因子。白细胞上表达的 α4β1 整合素与内皮细胞表面的 VCAM-1 黏附，激活内皮细胞内的信号通路，从而白细胞经内皮细胞迁移[177]。

增生性糖尿病视网膜病变患者玻璃体液的 VCAM-1 滴度较对照组显著更高（$P=0.003$）[178]。有趣的是，眼内游离 VCAM-1 滴度和血清 HbA(1)c 呈显著正相关（$r=0.590$，$P=0.007$），这提示在糖尿病中，代谢控制不充分仍然是 PDR 发展的一个重要危险因素[179]。

（十）ICAM-1

血管细胞黏附分子 -1（Intercellular adhesion molecule-1，ICAM-1，CD54）是一种膜结合的糖蛋白，在白细胞的运输、淋巴细胞的活化和多种免疫功能中起着重要作用[180-183]，目前已知 ICAM-1 主要表达于白细胞亚群、内皮细胞、血小板、成纤维细胞、上皮细胞、胶质细胞等[184-189]。

糖尿病黄斑水肿患者中，房水 ICAM-1 滴度升高[190]。Hillier RJ 等[191] 进一步发现，糖尿病黄斑水肿患者中，房水 ICAM-1 滴度和黄斑水肿容积相关（$P=0.002$），这提示房水 ICAM-1 可能是定量化反映糖尿病黄斑水肿严重程度的生物标志物之一。在动物模型上，体内注射 ICAM-1 的抗体可以减轻葡萄膜炎反应[192]。

· 参考文献 ·

[1] Szirmai JA,Balazs EA. Studies on the structure of the vitreous body. III. Cells in the cortical layer. AMA Arch Ophthalmol. 1958. 59(1):34-48.

[2] Liu K,Klintworth GK,Dodd LG. Cytologic findings in vitreous fluids. Analysis of 74 specimens. Acta Cytol. 1999. 43(2):201-206.

[3] Iwamoto T,Witmer R. Aqueous humor cytology with the electron microscope. Albrecht Von Graefes Arch Klin Exp Ophthalmol. 1967. 174 (2):110-126.

[4] Kalogeropoulos CD,Malamou-Mitsi VD,Asproudis I,et al. The contribution of aqueous humor cytology in the differential diagnosis of anterior uvea inflammations. Ocul Immunol Inflamm. 2004. 12(3):215-25.

[5] Baudouin C,Hofman P,Brignole F,et al. Immunocytology of cellular components in vitreous and subretinal fluid from patients with proliferative vitreoretinopathy. Ophthalmologica. 1991. 203(1):38-46.

[6] Stewart J,Halliwell T,Gupta RK. Cytodiagnosis of Coats' disease from an ocular aspirate. A case report. Acta Cytol. 1993. 37(5):717-720.

[7] Feron EJ,Klaren VN,Wierenga EA,et al. Characterization of Toxoplasma gondii-specific T cells recovered from vitreous fluid of patients with ocular toxoplasmosis. Invest Ophthalmol Vis Sci. 2001. 42(13):3228-3232.

[8] Fujikawa LS,Haugen JP. Immunopathology of vitreous and retinochoroidal biopsy in posterior uveitis. Ophthalmology. 1990. 97(12):1644-1653.

[9] 黄旅珍,李天琦,王斌,等. Leber遗传性视神经病变的临床特征及线粒体突变位点分析. 中华实验眼科杂志. 2016. 34(10):920-924.

[10] 程先华,杨沫,魏世辉,等. Leber遗传性视神经病变的临床特点. 眼科. 2017. 26(05):343-346.

[11] Zhang Y,Yuan JJ,Liu HL,et al. Three Cases of Leber's Hereditary Optic Neuropathy with Rapid Increase in Visual Acuity After Gene Therapy. Curr Gene Ther. 2019. 19(2):134-138.

[12] Mishra D,Satpathy G,Chawla R,et al. Utility of broad-range 16S rRNA PCR assay versus conventional methods for laboratory diagnosis of bacterial endophthalmitis in a tertiary care hospital. Br J Ophthalmol. 2019. 103(1):152-156.

[13] Srinivasan R,Karaoz U,Volegova M,et al. Use of 16S rRNA gene for identification of a broad range of clinically relevant bacterial pathogens. PLoS One. 2015. 10(2):e0117617.

[14] Ogawa M,Sugita S,Watanabe K,et al. Novel diagnosis of fungal endophthalmitis by broad-range real-time PCR detection of fungal 28S ribosomal DNA. Graefes Arch Clin Exp Ophthalmol. 2012. 250(12):1877-1883.

[15] Doan T,Acharya NR,Pinsky BA,et al. Metagenomic DNA Sequencing for the Diagnosis of Intraocular Infections. Ophthalmology. 2017. 124 (8):1247-1248.

[16] Ye Z,Zhang N,Wu C,et al. A metagenomic study of the gut microbiome in Behcet's disease. Microbiome. 2018. 6 (1):135.

[17] Pockar S,Globocnik Petrovic M,Peterlin B,et al. MiRNA as biomarker for uveitis-A systematic review of the literature. Gene. 2019. 696:162-175.

[18] 翟文静,魏嘉琳,赵明峰,等. 巨细胞病毒定量PCR与pp65抗原测定监测异基因造血干细胞移植巨细胞病毒感染的比较. 中国实验血液学杂志. 2009. 17(6):1522-1526.

[19] Bergallo M,Costa C,Terlizzi ME,et al. Evaluation of two set of primers for detection of immediate early gene UL123 of human cytomegalovirus (HCMV). Mol Biotechnol. 2008. 38(1):65-70.

[20] 罗灿峤,莫木琼,钟觉民,et al. 检测巨细胞病毒(CMV)DNA及其即刻早期抗原、pp65和pp67在肾移植受者术后巨细胞病毒感染早期诊断中的价值. 中国组织化学

与细胞化学杂志 . 2014.（4）：363-367.

[21] Grewal DS,Fishman GA,Jampol LM. Autoimmune retinopathy and antiretinal antibodies：a review. Retina. 2014. 34（5）：827-845.

[22] Hosogai M,Nakatani Y,Mimura K,et al. Genetic analysis of varicella-zoster virus in the aqueous humor in uveitis with severe hyphema. BMC Infect Dis. 2017. 17（1）：427.

[23] Malecaze F,Arne JL,Bec P,et al. Candida endophthalmitis after heroin abuse. Mycopathologia. 1985. 92（2）：73-76.

[24] Lim SJ,Lee SE,Kim SH,et al. Prevalence of Toxoplasma gondii and Toxocara canis among Patients with Uveitis. Ocul Immunol Inflamm. 2015. 23（2）：111-117.

[25] Lim SJ,Lee SE,Kim SH,et al. Prevalence of Toxoplasma gondii and Toxocara canis among patients with uveitis. Ocul Immunol Inflamm. 2014. 22（5）：360-366.

[26] Chanana B,Gupta N,Azad RV. Case report：bilateral simultaneous central retinal vein occlusion in Waldenström's macroglobulinemia. Optometry. 2009. 80（7）：350-353.

[27] Maslin J,Bigaillon C,Froussard F,et al. Acute bilateral uveitis associated with an active human herpesvirus-6 infection. J Infect. 2007. 54（4）：e237-240.

[28] Wang ZJ,Zhou M,Cao WJ,et al. Evaluation of the Goldmann-Witmer coefficient in the immunological diagnosis of ocular toxocariasis. Acta Trop. 2016. 158：20-23.

[29] 朱光辉,王奇志 . 转化生长因子β与疾病的研究进展 . 中国医学生物技术应用 . 2003.（02）：10-13.

[30] 吴学玲,王先西 . 转化生长因子β的研究进展 . 南华大学学报（医学版）. 2002.（02）：179-180.

[31] 张云燕,石雪蓉 . 转化生长因子β的研究进展 . 四川解剖学杂志 . 2006.（03）：30-32.

[32] 王敏华,李海坤,宋久于,等 . 生长

因子在糖尿病足难愈性溃疡中的研究进展 . 赣南医学院学报 . 2018. 38（06）：618-621.

[33] Tuyet HL,Nguyen Quynh TT, Vo Hoang Minh H,et al. The efficacy and safety of epidermal growth factor in treatment of diabetic foot ulcers：the preliminary results. Int Wound J. 2009. 6（2）：159-166.

[34] Tiaka EK,Papanas N,Manolakis AC,et al. Epidermal growth factor in the treatment of diabetic foot ulcers：an update. Perspect Vasc Surg Endovasc Ther. 2012. 24（1）：37-44.

[35] 张新海 . 趋化因子研究进展——趋化因子家族（一）. 国外医学 . 免疫学分册 . 1995.（03）：130-133,140.

[36] Turner MD,Nedjai B,Hurst T,et al. Cytokines and chemokines：At the crossroads of cell signalling and inflammatory disease. Biochim Biophys Acta. 2014. 1843（11）：2563-2582.

[37] Ferrara N. Vascular endothelial growth factor. Arterioscler Thromb Vasc Biol. 2009. 29（6）：789-791.

[38] 牛彤彤,徐艳春 . VEGF 与眼内血管新生 . 眼科新进展 . 2008. 28（5）：394-398.

[39] Senger DR,Galli SJ,Dvorak AM,et al. Tumor cells secrete a vascular permeability factor that promotes accumulation of ascites fluid. Science. 1983. 219（4587）：983-985.

[40] Ferrara N,Gerber HP,LeCouter J. The biology of VEGF and its receptors. Nat Med. 2003. 9（6）：669-676.

[41] Bates DO,Curry FE. Vascular endothelial growth factor increases microvascular permeability via a Ca（2+）-dependent pathway. Am J Physiol. 1997. 273（2 Pt 2）：H687-694.

[42] Ku DD,Zaleski JK,Liu S,et al. Vascular endothelial growth factor induces EDRF-dependent relaxation in coronary arteries. Am J Physiol. 1993. 265（2 Pt 2）：H586-592.

[43] Carmeliet P,Ferreira V,Breier G, et al. Abnormal blood vessel development and lethality in embryos lacking a single VEGF allele. Nature. 1996. 380（6573）：

435-439.

[44] Ferrara N, Carver-Moore K, Chen H, et al. Heterozygous embryonic lethality induced by targeted inactivation of the VEGF gene. Nature. 1996. 380 (6573): 439-4342.

[45] 陈辛元, 叶俊杰. 抗 VEGF 药物治疗血管源性眼病的基础与临床研究进展. 眼科研究. 2008. 26(9): 708-712.

[46] Storkebaum E, Lambrechts D, Carmeliet P. VEGF: once regarded as a specific angiogenic factor, now implicated in neuroprotection. Bioessays. 2004. 26 (9): 943-954.

[47] Tomanek RJ, Ishii Y, Holifield JS, et al. VEGF family members regulate myocardial tubulogenesis and coronary artery formation in the embryo. Circ Res. 2006. 98(7): 947-953.

[48] Houck KA, Ferrara N, Winer J, et al. The vascular endothelial growth factor family: identification of a fourth molecular species and characterization of alternative splicing of RNA. Mol Endocrinol. 1991. 5(12): 1806-1814.

[49] Neufeld G, Cohen T, Gengrinovitch S, et al. Vascular endothelial growth factor (VEGF) and its receptors. FASEB J. 1999. 13(1): 9-22.

[50] Siemerink MJ, Augustin AJ, Schlingemann RO. Mechanisms of ocular angiogenesis and its molecular mediators. Dev Ophthalmol. 2010. 46: 4-20.

[51] Distler JH, Hirth A, Kurowska-Stolarska M, et al. Angiogenic and angiostatic factors in the molecular control of angiogenesis. Q J Nucl Med. 2003. 47(3): 149-161.

[52] D'Amore PA. Mechanisms of retinal and choroidal neovascularization. Invest Ophthalmol Vis Sci. 1994. 35 (12): 3974-3979.

[53] 叶健华, 马承红, 周斌兵, 等. 血管内皮生长因子在早期糖尿病微血管病变中的变化及意义. 广东药学院学报. 2006. (02): 197-198.

[54] Tao Y, Lu Q, Jiang YR, et al. Apelin in plasma and vitreous and in fibrovascular retinal membranes of patients with proliferative diabetic retinopathy. Invest Ophthalmol Vis Sci. 2010. 51(8): 4237-4242.

[55] Noma H, Funatsu H, Mimura T, et al. Role of soluble vascular endothelial growth factor receptor-2 in macular oedema with central retinal vein occlusion. Br J Ophthalmol. 2011. 95(6): 788-792.

[56] Yuan MK, Tao Y, Yu WZ, et alR. Lentivirus-mediated RNA interference of vascular endothelial growth factor in monkey eyes with iris neovascularization. Mol Vis. 2010. 16: 1743-1753.

[57] Pe'er J, Folberg R, Itin A, et al. Vascular endothelial growth factor upregulation in human central retinal vein occlusion. Ophthalmology. 1998. 105(3): 412-416.

[58] Leske DA, Wu J, Mookadam M, et al. The relationship of retinal VEGF and retinal IGF-1 mRNA with neovascularization in an acidosis-induced model of retinopathy of prematurity. Curr Eye Res. 2006. 31(2): 163-169.

[59] Stone J, Chan-Ling T, Pe'er J, et al. Roles of vascular endothelial growth factor and astrocyte degeneration in the genesis of retinopathy of prematurity. Invest Ophthalmol Vis Sci. 1996. 37(2): 290-299.

[60] Lashkari K, Hirose T, Yazdany J, et al. Vascular endothelial growth factor and hepatocyte growth factor levels are differentially elevated in patients with advanced retinopathy of prematurity. Am J Pathol. 2 000. 156 (4): 1337-1344.

[61] Shen WY, Yu MJ, Barry CJ, et al. Expression of cell adhesion molecules and vascular endothelial growth factor in experimental choroidal neovascularisation in the rat. Br J Ophthalmol. 1998. 82(9): 1063-1071.

[62] Spilsbury K, Garrett KL, Shen WY, et al. Overexpression of vascular endothelial growth factor (VEGF) in

the retinal pigment epithelium leads to the development of choroidal neovascularization. Am J Pathol. 2 000. 157(1):135-144.

[63] Frank RN,Amin RH,Eliott D, et al. Basic fibroblast growth factor and vascular endothelial growth factor are present in epiretinal and choroidal neovascular membranes. Am J Ophthalmol. 1996. 122(3):393-403.

[64] Ghasemi H. Roles of IL-6 in Ocular Inflammation:A Review. Ocul Immunol Inflamm. 2018. 26(1):37-50.

[65] Zenkel M,Lewczuk P,Jünemann A,et al. Proinflammatory cytokines are involved in the initiation of the abnormal matrix process in pseudoexfoliation syndrome/glaucoma. Am J Pathol. 2010. 176(6):2868-2879.

[66] Ohta K,Yamagami S,Taylor AW,et al. IL-6 antagonizes TGF-beta and abolishes immune privilege in eyes with endotoxin-induced uveitis. Invest Ophthalmol Vis Sci. 2 000. 41(9):2591-2599.

[67] Murray PI,Hoekzema R, van Haren MA,et al. Aqueous humor interleukin-6 levels in uveitis. Invest Ophthalmol Vis Sci. 1990. 31(5):917-920.

[68] Malecaze F,Chollet P,Cavrois E,et al. Role of interleukin 6 in the inflammatory response after cataract surgery. An experimental and clinical study. Arch Ophthalmol. 1991. 109(12):1681-1683.

[69] Norose K,Yano A,Wang XC, et al. Dominance of activated T cells and interleukin-6 in aqueous humor in Vogt-Koyanagi-Harada disease. Invest Ophthalmol Vis Sci. 1994. 35(1):33-39.

[70] Sakaguchi M,Sugita S, Sagawa K,et al. Cytokine production by T cells infiltrating in the eye of uveitis patients. Jpn J Ophthalmol. 1998. 42(4):262-268.

[71] Cheung CM,Vania M,Ang M, et al. Comparison of aqueous humor cytokine and chemokine levels in diabetic patients with and without retinopathy. Mol Vis. 2012. 18:830-837.

[72] Wu H,Hwang DK,Song X, et al. Association between Aqueous Cytokines and Diabetic Retinopathy Stage. J Ophthalmol. 2017. 2017:9402198.

[73] Chen H,Zhang X,Liao N, et al. Increased levels of IL-6,sIL-6R, and sgp130 in the aqueous humor and serum of patients with diabetic retinopathy. Mol Vis. 2016. 22:1005-1014.

[74] Yi QY,Wang YY,Chen LS,et al. Implication of inflammatory cytokines in the aqueous humour for management of macular diseases. Acta Ophthalmol. 2019. doi:10.1111/aos.14248

[75] Matsushima R,Noma H,Yasuda K,et al. Role of Cytokines in Ranibizumab Therapy for Macular Edema in Patients with Central Retinal Vein Occlusion. J Ocul Pharmacol Ther. 2019. 35(7):407-412.

[76] Mashima A,Noma H,Yasuda K,et al. Anti-vascular endothelial growth factor agent reduces inflammation in macular edema with central retinal vein occlusion. J Inflamm(Lond). 2019. 16:9.

[77] Shchuko AG,Zlobin IV,Iureva TN,et al. Intraocular cytokines in retinal vein occlusion and its relation to the efficiency of anti-vascular endothelial growth factor therapy. Indian J Ophthalmol. 2015. 63(12):905-911.

[78] Noma H,Mimura T,Tatsugawa M,et al. Aqueous flare and inflammatory factors in macular edema with central retinal vein occlusion:a case series. BMC Ophthalmol. 2013. 13:78.

[79] Terao N,Koizumi H,Kojima K,et al. Association of Upregulated Angiogenic Cytokines With Choroidal Abnormalities in Chronic Central Serous Chorioretinopathy. Invest Ophthalmol Vis Sci. 2018. 59(15):5924-5931.

[80] Baggiolini M,Dewald B,Moser B. Human chemokines:an update. Annu Rev Immunol. 1997. 15:675-705.

[81] Ghasemi H, Ghazanfari T, Yaraee R, et al. Roles of IL-8 in ocular inflammations: a review. Ocul Immunol Inflamm. 2011. 19(6): 401-412.

[82] de Boer JH, Hack CE, Verhoeven AJ, et al. Chemoattractant and neutrophil degranulation activities related to interleukin-8 in vitreous fluid in uveitis and vitreoretinal disorders. Invest Ophthalmol Vis Sci. 1993. 34 (12): 3376-3385.

[83] Sakamoto H, Sakamoto T, Kubota T, et al. Interleukin-8 expressed in the granulocytes of the eye in a patient with Behçet's disease complicated by lens-induced endophthalmitis. Jpn J Ophthalmol. 2003. 47(6): 548-550.

[84] El-Asrar AM, Al-Obeidan SS, Kangave D, et al. CXC chemokine expression profiles in aqueous humor of patients with different clinical entities of endogenous uveitis. Immunobiology. 2011. 216(9): 1004-1009.

[85] Wang B, Tian B, Tao Y, et al. Continued decline of aqueous interleukin-8 after multiple intravitreal injections of ganciclovir for cytomegalovirus retinitis. J Ocul Pharmacol Ther. 2014. 30(7): 587-592.

[86] Li A, Dubey S, Varney ML, et al. IL-8 directly enhanced endothelial cell survival, proliferation, and matrix metalloproteinases production and regulated angiogenesis. J Immunol. 2003. 170(6): 3369-3376.

[87] Rossi D, Zlotnik A. The biology of chemokines and their receptors. Annu Rev Immunol. 2 000. 18: 217-242.

[88] Shono T, Ono M, Izumi H, et al. Involvement of the transcription factor NF-kappaB in tubular morphogenesis of human microvascular endothelial cells by oxidative stress. Mol Cell Biol. 1996. 16(8): 4231-4239.

[89] Aksünger A, Or M, Okur H, et al. Role of interleukin 8 in the pathogenesis of proliferative vitreoretinopathy. Ophthalmologica. 1997. 211(4): 223-225.

[90] Elner SG, Strieter R, Bian ZM, et al. Interferon-induced protein 10 and interleukin 8. C-X-C chemokines present in proliferative diabetic retinopathy. Arch Ophthalmol. 1998. 116(12): 1597-1601.

[91] Er H, Doganay S, Turkoz Y, et al. The levels of cytokines and nitric oxide in rabbit vitreous humor after retinal laser photocoagulation. Ophthalmic Surg Lasers. 2000. 31(6): 479-483.

[92] Harada C, Harada T, Mitamura Y, et al. Diverse NF-kappaB expression in epiretinal membranes after human diabetic retinopathy and proliferative vitreoretinopathy. Mol Vis. 2004. 10: 31-36.

[93] Mosmann TR. Properties and functions of interleukin-10. Adv Immunol. 1994. 56: 1-26.

[94] Gesser B, Leffers H, Jinquan T, et al. Identification of functional domains on human interleukin 10. Proc Natl Acad Sci U S A. 1997. 94(26): 14620-14625.

[95] Ghasemi H, Ghazanfari T, Yaraee R, et al. Roles of IL-10 in ocular inflammations: a review. Ocul Immunol Inflamm. 2012. 20(6): 406-418.

[96] Groux H, Bigler M, de Vries JE, et al. Interleukin-10 induces a long-term antigen-specific anergic state in human CD4+ T cells. J Exp Med. 1996. 184(1): 19-29.

[97] Lee JH, Lee W, Kwon OH, et al. Cytokine profile of peripheral blood in type 2 diabetes mellitus patients with diabetic retinopathy. Ann Clin Lab Sci. 2008. 38(4): 361-367.

[98] Bundoc VG, Keane-Myers A. IL-10 confers protection from mast cell degranulation in a mouse model of allergic conjunctivitis. Exp Eye Res. 2007. 85(4): 575-579.

[99] Cavaillon JM. Cytokines and macrophages. Biomed Pharmacother. 1994. 48(10): 445-453.

[100] McClellan SA, Huang X, Barrett RP, et al. Macrophages restrict

Pseudomonas aeruginosa growth, regulate polymorphonuclear neutrophil influx, and balance pro- and anti-inflammatory cytokines in BALB/c mice. J Immunol. 2003. 170(10):5219-5227.

[101] Chan CC, Whitcup SM, Solomon D, et al. Interleukin-10 in the vitreous of patients with primary intraocular lymphoma. Am J Ophthalmol. 1995. 120(5):671-673.

[102] 张耀,马群风,张驰,等. 白细胞介素 24 基因工程蛋白的研究进展. 军事医学. 2015.(10):797-801.

[103] 孙珍花,吴超. 白细胞介素 -26 在感染性疾病中的研究进展. 中华实验和临床感染病杂志(电子版). 2017. 11(2):121-124.

[104] 李明才,何韶衡. 白细胞介素 -28 和白细胞介素 -29 的研究进展. 医学研究生学报. 2004. 17(7):641-643.

[105] 李晨曦,崔金霞,李婧婧,等. IL-30 结构及功能的研究进展. 山东医药. 2018. 58(41):106-109.

[106] 李玉玲,朱亚婕,张彧,等. 白细胞介素 32 与炎症相关性疾病的研究进展. 中华危重症医学杂志(电子版). 2016. 9(2):132-137.

[107] Rusnati M, Presta M. Interaction of angiogenic basic fibroblast growth factor with endothelial cell heparan sulfate proteoglycans. Biological implications in neovascularization. Int J Clin Lab Res. 1996. 26(1):15-23.

[108] Ciprian D. The pathogeny of proliferative vitreoretinopathy. Rom J Ophthalmol. 2015. 59(2):88-92.

[109] Garweg JG, Tappeiner C, Halberstadt M. Pathophysiology of proliferative vitreoretinopathy in retinal detachment. Surv Ophthalmol. 2013. 58(4):321-329.

[110] Hueber A, Wiedemann P, Esser P, et al. Basic fibroblast growth factor mRNA, bFGF peptide and FGF receptor in epiretinal membranes of intraocular proliferative disorders (PVR and PDR). Int Ophthalmol. 1996. 20(6):345-350.

[111] Planck SR, Andresevic J, Chen JC, et al. Expression of growth factor mRNA in rabbit PVR model systems. Curr Eye Res. 1992. 11(11):1031-1039.

[112] Baudouin C, Fredj-Reygrobellet D, Brignole F, et al. Growth factors in vitreous and subretinal fluid cells from patients with proliferative vitreoretinopathy. Ophthalmic Res. 1993. 25(1):52-59.

[113] Arnold F, West DC. Angiogenesis in wound healing. Pharmacol Ther. 1991. 52(3):407-422.

[114] Krishnamoorthy L, Morris HL, Harding KG. Specific growth factors and the healing of chronic wounds. J Wound Care. 2001. 10(5):173-178.

[115] Xie JL, Bian HN, Qi SH, et al. Basic fibroblast growth factor (bFGF) alleviates the scar of the rabbit ear model in wound healing. Wound Repair Regen. 2008. 16(4):576-581.

[116] Khuu LA, Tayyari F, Sivak JM, et al. Aqueous humour concentrations of TGF-β, PLGF and FGF-1 and total retinal blood flow in patients with early non-proliferative diabetic retinopathy. Acta Ophthalmol. 2017. 95(3):e206-e211.

[117] Jonas JB, Neumaier M. Vascular endothelial growth factor and basic fibroblast growth factor in exudative age-related macular degeneration and diffuse diabetic macular edema. Ophthalmic Res. 2007. 39(3):139-142.

[118] Strieter RM, Kunkel SL. The immunopathology of chemotactic cytokines. Adv Exp Med Biol. 1993. 351:19-28.

[119] Proost P, Wuyts A, Van Damme J. Human monocyte chemotactic proteins-2 and -3:structural and functional comparison with MCP-1. J Leukoc Biol. 1996. 59(1):67-74.

[120] Behfar S, Hassanshahi G, Nazari A, et al. A brief look at the role of monocyte chemoattractant protein-1 (CCL2) in the pathophysiology of psoriasis. Cytokine. 2018. 110:226-231.

[121] Vakilian A, Khorramdelazad H, Heidari P, et al. CCL2/CCR2 signaling pathway in glioblastoma multiforme. Neurochem Int. 2017. 103:1-7.

[122] Hong KH, Ryu J, Han KH. Monocyte chemoattractant protein-1-induced angiogenesis is mediated by vascular endothelial growth factor-A. Blood. 2005. 105(4):1405-7.

[123] Gharaee-Kermani M, Denholm EM, Phan SH. Costimulation of fibroblast collagen and transforming growth factor beta1 gene expression by monocyte chemoattractant protein-1 via specific receptors. J Biol Chem. 1996. 271(30):17779-84.

[124] Figueras-Roca M, Sala-Puigdollers A, Alforja S, et al. Aqueous Humour Cytokine Changes with Intravitreal Dexamethasone Implant Injection for Diabetic Macular Edema. Ocul Immunol Inflamm. 2019:1-8.

[125] Pei M, Liu X, Zhao C, et al. Chemokine and Adhesion Molecule Profiles in Aqueous Humor of Clinically Quiescent Uveitic Cataracts. Curr Eye Res. 2019. 44(2):194-199.

[126] Mimura T, Funatsu H, Noma H, et al. Aqueous Humor Levels of Cytokines in Patients with Age-Related Macular Degeneration. Ophthalmologica. 2019. 241(2):81-89.

[127] Jonas JB, Tao Y, Neumaier M, et al. Cytokine concentration in aqueous humour of eyes with exudative age-related macular degeneration. Acta Ophthalmol. 2012. 90(5):e381-8.

[128] Jonas JB, Tao Y, Neumaier M, et al. Monocyte chemoattractant protein 1, intercellular adhesion molecule 1, and vascular cell adhesion molecule 1 in exudative age-related macular degeneration. Arch Ophthalmol. 2010. 128(10):1281-1286.

[129] Shi Y, Massagué J. Mechanisms of TGF-beta signaling from cell membrane to the nucleus. Cell. 2003. 113(6):685-700.

[130] 刘涛. β—转化生长因子与骨折愈合的研究进展（文献综述）. 体育科学研究. 2003. (02):89-93.

[131] Sporn MB, Roberts AB, Wakefield LM, et al. Transforming growth factor-beta: biological function and chemical structure. Science. 1986. 233(4763):532-534.

[132] Roberts AB, Sporn MB. Transforming growth factor beta. Adv Cancer Res. 1988. 51:107-145.

[133] Tandon A, Tovey JC, Sharma A, et al. Role of transforming growth factor Beta in corneal function, biology and pathology. Curr Mol Med. 2010. 10(6):565-578.

[134] Wang J, Harris A, Prendes MA, et al. Targeting Transforming Growth Factor-β Signaling in Primary Open-Angle Glaucoma. J Glaucoma. 2017. 26(4):390-395.

[135] Garweg JG, Zandi S, Gerhardt C, et al. Isoforms of TGF-β in the aqueous humor of patients with pseudoexfoliation syndrome and a possible association with the long-term stability of the capsular bag after cataract surgery. Graefes Arch Clin Exp Ophthalmol. 2017. 255(9):1763-1769.

[136] Chen Y, Zhang Y, Sun K, et al. Higher TGF-β2 Level in the Aqueous Humor of the Second Eye Versus the First Eye in the Course of Sequential Cataract Surgery. Ocul Immunol Inflamm. 2019:1-7.

[137] Tripathi RC, Li J, Chan WF, et al. Aqueous humor in glaucomatous eyes contains an increased level of TGF-beta 2. Exp Eye Res. 1994. 59(6):723-727.

[138] Inatani M, Tanihara H, Katsuta H, et al. Transforming growth factor-beta 2 levels in aqueous humor of glaucomatous eyes. Graefes Arch Clin Exp Ophthalmol. 2001. 239(2):109-113.

[139] Picht G, Welge-Luessen U, Grehn F, et al. Transforming growth factor beta 2 levels in the aqueous humor in different types of glaucoma

and the relation to filtering bleb development. Graefes Arch Clin Exp Ophthalmol. 2001. 239(3):199-207.

[140] Schnaper HW,Hayashida T,Hubchak SC,et al. TGF-beta signal transduction and mesangial cell fibrogenesis. Am J Physiol Renal Physiol. 2003. 284(2):F243-52.

[141] Trivedi RH,Nutaitis M,Vroman D,et al. Influence of race and age on aqueous humor levels of transforming growth factor-beta 2 in glaucomatous and nonglaucomatous eyes. J Ocul Pharmacol Ther. 2011. 27(5):477-480.

[142] Ozcan AA,Ozdemir N, Canataroglu A. The aqueous levels of TGF-beta2 in patients with glaucoma. Int Ophthalmol. 2004. 25(1):19-22.

[143] Yamamoto N,Itonaga K, Marunouchi T,et al. Concentration of transforming growth factor beta2 in aqueous humor. Ophthalmic Res. 2005. 37(1):29-33.

[144] Gamulescu MA,Chen Y, He S,et al. Transforming growth factor beta2-induced myofibroblastic differentiation of human retinal pigment epithelial cells:regulation by extracellular matrix proteins and hepatocyte growth factor. Exp Eye Res. 2006. 83(1):212-222.

[145] Lütjen-Drecoll E. Morphological changes in glaucomatous eyes and the role of TGFbeta2 for the pathogenesis of the disease. Exp Eye Res. 2005. 81(1):1-4.

[146] Tamm ER,Fuchshofer R. What increases outflow resistance in primary open-angle glaucoma. Surv Ophthalmol. 2007. 52 Suppl 2:S101-104.

[147] Wiederholt M,Thieme H, Stumpff F. The regulation of trabecular meshwork and ciliary muscle contractility. Prog Retin Eye Res. 2 000. 19(3):271-295.

[148] 白晋. 眼部免疫性疾病与细胞因子. 重庆医科大学学报. 1995. (02):145-147.

[149] Rosenbaum JT. Cytokines: the good,the bad,and the unknown. Invest Ophthalmol Vis Sci. 1993. 34(8): 2389-2391.

[150] Chatzantoni K,Mouzaki A. Anti-TNF-alpha antibody therapies in autoimmune diseases. Curr Top Med Chem. 2006. 6(16):1707-1714.

[151] Kodama S,Davis M, Faustman DL. The therapeutic potential of tumor necrosis factor for autoimmune disease:a mechanistically based hypothesis. Cell Mol Life Sci. 2005. 62 (16):1850-1862.

[152] Zhang Y,Harada A,Bluethmann H,et al. Tumor necrosis factor (TNF) is a physiologic regulator of hematopoietic progenitor cells:increase of early hematopoietic progenitor cells in TNF receptor p55-deficient mice in vivo and potent inhibition of progenitor cell proliferation by TNF alpha in vitro. Blood. 1995. 86(8):2930-2937.

[153] Carswell EA,Old LJ,Kassel RL,et al. An endotoxin-induced serum factor that causes necrosis of tumors. Proc Natl Acad Sci U S A. 1975. 72(9): 3666-3670.

[154] Medzhitov R. Origin and physiological roles of inflammation. Nature. 2008. 454(7203):428-435.

[155] Pober JS. Endothelial activation:intracellular signaling pathways. Arthritis Res. 2002. 4 Suppl 3: S109-116.

[156] Beutler B,Milsark IW,Cerami AC. Passive immunization against cachectin/tumor necrosis factor protects mice from lethal effect of endotoxin. Science. 1985. 229(4716):869-871.

[157] Hasegawa E,Takeda A, Yawata N,et al. The effectiveness of adalimumab treatment for non-infectious uveitis. Immunol Med. 2019. 42(2):79-83.

[158] Atienza-Mateo B,Martín-Varillas JL,Calvo-Río V,et al. Comparative study of infliximab versus adalimumab in refractory uveitis due to Behçet's

disease, National multicenter study of 177 cases. Arthritis Rheumatol. 2019. 71(12):2081-2089.

[159] Gustavsson C, Agardh E, Bengtsson B, et al. TNF-alpha is an independent serum marker for proliferative retinopathy in type 1 diabetic patients. J Diabetes Complications. 2008. 22(5):309-316.

[160] Myśliwiec M, Balcerska A, Zorena K, et al. The role of vascular endothelial growth factor, tumor necrosis factor alpha and interleukin-6 in pathogenesis of diabetic retinopathy. Diabetes Res Clin Pract. 2008. 79(1): 141-146.

[161] Zorena K, Myśliwska J, Myśliwiec M, et al. Serum TNF-alpha level predicts nonproliferative diabetic retinopathy in children. Mediators Inflamm. 2007. 2007:92196.

[162] Joussen AM, Poulaki V, Le ML, et al. A central role for inflammation in the pathogenesis of diabetic retinopathy. FASEB J. 2004. 18(12): 1450-1452.

[163] Ali TK, El-Remessy AB. Diabetic retinopathy:current management and experimental therapeutic targets. Pharmacotherapy. 2009. 29(2):182-192.

[164] Winkler BS, Boulton ME, Gottsch JD, et al. Oxidative damage and age-related macular degeneration. Mol Vis. 1999. 5:32.

[165] Jasielska M, Semkova I, Shi X, et al. Differential role of tumor necrosis factor (TNF)-alpha receptors in the development of choroidal neovascularization. Invest Ophthalmol Vis Sci. 2010. 51(8):3874-3883.

[166] Lichtlen P, Lam TT, Nork TM, et al. Relative contribution of VEGF and TNF-alpha in the cynomolgus laser-induced CNV model:comparing the efficacy of bevacizumab, adalimumab, and ESBA105. Invest Ophthalmol Vis Sci. 2010. 51(9):4738-4745.

[167] Xu H, Chen M, Forrester JV. Para-inflammation in the aging retina. Prog Retin Eye Res. 2009. 28(5):348-368.

[168] Rosenbaum JT, Howes EL Jr, Rubin RM, et al. Ocular inflammatory effects of intravitreally-injected tumor necrosis factor. Am J Pathol. 1988. 133(1):47-53.

[169] Dick AD, Forrester JV, Liversidge J, et al. The role of tumour necrosis factor (TNF-alpha) in experimental autoimmune uveoretinitis (EAU). Prog Retin Eye Res. 2004. 23(6):617-637.

[170] Calder CJ, Nicholson LB, Dick AD. A selective role for the TNF p55 receptor in autocrine signaling following IFN-gamma stimulation in experimental autoimmune uveoretinitis. J Immunol. 2005. 175(10):6286-6293.

[171] Kong DH, Kim YK, Kim MR, et al. Emerging Roles of Vascular Cell Adhesion Molecule-1 (VCAM-1) in Immunological Disorders and Cancer. Int J Mol Sci. 2018. 19(4):1057.

[172] Rice GE, Bevilacqua MP. An inducible endothelial cell surface glycoprotein mediates melanoma adhesion. Science. 1989. 246(4935): 1303-1306.

[173] Osborn L, Hession C, Tizard R, et al. Direct expression cloning of vascular cell adhesion molecule 1, a cytokine-induced endothelial protein that binds to lymphocytes. Cell. 1989. 59(6):1203-1211.

[174] Cook-Mills JM, Marchese ME, Abdala-Valencia H. Vascular cell adhesion molecule-1 expression and signaling during disease:regulation by reactive oxygen species and antioxidants. Antioxid Redox Signal. 2011. 15(6):1607-1638.

[175] Sharma R, Sharma R, Khaket TP, et al. Breast cancer metastasis: Putative therapeutic role of vascular cell adhesion molecule-1. Cell Oncol (Dordr). 2017. 40(3):199-208.

[176] van Oosten M, van de Bilt E, de Vries HE, et al. Vascular adhesion

molecule-1 and intercellular adhesion molecule-1 expression on rat liver cells after lipopolysaccharide administration in vivo. Hepatology. 1995. 22(5):1538-1546.

[177] Cerutti C,Ridley AJ. Endothelial cell-cell adhesion and signaling. Exp Cell Res. 2017. 358(1):31-38.

[178] Hernández C,Carrasco E, García-Arumí J,et al. Intravitreous levels of hepatocyte growth factor/scatter factor and vascular cell adhesion molecule-1 in the vitreous fluid of diabetic patients with proliferative retinopathy. Diabetes Metab. 2004. 30(4):341-346.

[179] Adamiec-Mroczek J,Oficjalska-Młyńczak J. Assessment of selected adhesion molecule and proinflammatory cytokine levels in the vitreous body of patients with type 2 diabetes—role of the inflammatory-immune process in the pathogenesis of proliferative diabetic retinopathy. Graefes Arch Clin Exp Ophthalmol. 2008. 246(12):1665-1670.

[180] Liu L,Kubes P. Molecular mechanisms of leukocyte recruitment: organ-specific mechanisms of action. Thromb Haemost. 2003. 89(2):213-320.

[181] Springer TA. Traffic signals for lymphocyte recirculation and leukocyte emigration:the multistep paradigm. Cell. 1994. 76(2):301-314.

[182] Steeber DA,Venturi GM, Tedder TF. A new twist to the leukocyte adhesion cascade:intimate cooperation is key. Trends Immunol. 2005. 26(1):9-12.

[183] Ramos TN,Bullard DC, Barnum SR. ICAM-1:isoforms and phenotypes. J Immunol. 2014. 192(10):4469-4474.

[184] Lee SJ,Benveniste EN. Adhesion molecule expression and regulation on cells of the central nervous system. J Neuroimmunol. 1999. 98(2):77-88.

[185] Roebuck KA,Finnegan A. Regulation of intercellular adhesion molecule-1(CD54)gene expression. J Leukoc Biol. 1999. 66(6):876-888.

[186] Limb GA,Webster L,Soomro H,et al. Platelet expression of tumour necrosis factor-alpha(TNF-alpha),TNF receptors and intercellular adhesion molecule-1(ICAM-1)in patients with proliferative diabetic retinopathy. Clin Exp Immunol. 1999. 118(2):213-218.

[187] Hubbard AK,Rothlein R. Intercellular adhesion molecule-1(ICAM-1) expression and cell signaling cascades. Free Radic Biol Med. 2 000. 28(9):1379-1386.

[188] Koning GA,Schiffelers RM, Storm G. Endothelial cells at inflammatory sites as target for therapeutic intervention. Endothelium. 2002. 9(3):161-171.

[189] Tailor A,Cooper D,Granger DN. Platelet-vessel wall interactions in the microcirculation. Microcirculation. 2005. 12(3):275-285.

[190] Shimura M,Yasuda K,Moto-hashi R,et al. Aqueous cytokine and growth factor levels indicate response to ranibizumab for diabetic macular oedema. Br J Ophthalmol. 2017. 101(11):1518-1523.

[191] Hillier RJ,Ojaimi E,Wong DT, et al. Aqueous humor cytokine levels as biomarkers of disease severity in diabetic macular edema. Retina. 2017. 37(4):761-769.

[192] Whitcup SM,Hikita N,Shirao M,et al. Monoclonal antibodies against CD54(ICAM-1)and CD11a(LFA-1) prevent and inhibit endotoxin-induced uveitis. Exp Eye Res. 1995. 60(6):597-601.

第五章

常用的检测方法和原理

一、DNA 检测方法

1. 聚合酶链式反应（polymerase chain reaction,PCR） PCR 是一种将少量 DNA 扩增后用于检测和分析的分子生物学技术,在体外快速扩增特定基因或 DNA 片段。PCR 技术模拟体内 DNA 复制的方式,在体外选择性地将 DNA 某个特殊区域扩增出来。其过程同普通 DNA 复制一样,有三个步骤,首先是模板 DNA 变性,由双链状态变成单链状态;然后引物与模板结合,完成复制过程;最后在 DNA 聚合酶和底物存在情况下合成与模板互补的 DNA。这三个热反应过程的重复性称为一个循环,经过 20~40 个循环可扩增得到大量位于两条引物序列之间的 DNA 片段。

PCR 用于眼内液微生物的检测,需要临床判断出微生物的种类,因为 PCR 需要设计引物,而引物是针对某种具体微生物的序列而设计的。一般在眼内液检测上,主要针对的是病毒,临床上,相对而言,病毒感染性眼病的表现特征性强,并且常见的病毒感染主要是双链 DNA 病毒(巨细胞病毒、水痘带状疱疹病毒、单纯疱疹病毒等),大致根据临床表现推测出病毒的可能性较大。

2. 多重固相条带 PCR 法（multiplex solid-phase strip PCR assay,Strip PCR） 所谓固相 PCR,是将特定的引物寡核苷酸通过不同的方法共价固定在固相支持物上来扩增目的 DNA。固相支持物有琼脂糖小珠、聚丙烯酰胺小珠、乳胶小珠、磁珠、普通玻片以及硅片等。固相 PCR 的主要优点是容易分离纯化 PCR 产物[1]。

日本学者 Nakano S 等将 Strip PCR 用于眼内液多种微生物的核酸检测,发现其灵敏度和定量 PCR 相当[2]。Nakano S 曾与笔者进行合作,对比 Strip PCR(可测 8 种微生物)和恒温扩增的碟式微流控芯片(可测 21 种微生物)在检测眼内液病原上的优势,如表

5-1 所示。笔者认为,恒温扩增基因芯片检测的优势主要在于可以检测的标本多,而 Strip PCR 无需提取核酸,所以省时,而且用量小。

表 5-1　Strip PCR(可测 8 种微生物)和恒温扩增的碟式微流控芯片(可测 21 种微生物)特点对比

	Strip PCR	恒温扩增基因芯片检测
样本用量	13~26μL	20~50μL
样本处理	无需	需要
通量	通量高,可根据实验需要调整 1 次检测的标本数量	通量低,每次只能检测 1 个标本,1 个标本耗时 1 小时
1 个标本耗时	1 小时	1.5 小时
12 个标本耗时	1.5~2 小时	12.5 小时
仪器	常用荧光 PCR 仪即可	芯片专用仪器
污染	需多次分装加样,易造成污染	封闭空间,独立反应池,有效防止污染

3. 多重 PCR(multiplex PCR)　多重 PCR 是在传统 PCR 原理的基础上进行改进,即在同一体系中加入多对特异性引物,对多个 DNA 模板或同一模板的不同区域扩增出多个目的 DNA 片段。微生物鉴别分析主要利用种或株 DNA 特异性变化区域。引物的 DNA 序列应该有很强的特异性,否则引物会结合在其他位点上发生非特异性扩增。多重 PCR 是在传统 PCR 基础上改进并发展起来的,但并不是单一 PCR 的简单混合,在实际操作中常常受到反应条件和反应体系等多种因素的影响。应用多重 PCR 方法对感染性疾病病原检测上有两个方法:一是针对每一种病原的单个特异基因进多重检测,同时检测一种或几种病原体的存在与否;一是针对某一病原的多个基因进行多重检测,可以减少假阳性结果的出现。

多重 PCR 被尝试用于眼内液多种病原微生物的同时检测:Bispo PJM 等[3] 对眼内液中的单纯疱疹病毒 -1/2、水痘带状疱疹病毒、巨细胞病毒和弓形虫进行多重 PCR 检测,敏感性较高,可以达到疱疹病毒检测低限为 20 拷贝数,弓形虫核酸低限为 200 拷贝数。国际上目前主要报道采用该方法进行眼内液检测的来自四个中心(美国 2 个、日本 1 个、印度 1 个),总体来说特异性和敏感性都较高[4]。

和传统的单重 PCR 相比,这种方法的优势无疑在于节省样本,但是,如果反应条件把握不好,假阳性和假阴性的比例都会更高,对于技术要求难度更大。

4. 环介导恒温扩增（loop-mediated isothermal amplification，LAMP）　LAMP
是日本学者 Notomi 于 2000 年首先提出来的一种新的核酸扩增技术[5]，它针对目的基因
的 6 个区域设计 4 条特异性引物（包括 2 条内引物和 2 条外引物），利用一种具有链置换特
性的 BstDNA 聚合酶，在等温条件下高效、快速、高特异地扩增靶序列，其反应过程包括哑
铃状模板合成阶段、循环扩增阶段、伸长和再循环阶段。其基本原理是靶 DNA 变性后，内
外引物在 Bst DNA 聚合酶作用下延伸，外引物的延伸产物将内引物的延伸产物置换出来，
形成一个哑铃状的 DNA，然后进入循环扩增阶段，不断延伸和扩增，最终形成茎环结构和
多环花椰菜样结构的 DNA 片段混合物[6]。

　　这种方法的优点在于[7]：①快速、高效。无须预先的双链 DNA 热变性，避免了温度循
环而造成的时间损失。②高灵敏度。对某些病原体的扩增，模板只要几个拷贝数，与 PCR
相比高出几个数量级。③高特异性。针对靶序列的 6 个区域设计的 4 种特异性引物，6 个
区域中如有一处与引物不匹配均不能进行核酸扩增。④产物检测方便。LAMP 在合成
DNA 的过程中会产生大量的焦磷酸根离子，能与镁离子结合生成白色的焦磷酸镁沉淀，因
此可以根据反应体系中是否生成白色沉淀来判断反应的进行情况。⑤操作简单。LAMP
反应只需要一个简单的恒温器，水浴锅、金属浴均可完成此实验，并不需要昂贵的仪器，可
操作性强。LAMP 对于样品处理、操作技术和仪器设备的要求都比较低，在野外工作时也
能达到[6]。

　　当然，这种方法也有缺点和局限性[6]：①LAMP 扩增是链置换合成，靶序列长度最好在
300 个碱基对以内，大于 500 碱基对则较难扩增，故不能进行长链 DNA 的扩增；②由于灵
敏度高，操作过程中极易受到污染而产生假阳性结果；③LAMP 的反应结果只有 2 种，即
扩增与不扩增，如产生非特异性扩增，则不易鉴别；④其在产物的回收、鉴定、克隆、单链分
离方面均逊色于传统 PCR 方法。

　　由于这些上述的局限性，因此并非所有的微生物都适合用 LAMP 法进行检测。笔者
曾经与科研人员合作，进行 21 种眼内常见致炎微生物的 LAMP 法鉴定。对于不明原因
的感染，是一种选择，但总体来说，不如具体的 PCR 法阳性率更高，因为存在样本量分散的
问题。

5. 下一代测序（next generation sequencing，NGS）　一次性对几百万到十亿条
DNA 分子进行并行测序，也称为高通量测序技术（high-throughput sequencing），或者
深度测序。目前化较成熟的高通量测序技术主要包括 454 测序技术、Solexa 测序技术以
及 SOLiD 测序技术 3 个主要测序平台[8,9]。

NGS 技术高速发展,现已经广泛应用于临床,如染色体病[10,11]、基因突变[12,13]、肿瘤基因[14,15]、未知病原体微生物检测[16,17]等。NGS 精准度高,灵敏性强,20 个碱基对的序列即具有很高的特异性,每条大于 100 个碱基对的序列即可确定一个物种,一次可以测出超过 1 千万条序列,理论上检测病原体通量可达 1 千万。此外,NGS 还可以提供病原体鉴定、分型和耐药基因、毒力检测;不仅可以检测已知病原体,还可以检测未知病原体。NGS 对微生物检测的影响是革命性的,不再依赖分离培养而是使用宏基因组学和微生物组学研究宿主和微生物之间的相互作用[18]。2016 年 5 月 13 日,美国食品药品监督管理局(FDA)公布了 NGS 感染病诊断指南草案,指出 NGS 直接检测可以用于微生物鉴定,抗菌药物耐药性和毒力标志物的检测,需要关注临床 NGS 产品的特异性、敏感性、最低检测线、可重复性以及质量控制。这是标志 NGS 走出实验室,推广到临床的里程碑事件。美国 FDA 也于 2018 年 4 月 12 日正式公布 2 个官方指南文件以推动 NGS 技术发展,为遗传性疾病的诊断和治疗提供支持[19]。

检测周期目前是 2 日,未来可达 8~12 小时[20]。近 15 年来,一个人类基因组测序成本已经由十几年前的 30 亿美元(约 210 亿人民币)降低到如今的 1 000 美元(约 7 000 人民币)以下,正在向 100 美金推进。

6. 液态活检(liquid biopsy) 液态活检是基于体液(如血液、尿液、唾液等)样本的一类非侵入性的检测方法,能够快捷、无创地进行疾病诊断或治疗监测。其概念最早由 Sorrells[21] 于 1974 年提出,研究采用关节腔内的滑液诊断滑膜炎。目前,液态活检技术已被用于肿瘤诊断、指导靶向用药、监测疗效和耐药等方面。液态活检常用的检测技术包括以 PCR 为基础的检测技术,如突变扩增阻滞系统(amplification refractory mutation system PCR,ARMS-PCR)、Cobas-PCR、数字 PCR(digital PCR,dPCR)及 NGS 技术等[22]。检测对象包括外周血循环肿瘤 DNA(circulating tumor DNA,ctDNA)、循环肿瘤 RNA(circulating tumor RNA,ctRNA)、循环肿瘤细胞(circulating tumor cell,CTC)等,这些介质携带肿瘤基因组信息,能够反映肿瘤负荷及进展等情况。

在眼科,液体活检对于葡萄膜黑色素瘤的患者有意义,循环黑色素瘤细胞(circulating melanoma cells,CMCs)的检测及性能鉴定有助于 UM 患者的诊断、预后及疾病监测[23]。早期中 CMCs 的存在预示着转移性疾病的风险增加,并且与更差的预后相关[24]。

二、细胞因子／抗体的检测方法

检测方法可分为四大类：生物活性检测法、免疫学检测法、分子生物学检测法和细胞内细胞因子测定法[25]。

生物活性检测法基于检测细胞因子的生物学效应，反映了细胞因子在生物体内的活性状态。例如促进或抑制细胞生长的作用、细胞毒性作用、抗病毒作用、诱导细胞趋化运动、诱导细胞生长并形成集落、诱导细胞表达膜分子、刺激细胞分泌其他细胞因子等。该法较为敏感，但该方法仅检测活性状态的细胞因子，主要缺点是特异性较差，并还需要维持靶细胞株，操作繁杂，难定量，所以临床上应用多的是下面所述的免疫学检测法。

免疫学检测法是检测细胞因子蛋白质的抗原特性，方法具有微量、简单和快速等优点，主要用于临床检测。以下几种免疫学检测法为常用方法：

1. **免疫蛋白印迹试验**（Western blot）　是一种将高分辨率凝胶电泳和免疫化学分析技术相结合的杂交技术。是检测蛋白质特性、表达与分布的一种最常用的方法，常用于组织抗原以及病毒的抗体或抗原的定性和半定量分析。这种方法分析容量大、敏感度高、特异性强，但因无法做到精确的定量分析，在眼内液检测中很少应用。

2. **酶联免疫吸附测定**（enzyme-linked immunosorbent assay，ELISA）　是应用最为广泛的非均相酶免疫测定试验，不仅可用于细胞因子测定，也可用于可溶性细胞因子受体或黏附分子的测定。基本原理在于采用双抗体夹心方法，采用抗同一细胞因子不同表位的两株单克隆抗体，或一个单克隆抗体和一个多克隆抗体。一个抗体用于包被作捕获抗体，另一个抗体标记酶，作为检测抗体。这种方法检测特异性高、操作简便、成本低，易于推广，但缺点是灵敏度较低。这种方法也是检测抗体主要使用的方法。并且0.1mL的眼内液样本通常只能检测1~2种细胞因子，不能进行多重检测，也是这种传统方法的局限性。

3. **化学发光酶免疫实验**（chemiluminescence enzyme immunoassay，CLEIA）用于临床上细胞因子定量测定。是以化学发光底物作为酶免疫测定的底物，通过发光反应增强测定的灵敏度。常采用双抗体夹心的方法进行检测，与ELISA不同的是选用发光底物。化学发光全自动免疫分析仪使用特异性抗体包被珠作为固相，使用碱性磷酸酶标记试剂和化学发光底物。这种方法的优势在于可大规模检测，自动化程度高。

4. **液相芯片法**（liquid chip，LP）　是和固相芯片相对应的，DNA芯片、蛋白质芯片以及微缩芯片都属于固相芯片，反应和检测系统都在固相钟完成，而液相芯片则是在液相反应中进行。液相芯片技术包括流式微球分析技术（cytometric beads array，CBA）以及 xMAP 技术。笔者检测细胞因子最常用的为 CBA 技术。BDTM CBA 技术是应用流式细胞仪同时对多种蛋白进行定量分析的创新技术。CBA 系统利用流式细胞仪荧光检测的高线性范围的特点和抗体包被的微球,有效捕获待测蛋白。每一种微球具有特定荧光强度,可以混合在一个试管中同时检测。与传统的 ELISA 和 Western blot 技术相比,这种方法需要的样本量小,检测更快。此外,CBA 技术用于多重分析有优势,单个样品即可获得更多数据。尤其是在样品量少的情况下,可以进行多个细胞因子检测(最高可分析 30 种蛋白,仅需 25~50μL 样品),传统方法如 ELISA 和 Western blot 用相同样品量只能检测一至两种蛋白。笔者自己的检测体会是这种方法的重复性比较好,用于临床样品检测比较适合,因为临床样品不能像科研样品那样,积攒到一起检测,常常是一份一份单独检测,所以要求检测稳定性好。Luminex xMAP 技术又称悬浮阵列技术,是在后基因组时代发展起来的新一代标准化的开放式的通用型多指标并行检测平台。2001 年,Luminex 技术获美国 FDA 认证,成为首个也是当时唯一得到美国 FDA 认可的用于临床诊断的多指标检测技术。笔者感受最大的下优点在于高通量:微量(10μL)标本,1 次可以检测 100 个指标。但也许是需要进行不同液相反应条件(样本的稀释倍数、检测抗体的浓度等)优化与匹配,所以笔者进行批间检测,重复性感觉并不理想,此外,费用较高的问题,也暂时限制了这一方法用于眼内液临床检测。

5. **细胞内细胞因子测定法(intracellular staining assay)** 测定的是细胞因子的前体分子,是单一细胞行为。流式细胞术成为有效检测胞内细胞因子表达的方法,这项技术推动了淋巴细胞亚群分型的发展,用于辅助性 T 淋巴细胞(Th1/2 细胞)、Th9 细胞、Th17 细胞、调节性 T 细胞和 Th22 细胞亚群等。例如,根据辅助性 T 淋巴细胞表达和分泌细胞因子的不同,将 Th 细胞分为 Th1 和 Th2 亚群。Th1 主要分泌 IFN-γ 和 IL-2,介导细胞免疫应答;Th2 主要分泌 IL-4 和 IL-10,介导体液免疫应答。

三、检验结果的计算处理

1. **Goldmann-Witmer 系数(GW 系数)** 正常情况下,眼内液中的蛋白成分与血浆中的蛋白成分不同,尤其是出于免疫赦免的需要,免疫球蛋白的含量更低。血眼屏障破坏时,血清中的蛋白成分(包括抗体类的免疫球蛋白)可以渗漏至眼内,如果此时检测眼内液的抗体成分阳性,会导致临床误诊疾病。通过计算 Goldmann-Witmer 系数,可以辅助判断眼内该特异抗体是眼内原位产生(眼内组织感染病原),还是因为渗漏而导致的假阳性。

Goldmann-Witmer 系数被主要应用于眼弓形虫病、眼弓蛔虫病、急性视网膜坏死(判断 HSV 和 VZV 眼内感染)、巨细胞病毒性前葡萄膜炎、单纯疱疹病毒性前葡萄膜炎、带状疱疹病毒性前葡萄膜炎以及 Fuchs 虹膜异色性葡萄膜炎(判断风疹病毒眼内感染)[26-35],也有个别报道应用于判断 EBV 葡萄膜炎[36]、贝纳特氏立克次体与葡萄膜炎的关系等[37]。

计算公式如下:GW 系数 =(眼内某种 IgG 浓度 / 眼内总 IgG 浓度)/(血清某种 IgG 浓度 / 血清总 IgG 浓度)。也即眼内某种特定的 IgG 所占总 IgG 的比例与血清中该比例的比值。比值越高,越说明该种 IgG 是在眼内原位产生,反之则可能是从血清中渗漏而来。一般约定,GW 系数在 0.5~2 之间,表示没有眼内原位抗体产生;GW 系数在 2~4 之间,提示可能有眼内原位抗体产生;GW 系数≥4,确定有眼内原位抗体产生[38]。也有部分学者简单地以 3 为界,GW 系数 <3,提示没有眼内原位抗体产生;GW 系数≥4,确定有眼内原位抗体产生[27]。

GW 系数的标准究竟定在哪个数值,区别不大:在 Mathis T 等的一项关于眼弓形虫病研究中发现,如果将弓形虫抗体的 GWC 参考阈值定为 2(GWC 在 2 以上为阳性的话),特异性为 97.8%;如果将参考阈值定为 3(GWC 在 3 以上为阳性的话),特异性为 100%。[28] 两种情况下,均有较高的特异性。

需要特别注意的是,计算 Goldmann-Witmer 系数的前提条件,是眼内液该种特定 IgG 阳性,因为 Goldmann-Witmer 系数的目的是用于除外假阳性,如果眼内液检测特定抗体阴性,Goldmann-Witmer 系数是没有意义的,即使计算出 Goldmann-Witmer 系数大于 4,也不能认为该种 IgG 为原位产生。

2. Witmer Desmonts 系数 Witmer Desmonts 系数与 GW 系数的意义类似,主要是将总 IgG 换成白蛋白,计算公式为:(眼内某种特定 IgG 浓度 / 眼内总白蛋白浓度)/(血清某种特定 IgG 浓度 / 血清总白蛋白浓度)。有的学者将 Witmer Desmonts 系数值≥1 被认为阳性[39]。这种做法的意义在于免疫球蛋白的总量常常随免疫状态而发生变化,而白蛋白的总量则相对恒定。所以,对于近期可疑病毒感染,或者存在发热等全身感染迹象时,选择 Witmer Desmonts 系数会优于 Goldmann-Witmer 系数,因为这些情况下,血清 IgG 浓度会显著升高。但是,对于肾功能异常,血清白蛋白浓度下降,甚至为低蛋白血症时,显然 Witmer Desmonts 系数将不适用。

· 参考文献 ·

[1] 陶生策,张治平,张先恩. PCR技术研究进展. 生物工程进展. 2001.(4):26-29.

[2] Nakano S,Sugita S,Tomaru Y,et al. Establishment of Multiplex Solid-Phase Strip PCR Test for Detection of 24 Ocular Infectious Disease Pathogens. Invest Ophthalmol Vis Sci. 2017. 58(3):1553-1559.

[3] Bispo P,Davoudi S,Sahm ML,et al. Rapid Detection and Identification of Uveitis Pathogens by Qualitative Multiplex Real-Time PCR. Invest Ophthalmol Vis Sci. 2018. 59(1):582-589.

[4] Minkus CL,Bispo P,Papaliodis GN,et al. Real-Time Multiplex PCR Analysis in Infectious Uveitis. Semin Ophthalmol. 2019. 34(4):252-255.

[5] Notomi T,Okayama H,Masubuchi H,et al. Loop-mediated isothermal amplification of DNA. Nucleic Acids Res. 2000. 28(12):E63.

[6] 汪琳,罗英,周琦,等. 核酸恒温扩增技术研究进展. 生物技术通讯. 2011. 22(2):296-302.

[7] 杜芳玲,王婷婷. 环介导等温扩增(LAMP)技术的研究进展与展望. 实验与检验医学. 2018. 36(4):509-512,565.

[8] Mardis ER. Next-generation sequencing platforms. Annu Rev Anal Chem(Palo Alto Calif). 2013. 6:287-303.

[9] 吴丹,黄欢,孙丽洲. 高通量测序技术在遗传性疾病实验诊断中的应用. 中国产前诊断杂志(电子版). 2016. 8(04):11-16.

[10] Fan HC,Blumenfeld YJ,Chitkara U,et al. Noninvasive diagnosis of fetal aneuploidy by shotgun sequencing DNA from maternal blood. Proc Natl Acad Sci U S A. 2008. 105(42):16266-1671.

[11] Sifakis S,Papantoniou N,Kappou D,et al. Noninvasive prenatal diagnosis of Down syndrome:current knowledge and novel insights. J Perinat Med. 2012. 40(4):319-327.

[12] Taylor KH,Kramer RS,Davis JW,et al. Ultradeep bisulfite sequencing analysis of DNA methylation patterns in multiple gene promoters by 454 sequencing. Cancer Res. 2007. 67(18):8511-8518.

[13] Wang C,Mitsuya Y,Gharizadeh B,et al. Characterization of mutation spectra with ultra-deep pyrosequencing:application to HIV-1 drug resistance. Genome Res. 2007. 17(8):1195-1201.

[14] Morrissy AS,Morin RD,Delaney A,et al. Next-generation tag sequencing for cancer gene expression profiling. Genome Res. 2009. 19(10):1825-1835.

[15] Tyner JW,Deininger MW,Loriaux MM,et al. RNAi screen for rapid therapeutic target identification in leukemia patients. Proc Natl Acad Sci U S A. 2009. 106(21):8695-8700.

[16] Hamada H,Sekizuka T,Oba K,et al. Comprehensive pathogen detection associated with four recurrent episodes of Kawasaki disease in a patient during a single year using next-generation sequencing. JMM Case Rep. 2016. 3(1):e005019.

[17] Dyrhovden R,Øvrebø KK,Nordahl MV,et al. Bacteria and fungi in acute cholecystitis. A prospective study comparing next generation sequencing to culture. J Infect. 2019. DOI: 10.1016/j.jinf.2019.09.015

[18] Aziz N,Zhao Q,Bry L,et al. College of American Pathologists' laboratory standards for next-generation sequencing clinical tests. Arch Pathol Lab Med. 2015. 139(4):481-493.

[19] 夏训明. 美国FDA发布2个指南文件以推动"下一代测序"技术发展. 广东药科大学学报. 2018. 34(2):199.

[20] 程实. 深度测序用于临床微生物检测的方法研究. 安徽医科大学 2017 [2018-03-21]. http://med.wanfangdata.com.cn/Paper/Detail?dbid=WF_XW&id=DegreePaper_D01240816.

[21] Sorrells RB. Synovioanalysis("liquid biopsy"). J Ark Med Soc. 1974. 71(1):59-62.

[22] 李雪飞,赵超,周彩存. 液态活检的研究进展. 中国医学前沿杂志(电子版).

2018. 10(7):1-7,143.

[23] Scott JF, Gerstenblith MR. Noncutaneous Melanoma. Brisbane (AU):Codon Publications,2018.

[24] Anand K, Roszik J, Gombos D, et al. Pilot Study of Circulating Tumor Cells in Early-Stage and Metastatic Uveal Melanoma. Cancers (Basel). 2019. 11(6).

[25] Yasuoka A, Tachikawa N, Shimada K, et al. Beta-D-glucan as a quantitative serological marker for Pneumocystis carinii pneumonia. Clin Diagn Lab Immunol. 1996. 3(2):197-199.

[26] Baarsma GS, Luyendijk L, Kijlstra A, et al. Analysis of local antibody production in the vitreous humor of patients with severe uveitis. Am J Ophthalmol. 1991. 112(2):147-150.

[27] Dussaix E, Cerqueti PM, Pontet F, et al. New approaches to the detection of locally produced antiviral antibodies in the aqueous of patients with endogenous uveitis. Ophthalmologica. 1987. 194(2-3):145-149.

[28] Mathis T, Beccat S, Sève P, et al. Comparison of immunoblotting (IgA and IgG) and the Goldmann-Witmer coefficient for diagnosis of ocular toxoplasmosis in immunocompetent patients. Br J Ophthalmol. 2018. 102 (10):1454-1458.

[29] de Visser L, Rothova A, de Boer JH, et al. Diagnosis of ocular toxocariasis by establishing intraocular antibody production. Am J Ophthalmol. 2008. 145(2):369-374.

[30] Wang ZJ, Zhou M, Cao WJ, et al. Evaluation of the Goldmann-Witmer coefficient in the immunological diagnosis of ocular toxocariasis. Acta Trop. 2016. 158:20-23.

[31] Takase H, Okada AA, Goto H, et al. Development and validation of new diagnostic criteria for acute retinal necrosis. Jpn J Ophthalmol. 2015. 59 (1):14-20.

[32] Relvas L, Antoun J, de Groot-Mijnes J, et al. Diagnosis of Cytomegalovirus Anterior Uveitis in Two European Referral Centers. Ocul Immunol Inflamm. 2018. 26(1):116-121.

[33] Wensing B, Mochizuki M, De Boer JH. Clinical Characteristics of Herpes Simplex Virus Associated Anterior Uveitis. Ocul Immunol Inflamm. 2018. 26(3):333-337.

[34] Groen-Hakan F, Babu K, Tugal-Tutkun I, et al. Challenges of Diagnosing Viral Anterior Uveitis. Ocul Immunol Inflamm. 2017. 25(5):710-720.

[35] Stunf S, Petrovec M, Žigon N, et al. High concordance of intraocular antibody synthesis against the rubella virus and Fuchs heterochromic uveitis syndrome in Slovenia. Mol Vis. 2012. 18:2909-2914.

[36] Smit D, Meyer D, Maritz J, et al. Polymerase Chain Reaction and Goldmann-Witmer Coefficient to Examine the Role of Epstein-Barr Virus in Uveitis. Ocul Immunol Inflamm. 2019. 27(1):108-113.

[37] Hermans LE, Oosterheert JJ, Kampschreur LM, et al. Molecular and Serological Intraocular Fluid Analysis of Coxiella burnetii-seropositive Patients with Concurrent Idiopathic Uveitis. Ocul Immunol Inflamm. 2016. 24(1):77-80.

[38] Robert-Gangneux F, Binisti P, Antonetti D, et al. Usefulness of immunoblotting and Goldmann-Witmer coefficient for biological diagnosis of toxoplasmic retinochoroiditis. Eur J Clin Microbiol Infect Dis. 2004. 23(1):34-8.

[39] Mahalakshmi B, Therese KL, Madhavan HN, et al. Diagnostic value of specific local antibody production and nucleic acid amplification technique-nested polymerase chain reaction (nPCR) in clinically suspected ocular toxoplasmosis. Ocul Immunol Inflamm. 2006. 14(2):105-112.

第六章

疾病的眼内液检测各论

一、巨细胞病毒性前葡萄膜炎

【疾病简介】

严格来说,巨细胞病毒(cytomegalovirus,CMV)性前葡萄膜炎也属于疱疹病毒性前葡萄膜炎,因为 CMV 和单纯疱疹病毒(herpes simplex virus,HSV)、水痘带状疱疹病毒(varicella zoster virus,VZV)都属于疱疹病毒,为双链 DNA 病毒。也有一些作者,将这三种病毒引起的前葡萄膜炎进行合并研究[1-3]。但由于 CMV 引起的前葡萄膜炎在临床表现上,有其独特的特点(例如表现之一为青光眼睫状体炎综合征[4]),所以将其单独进行描述。

在伴有眼压升高的葡萄膜炎中,CMV 前葡萄膜炎占 22.8%~28.6%。[5,6]CMV 前葡萄膜炎被认为是在眼内局部潜伏的 CMV 被再次激活所致,因为发生 CMV 前葡萄膜炎的患者为免疫力正常人群,血清中通常 CMV IgG 阳性,而 IgM 和抗原阴性,可见 CMV 前葡萄膜炎并没有在发生炎症前重新感染 CMV。[4,6]炎症也可以是局部 CMV 重新激活所致,也可以是巨噬细胞或树突状细胞活化的结果。[7]

CMV 前葡萄膜炎在全世界各地都有报道[3,8,9],但主要是亚洲报道较多[8]。例如:在韩国,CMV 前葡萄膜炎占伴有高眼压的慢性特发性复发性前葡萄膜炎的 67%[10];在泰国,CMV 前葡萄膜炎占病毒性前葡萄膜炎的 33%[11],但是在美国,CMV 前葡萄膜炎占病毒性前葡萄膜炎的 2%[12]。男性患者比例更高,约 60~86%[6,8-10,13,14]。CMV 前葡萄膜炎在免疫力正常的人群即可发生,在白内障摘除术后也可能发生[8]。

【临床表现】

临床上,该病的病因诊断常延迟,在出现症状后的平均 6.7 年 ±6.1 年,才得以确诊[4,6]。该病临床表现多样,根据 Chan NS 等的分类,包括以下三种主要表现:①急性复发性伴高眼压性前葡萄膜炎(青光眼睫状体炎综合征);②慢性高眼压性前葡萄膜炎;③复发性或慢性虹膜睫状体炎、伴节段性虹膜萎缩的虹膜炎[4]。

急性复发性伴高眼压性前葡萄膜炎(青光眼睫状体炎综合征)[4]:通常在 30 岁至 50 岁年龄段发生,表现为急性单侧视物模糊,常伴视物晕轮和同侧头痛。平均眼压在发作时 31.91mmHg ±15.37mmHg[15]。发病率为每年 3.91/100 000 人口[15]。眼部查体可以发现角膜上皮水肿,少量灰白色,中等～大的羊脂状 KP,或位于角膜中央或周边的不同大小 KP,前房炎症轻微,房水闪辉(1/2+～+)(图 6-1)。瞳孔圆,不合并虹膜后粘连。

慢性高眼压性前葡萄膜炎[4]:通常发生于 50 岁至 70 岁年龄段的老人[16]。眼压平均 43.5mmHg ±9.8mmHg[6]。局部使用糖皮质激素治疗不能降低眼压(这点不同于青光眼睫状体炎综合征)[17]。该型表现在不同地域人群中表现迥异,在亚洲人群中,常表现为类似 Fuchs 葡萄膜炎综合征的表现——轻至中度前段炎症,几乎分布于全角膜后壁的弥漫、细小、星形 KP(图 6-2)。而在欧洲人群中,该型表现常为少量棕色、位于下方的 KP(图 6-3,上图)。在一些拟诊 Fuchs 葡萄膜炎综合征的患者中,如果角膜内皮面存在结节样病损(白色中度大小结节样病变,围绕半透明晕),常是由 CMV 感染所致[16]。存在钱币样 KP 对于指示 CMV 感染有 90.9% 的阳性预测值[18]。虹膜由于弥漫实质性萎缩,可继发虫蛀样外观(图 6-3,下图)和虹膜异色[14,19]。通常不存在虹膜后粘连[20]。玻璃体炎症轻微或不存在[21]。

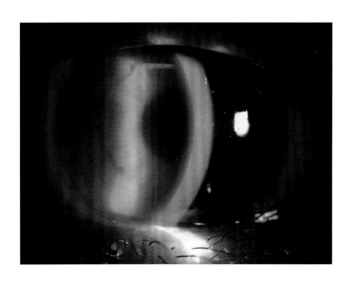

图 6-1 女,40 岁,右眼青光眼睫状体炎表现:自觉右眼眼胀 1 天,眼压 60mmHg,可见角膜上皮水肿,位于瞳孔区偏下方 2 个中等大小羊脂状 KP,前房反应轻微

图 6-2 男,43 岁,右眼视物模糊 2 年,白内障术后 1 年,检查右眼眼压 26mmHg,可见角膜后弥漫细小 KP,轻度前房反应。另眼房水测 CMV 核酸阳性。给予更昔洛韦口服后,眼压在 1 年内维持在 13~15mmHg

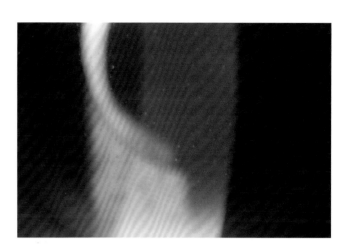

图 6-3 男,43 岁,左眼反复发作性眼压升高 2 年,检查左眼眼压 38mmHg,可见角膜下方少量棕色 KP,轻度前房反应(上图),虹膜虫蛀样改变(3 点位,下图),抽房水测 CMV 核酸 2.36×10^3/mL

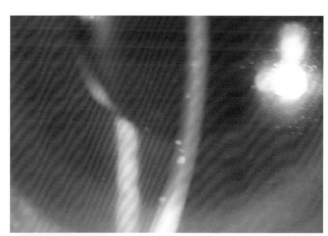

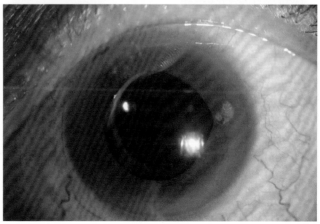

复发性或慢性虹膜睫状体炎、伴节段性虹膜萎缩的虹膜炎[4]：本病可以表现为单侧轻微复发性或慢性虹膜睫状体炎，或伴有虹膜萎缩的虹膜炎[6,9,17]。在活动性炎症时，眼压通常升高，可以合并弥漫角膜后 KP，或者因为角膜内皮炎所致的局限角膜水肿[14]。虹膜改变通常比较轻微，如瞳孔缘或斑片状虹膜萎缩、异色或瞳孔略微扩大[17]。通常不合并虹膜后粘连，瞳孔对光有反应[14]（区别于 VZV 或 HSV 引起的疱疹病毒性葡萄膜炎）。

【诊断标准】

根据欧洲的临床医学中心报道，诊断 CMV 前葡萄膜炎的患者，依靠临床表现和阳性的房水 CMV 核酸检测和 / 或 CMV 抗体 Goldmann-Witmer 系数检测结果[22]。房水 PCR 检测会先被实行[23]，如果 CMV 核酸检测阴性，而 CMV 前葡萄膜炎的诊断仍被考虑，则会再次进行前房穿刺，进行 CMV 抗体的 Goldmann-Witmer 系数测定[22]。

CMV 前葡萄膜炎的预后取决于是否能借助眼内液检测手段，进行早期诊断，早期诊断有助于预防青光眼的发生[24]。

延迟诊断的后果是：不合理的长期糖皮质激素治疗（诱发 CMV 再活化）、失控的高眼压和青光眼视神经病变的风险升高[24,25]。

【治疗】

对于巨细胞病毒，口服更昔洛韦的效果较阿昔洛韦更好：Markomichelakis NN 等报道的巨细胞病毒性前葡萄膜炎患者口服阿昔洛韦（200mg，每日 5 次）后炎症仍反复发作，而口服更昔洛韦（1 000mg，每日 3 次）1 年期间，炎症未再复发，视力保持 1.0。[17]

持续性地局部点用 2% 更昔洛韦眼用凝胶，对房水检测 CMV 核酸阳性的青光眼睫状体炎患者，能有效清除病毒载量，协助控制眼压，保护 CMV 阳性患者角膜内皮。早期诊断和适当治疗可降低晚期青光眼的风险，避免长期青光眼手术[26]。

【眼内液检测】

眼内液检测 CMV 核酸对于 CMV 前葡萄膜炎的诊断和鉴别诊断均具有积极的意义：Markomichelakis NN 等报道了两例以反复发作的高眼压和虹膜节段性萎缩为特征的前葡萄膜炎患者，房水 PCR 检测 CMV 核酸阳性。[17] 对于 HLA-B27 阴性，伴有眼压升高或角膜水肿的前葡萄膜炎患者，Hsiao YT 等[8] 推荐进行房水采集、PCR 检测病毒以确诊。

在以眼压升高为特征的前葡萄膜炎患者中,房水巨细胞病毒核酸检测阳性的患者,和其他患者相比,以下方面具有统计学差异[5]:年龄(47.5 岁 ±14.8 岁 vs 67.6 岁 ±11.8 岁,P=0.006)、球镜度数(-3.6D±4.2D vs 0.0D±1.6D,P=0.031)、角膜内皮细胞密度[(1 245±560)/mm^2 vs(1 981±387)/mm^2,P=0.009]。

核酸检测阴性的时候,如果临床表现仍支持 CMV 前葡萄膜炎,可检测 CMV 抗体:Mietz H 等[27]在两例患者房水中检测 CMV 抗体阳性,但是每一次检测 CMV、HSV、VZV 核酸均阴性。这两例患者给予更昔洛韦,升高的眼压降至正常,并且眼内的炎症减轻。而停药后,眼压升高和炎症复发。欧洲两个临床中心的研究结果显示,房水 PCR 检测 CMV 核酸的诊断阳性率为 71.4%,而 CMV 抗体的 Goldmann-Witmer 系数的诊断阳性率为 88.9%[22]。PCR 检测房水 CMV 核酸和 CMV 抗体系数(Goldmann-Witmer 系数或改良 Goldmann-Witmer 系数)检测对于 CMV 前葡萄膜炎都是有辅助意义的手段,并且 CMV 抗体系数检测被认为是最敏感的手段,单次前房穿刺获取房水进行检测在 CMV 前葡萄膜炎诊断中的敏感性为 100%[24]。

辨明青光眼睫状体炎综合征是房水 CMV 核酸阳性还是阴性,对于判断预后有意义:在 CMV 核酸阳性组,角膜内皮损害(P<0.001)和需要进行青光眼手术的比例不同(P=0.017)[26]。伴有青光眼表现的葡萄膜患者(包括青光眼睫状体炎综合征在内)在进行小梁切除手术时,取出房水进行分析,发现 IL-6、IL-8、MCP-1、TNF-α 和 VEGF 滴度显著升高[28]。前房有浮游细胞时,房水 IL-8、TNF-α 和 PDGF-AB/BB 较非活动性的患者,滴度更高[28]。

青光眼睫状体炎患者的房水 IL-8、CCL2、CCL4、GCSF 和 TGF-β 显著升高,IL-2、IL-12 和 TNF-α 和 IFN-α 水平显著下降;在房水 CMV 阳性和阴性的两组患者中,细胞因子水平没有显著差异。通过升高的 CXCL10(>500ng/mL)、CXCL8(>30ng/mL)和 CCL2(>60ng/mL)就可以将 97% 的青光眼睫状体炎综合征患者和对照组区别开来[29]。

检测眼内液 CMV,对于评估病情变化和预后有一定意义[30],研究发现房水 CMV 核酸载量升高是眼压升高(OR:2.5)、钱币样病损出现(OR:2.3)、炎症复发(OR:2.1)、角膜内皮细胞密度下降(OR:1.7)的危险因素[31]。在不同作者的研究中,也证实在房水 CMV 核酸阳性的患者中,角膜内皮细胞密度显著下降,而且下降程度和房水的病毒载量相关[5,32]。

眼内液检测建议：

检测对象：房水

检测指标：(1) 首选检测 CMV-DNA、CMV 抗体 Goldmann-Witmer 系数。

(2) 次选检测 IL-6、IL-8、MCP-1、TNF-α、VEGF、CCL2、CCL4、CXCL10、GCSF 和 TGF-β。

检测意义：(1) 用于确定诊断，尤其是早期临床体征不典型时。

(2) 通过检测病毒载量，为是否需要调整抗病毒药物提供参考。

(3) 通过检测细胞因子水平，可以定量判断眼内炎症的活动性程度，为辅助鉴别诊断提供参考。

· 参考文献 ·

[1] Takase H, Kubono R, Terada Y, et al. Comparison of the ocular characteristics of anterior uveitis caused by herpes simplex virus, varicella-zoster virus, and cytomegalovirus. Jpn J Ophthalmol. 2014. 58(6):473-482.

[2] Neumann R, Barequet D, Rosenblatt A, et al. Herpetic Anterior Uveitis - Analysis of Presumed and PCR Proven Cases. Ocul Immunol Inflamm. 2019. 27(2):211-218.

[3] Keorochana N, Treesit I, Funarunart P. Characteristics and Clinical Outcomes of Hypertensive Anterior Uveitis. Ocul Immunol Inflamm. 2019:1-11.

[4] Chan NS, Chee SP, Caspers L, et al. Clinical Features of CMV-Associated Anterior Uveitis. Ocul Immunol Inflamm. 2018. 26(1):107-115.

[5] Choi JA, Kim KS, Jung Y, et al. Cytomegalovirus as a cause of hypertensive anterior uveitis in immunocompetent patients. J Ophthalmic Inflamm Infect. 2016. 6(1):32.

[6] Chee SP, Bacsal K, Jap A, S et al. Clinical features of cytomegalovirus anterior uveitis in immunocompetent patients. Am J Ophthalmol. 2008. 145(5):834-840.

[7] Carmichael A. Cytomegalovirus and the eye. Eye (Lond). 2012. 26(2):237-240.

[8] Hsiao YT, Kuo MT, Chiang WY, et al. Epidemiology and clinical features of viral anterior uveitis in southern Taiwan-diagnosis with polymerase chain reaction. BMC Ophthalmol. 2019. 19(1):87.

[9] de Schryver I, Rozenberg F, Cassoux N, et al. Diagnosis and treatment of cytomegalovirus iridocyclitis without retinal necrosis. Br J Ophthalmol. 2006. 90(7):852-855.

[10] Park SW, Yu HG. Association of cytomegalovirus with idiopathic chronic anterior uveitis with ocular hypertension in Korean patients. Ocul Immunol Inflamm. 2013. 21(3):192-196.

[11] Kongyai N, Sirirungsi W, Pathanapitoon K, et al. Viral causes of unexplained anterior uveitis in Thailand. Eye (Lond). 2012. 26(4):529-534.

[12] Anwar Z, Galor A, Albini TA, et al. The diagnostic utility of anterior chamber paracentesis with polymerase chain reaction in anterior uveitis. Am J Ophthalmol. 2013. 155(5):781-786.

[13] Teoh SB, Thean L, Koay E. Cytomegalovirus in aetiology of Posner-Schlossman syndrome: evidence from

quantitative polymerase chain reaction. Eye (Lond). 2005. 19 (12): 1338-1340.

[14] van Boxtel LA, van der Lelij A, van der Meer J, et al. Cytomegalovirus as a cause of anterior uveitis in immuno-competent patients. Ophthalmology. 2007. 114 (7): 1358-62.

[15] Jiang JH, Zhang SD, Dai ML, et al. Posner-Schlossman syndrome in Wenzhou, China: a retrospective review study. Br J Ophthalmol. 2017. 101 (12): 1638-1642.

[16] Chee SP, Jap A. Presumed fuchs heterochromic iridocyclitis and Posner-Schlossman syndrome: comparison of cytomegalovirus-positive and negative eyes. Am J Ophthalmol. 2008. 146 (6): 883-889.e1.

[17] Markomichelakis NN, Canakis C, Zafirakis P, et al. Cytomegalovirus as a cause of anterior uveitis with sectoral iris atrophy. Ophthalmology. 2002. 109 (5): 879-882.

[18] Hwang YS, Shen CR, Chang SH, et al. The validity of clinical feature profiles for cytomegaloviral anterior segment infection. Graefes Arch Clin Exp Ophthalmol. 2011. 249 (1): 103-110.

[19] Woo JH, Lim WK, Ho SL, et al. Characteristics of Cytomegalovirus Uveitis in Immunocompetent Patients. Ocul Immunol Inflamm. 2015. 23 (5): 378-383.

[20] Jap A, Chee SP. Viral anterior uveitis. Curr Opin Ophthalmol. 2011. 22 (6): 483-488.

[21] Antoun J, Willermain F, Makhoul D, et al. Topical Ganciclovir in Cytomegalovirus Anterior Uveitis. J Ocul Pharmacol Ther. 2017. 33 (4): 313-318.

[22] Relvas L, Antoun J, de Groot-Mijnes J, et al. Diagnosis of Cytomegalovirus Anterior Uveitis in Two European Referral Centers. Ocul Immunol Inflamm. 2018. 26 (1): 116-121.

[23] Debaugnies F, Busson L, Ferster A, et al. Detection of Herpesviridae in whole blood by multiplex PCR DNA-based microarray analysis after hematopoietic stem cell transplantation. J Clin Microbiol. 2014. 52 (7): 2552-2556.

[24] De Simone L, Belloni L, Aldigeri R, et al. Aqueous tap and rapid diagnosis of cytomegalovirus anterior uveitis: the Reggio Emilia experience. Graefes Arch Clin Exp Ophthalmol. 2019. 257 (1): 181-186.

[25] Jap A, Sivakumar M, Chee SP. Is Posner Schlossman syndrome benign. Ophthalmology. 2001. 108 (5): 913-938.

[26] Su CC, Hu FR, Wang TH, et al. Clinical outcomes in cytomegalovirus-positive Posner-Schlossman syndrome patients treated with topical ganciclovir therapy. Am J Ophthalmol. 2014. 158 (5): 1024-1031.e2.

[27] Mietz H, Aisenbrey S, Ulrich Bartz-Schmidt K, et al. Ganciclovir for the treatment of anterior uveitis. Graefes Arch Clin Exp Ophthalmol. 2000. 238 (11): 905-909.

[28] Ohira S, Inoue T, Iwao K, et al. Factors Influencing Aqueous Proin-flammatory Cytokines and Growth Factors in Uveitic Glaucoma. PLoS One. 2016. 11 (1): e0147080.

[29] Li J, Ang M, Cheung CM, et al. Aqueous cytokine changes associated with Posner-Schlossman syndrome with and without human cytomegalovirus. PLoS One. 2012. 7 (9): e44453.

[30] Megaw R, Agarwal PK. Posner-Schlossman syndrome. Surv Ophthalmol. 2017. 62 (3): 277-285.

[31] Kandori M, Miyazaki D, Yakura K, et al. Relationship between the number of cytomegalovirus in anterior chamber and severity of anterior segment inflammation. Jpn J Ophthalmol. 2013. 57 (6): 497-502.

[32] Miyanaga M, Sugita S, Shimizu N, et al. A significant association of viral loads with corneal endothelial cell damage in cytomegalovirus anterior uveitis. Br J Ophthalmol. 2010. 94 (3): 336-340.

二、疱疹病毒性前葡萄膜炎

【疾病简介】

疱疹病毒性前葡萄膜炎由单纯疱疹病毒（HSV）或水痘带状疱疹病毒（VZV）感染所致（也有作者将 CMV 感染所致前葡萄膜炎纳入疱疹病毒性前葡萄膜炎的范畴[1]，但在本书中，将 CMV 前葡萄膜炎单独划分），占三级转诊中心所有葡萄膜炎病例的 5%~10%，是感染性前葡萄膜炎最常见的原因[2-4]。本病的特点之一在于复发，据统计，复发率为 0.45/（人·年）[5]。

【临床表现】

典型的疱疹病毒性前葡萄膜炎为单侧、复发性、肉芽肿性或非肉芽肿性葡萄膜炎，常伴高眼压[6]。患者最常见的主诉为视物模糊伴眼红、眼痛、畏光[7,8]。可以伴有皮炎（图 6-4）、结膜炎、角膜炎、巩膜炎或视网膜炎[9-13]。病程通常为 1 周至数月[7,8,11]，常复发。角膜知觉常减退[14]，眼压急性升高[4,14,15]，斑片状（图 6-5）、节段性或弥漫性虹膜萎缩（图 6-6），引起瞳孔变形（图 6-6）[16,17]。眼压升高被认为是小梁网炎症引起，局部糖皮质激素点眼治疗有效降眼压[15]。角膜后 KP 位于 Arlt 三角区，KP 为肉芽肿性细小或中等大小[6,18]。可伴有角膜后弹力层皱褶（图 6-5）、角膜混浊（图 6-7）。偶可伴有轻微的前房积血[6]。节段性虹膜萎缩由基质缺血坏死导致[17,19]。

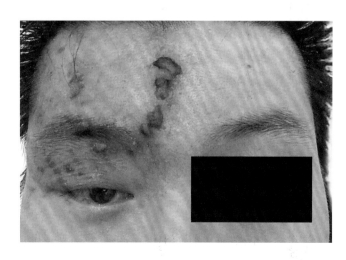

图 6-4　男，26 岁，右额面部眼睑皮肤疱疹 1 周，右眼红伴视物模糊。临床检查及实验室房水检测 VZV 核酸阳性确诊疱疹病毒性前葡萄膜炎（7.52×10² 拷贝/mL），可见右侧眼睑及额部皮肤疱疹

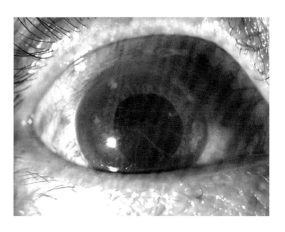

图 6-5　男,54 岁,右眼反复红、进行性加重性视物模糊 2 年。期间眼压曾升高至 50mmHg。临床检查及实验室房水检测 VZV 核酸阳性确诊疱疹病毒性前葡萄膜炎 1.35×10^8 拷贝 /mL),裂隙灯下可见多处虹膜斑片状萎缩

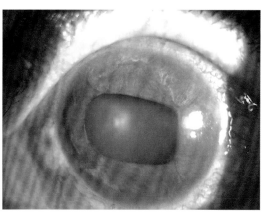

图 6-6　女,48 岁,左眼反复红、进行性加重性视物模糊 5 个月。期间眼压曾升高至 30mmHg。临床检查及实验室房水检测 VZV 抗体强阳性确诊疱疹病毒性前葡萄膜炎(VZV-IgG 24 225.24U/mL),裂隙灯下可见弥漫性虹膜斑片状萎缩及瞳孔变形散大

图 6-7　女,67 岁,右眼视物模糊、不能睁眼半个月。临床检查及实验室房水检测 VZV 核酸及抗体强阳性确诊疱疹病毒性前葡萄膜炎(VZV 4.16×10^5 拷贝 /mL、VZV-IgG 11 825.25U/mL),裂隙灯下可见角膜混浊

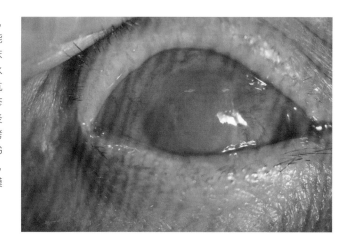

　　研究发现,HSV 感染的患眼,复发率、角膜受累率、KP、虹膜萎缩、眼压升高和虹膜后粘的比例都更高($P<0.05$)。VZV 感染的患眼,接受免疫调节和系统性疱疹病毒感染病史的比例更高($P<0.05$)[1]。

【诊断标准】

疱疹性前葡萄膜炎的诊断通常基于病史和临床表现[1]。疱疹性皮炎或树枝状角膜炎的存在提供了最强的诊断支持,但这些发现往往缺乏。在这种情况下,通常是假设诊断,并且是基于出现角膜基质瘢痕或水肿、角膜知觉减退、眼压急剧升高、或虹膜萎缩等表现时。[20]

【治疗】

疱疹病毒性前葡萄膜炎的治疗是有争议的。局部使用糖皮质激素和口服抗病毒药物是主流做法[20]。局部使用糖皮质激素控制虹膜睫状体炎症,减轻小梁网水肿从而降低眼压[13,15,21]。总体来说,视力预后偏好:94%(29/31)的患者视力在 0.6 以上[14]。

【眼内液检测】

Yamamoto 等采集了 6 例复发性虹膜睫状体炎和节段性虹膜萎缩患者的房水,其中 5 例 HSV 核酸阳性,1 例 VZV 核酸阳性[22]。

Van der Lelij A 等对 24 例患有复发性虹膜睫状体炎和节段性虹膜萎缩的患者房水进行分析,采用的方法包括 PCR 和 Goldman-Witmer 系数检测,发现其中 20 例患者(83.1%)房水 HSV 阳性,3 例患者(12.5%)房水 VZV 阳性。HSV 感染的患者较 VZV 感染的患者更为年轻(平均年龄分别为 34 岁和 65 岁;$P=0.005\,6$)。[14]

疱疹病毒性前葡萄膜炎中,HSV 与 VZV 的比例,在亚洲人群中,似乎与欧美人群倒置,表现为 VZV 更高。笔者所检测的疱疹病毒性前葡萄膜炎房水中,大多数为 VZV 阳性(73.7%,14/19),只有少数为 HSV 阳性(26.3%,5/19)。这一点,在日本学者 Takase H 等的报道中,是一致的:8 眼(28.6%)为 HSV 阳性,20 眼(71.4%)为 VZV 阳性。[23]

基于 112 眼疱疹病毒性前葡萄膜炎的房水检测结果,Neumann R 等建议临床医生更积极地采用 PCR 对疑似疱疹病毒感染的房水病毒进行检测。[1]

眼内液检测建议:

检测对象:房水即可。

检测指标:(1)判断为活动期时检测 VZV-DNA、HSV-DNA。

(2)病程较长时,检测 VZV 抗体和 HSV 抗体的 Goldmann-Witmer 系数。

检测意义:(1)用于确定诊断,尤其是临床体征不典型时。

(2)通过检测病毒核酸,为是否需要启动或终止抗病毒药物使用提供参考。

· 参考文献 ·

[1] Neumann R, Barequet D, Rosenblatt A, et al. Herpetic Anterior Uveitis-Analysis of Presumed and PCR Proven Cases. Ocul Immunol Inflamm. 2019. 27(2):211-218.

[2] Cunningham ET Jr. Diagnosing and treating herpetic anterior uveitis. Ophthalmology. 2000. 107(12):2129-2130.

[3] Gaynor BD, Margolis TP, Cunningham ET Jr. Advances in diagnosis and management of herpetic uveitis. Int Ophthalmol Clin. 2000. 40(2):85-109.

[4] Tabbara KF, Chavis PS. Herpes simplex anterior uveitis. Int Ophthalmol Clin. 1998. 38(4):137-147.

[5] Tugal-Tutkun I, Otük-Yasar B, Altinkurt E. Clinical features and prognosis of herpetic anterior uveitis: a retrospective study of 111 cases. Int Ophthalmol. 2010. 30(5):559-565.

[6] Gueudry J, Muraine M. Anterior uveitis. J Fr Ophtalmol. 2018. 41(1):e11-e21.

[7] Thygeson P, Hogan MJ, Kimura SJ. Observations on uveitis associated with viral disease. Trans Am Ophthalmol Soc. 1957. 55:333-49; discussion 349-352.

[8] Kimura SJ. Herpes simplex uveitis: a clinical and experimental study. Trans Am Ophthalmol Soc. 1962. 60:440-470.

[9] Liesegang TJ. Varicella-zoster virus eye disease. Cornea. 1999. 18(5):511-531.

[10] Cobo LM, Foulks GN, Liesegang T, et al. Oral acyclovir in the treatment of acute herpes zoster ophthalmicus. Ophthalmology. 1986. 93(6):763-770.

[11] Womack LW, Liesegang TJ. Complications of herpes zoster ophthalmicus. Arch Ophthalmol. 1983. 101(1):42-45.

[12] Harding SP, Lipton JR, Wells JC. Natural history of herpes zoster ophthalmicus: predictors of postherpetic neuralgia and ocular involvement. Br J Ophthalmol. 1987. 71(5):353-8.

[13] Falcon MG, Williams HP. Herpes simplex kerato-uveitis and glaucoma. Trans Ophthalmol Soc U K. 1978. 98(1):101-104.

[14] Van der Lelij A, Ooijman FM, Kijlstra A, Rothova A. Anterior uveitis with sectoral iris atrophy in the absence of keratitis: a distinct clinical entity among herpetic eye diseases. Ophthalmology. 2000. 107(6):1164-1170.

[15] Wilhelmus KR, Falcon MG, Jones BR. Herpetic iridocyclitis. Int Ophthalmol. 1982. 4(3):143-150.

[16] Goldstein DA, Mis AA, Oh FS, Deschenes JG. Persistent pupillary dilation in herpes simplex uveitis. Can J Ophthalmol. 2009. 44(3):314-316.

[17] Marsh RJ, Easty DL, Jones BR. Iritis and iris atrophy in Herpes zoster ophthalmicus. Am J Ophthalmol. 1974. 78(2):255-261.

[18] Chan NS, Chee SP. Demystifying viral anterior uveitis: A review. Clin Exp Ophthalmol. 2019. 47(3):320-333.

[19] Naumann G, Gass JD, Font RL. Histopathology of herpes zoster ophthalmicus. Am J Ophthalmol. 1968. 65(4):533-541.

[20] Siverio Júnior CD, Imai Y, Cunningham ET Jr. Diagnosis and management of herpetic anterior uveitis. Int Ophthalmol Clin. 2002. 42(1):43-48.

[21] KAUFMAN HE, MARTOLA EL, DOHLMAN CH. HERPES SIMPLEX TREATMENT WITH IDU AND CORTICOS-TEROIDS. Trans Am Acad Ophthalmol Otolaryngol. 1963. 67:695-701.

[22] Yamamoto S, Pavan-Langston D, Kinoshita S, Nishida K, Shimomura Y, Tano Y. Detecting herpesvirus DNA in uveitis using the polymerase chain reaction. Br J Ophthalmol. 1996. 80(5):465-468.

[23] Takase H, Kubono R, Terada Y, et al. Comparison of the ocular characteristics of anterior uveitis caused by herpes simplex virus, varicella-zoster virus, and cytomegalovirus. Jpn J Ophthalmol. 2014. 58(6):473-482.

三、巨细胞病毒性视网膜炎

【疾病简介】

巨细胞病毒属于疱疹病毒组,为双链 DNA 病毒,广泛存在于自然界中。在欧美发达国家,巨细胞病毒的群体感染率 27.4%~50.4%[1-3];在人口密集的发展中国家,这一比例可以达到 90% 以上[4,5]。巨细胞病毒的传播通过人与人之间的体液,例如感染者从唾液、泪液、宫颈分泌物、尿液、精液、粪便、血液或乳汁中排出此病毒,成为传染源,可以通过飞沫传播。也可以因为接受了巨细胞病毒感染者的器官捐献而被传染。

巨细胞病毒进入体内,经血行播散到达眼部,感染视网膜的组织细胞(主要是血管内皮细胞)。在免疫力正常的情况下,巨细胞病毒的复制被压制,与机体形成一种共生的稳态平衡;但是在免疫力低下的人群(包括艾滋病患者、器官移植术后、化疗后、有时也包括眼内注射糖皮质激素)等,这种平衡被打破,形成巨细胞病毒所致的视网膜血管炎,继而导致视网膜功能障碍[6]。据早期报道,AIDS 患者中约 37% 发生巨细胞病毒性视网膜炎,大剂量使用免疫抑制药物的急性白血病、恶性淋巴瘤、器官移植等患者中,巨细胞病毒性视网膜炎的发病率为 3%[7]。但之后因为 HAART(highly active antiretroviral therapy,高效抗逆转录病毒治疗;俗称鸡尾酒疗法)的普遍开展,AIDS 患者的巨细胞病毒性视网膜炎比例大幅下降至 9.0% 左右的水平[8-10]。

【临床表现】

巨细胞病毒性视网膜炎的眼底表现比较有特征性,主要为典型的坏死性视网膜炎,伴视网膜血管白鞘(可以同时影响动脉和静脉,对于非 HIV 感染者,常以动脉为主)(图 6-8),广泛视网膜血管受累时可见霜枝状改变(图 6-9),沿视网膜血管弓可见黄白色视网膜病灶,活动性边缘呈颗粒状,常伴有视网膜出血,灰黄色坏死灶与片状出血同时出现时呈"奶酪 + 番茄酱"样眼底改变(图 6-10);中周部视网膜白色或黄白色片状或簇状渗出病灶,可融合,伴或不伴视网膜出血;趋于陈旧的 CMVR 可以观察到视网膜纤维瘢痕、视网膜神经上皮萎缩、RPE 色素脱失或增生(图 6-11)和视网膜下结晶形成(儿童常见,图 6-12)。

巨细胞病毒性视网膜炎患者眼前段一般反应较轻,仔细观察,可以看到角膜后的灰白脂状 KP(下方为主,图 6-13),可合并少许前房浮游细胞和轻微的前房闪辉。玻璃体浑浊在巨细胞病毒性视网膜炎患者不严重,但可以有玻璃体内的浮游细胞。

图 6-8 白血病骨髓移植术后患者出现右眼巨细胞病毒性视网膜炎,可见视网膜血管白鞘(A),经玻璃体腔注射 1 次更昔洛韦治疗后,视网膜静脉白鞘明显减轻(B)

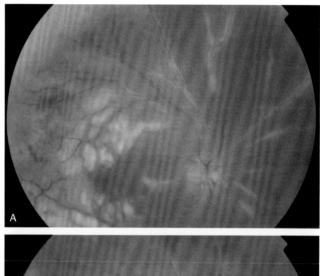

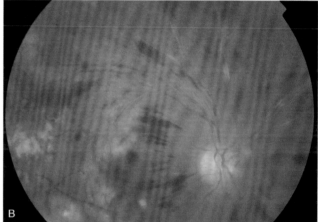

图 6-9 白血病骨髓移植术后患者出现巨细胞病毒性视网膜炎,可见广泛视网膜血管白鞘,呈霜枝样

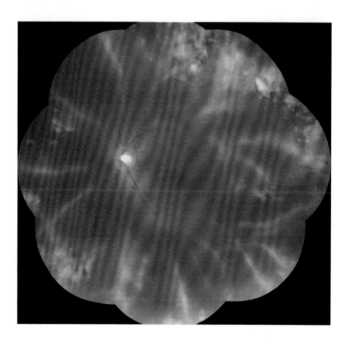

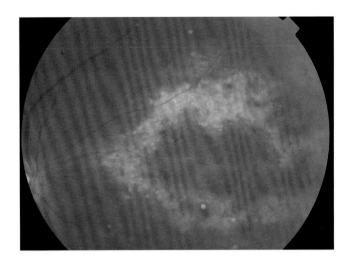

图 6-10 AIDS 患者出现巨细胞病毒性视网膜炎,可见灰黄色颗粒样的视网膜坏死灶和视网膜出血混杂,均边界不清晰,呈"奶酪 + 番茄酱"样眼底改变

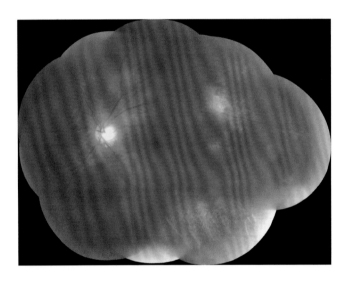

图 6-11 白血病骨髓移植术后患者出现巨细胞病毒性视网膜炎,经多次玻璃体腔注射更昔洛韦治疗后,周边纤维瘢痕形成(颞上方血管弓旁)及视网膜神经上皮萎缩和 RPE 色素脱失及色素增生混杂(下方)

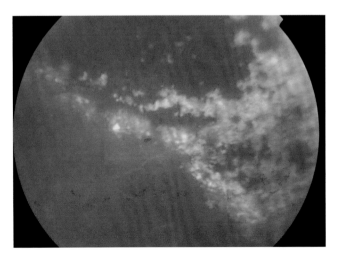

图 6-12 白血病骨髓移植术后儿童患者出现巨细胞病毒性视网膜炎,病程较长,视网膜下结晶样改变

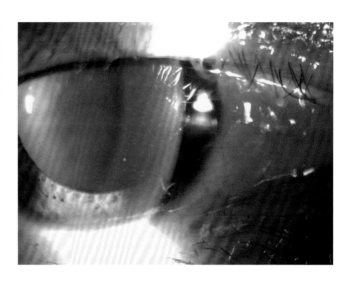

图 6-13 白血病骨髓移植术后患者出现巨细胞病毒性视网膜炎,可以见到角膜下方后壁的脂状沉着物

【诊断标准】

目前国际上尚没有统一的诊断标准,巨细胞病毒性视网膜炎的诊断主要是依靠临床表现,包括免疫力低下的病史、典型的眼底表现。以下信息对于诊断有意义:①免疫力低下病史:艾滋病史、器官移植术后、胸腺摘除术后、长期使用化疗药物等;②轻微的眼前段反应;③不严重的玻璃体浑浊;④边界不清晰的视网膜灰黄色坏死灶、视网膜出血和视网膜静脉白鞘;⑤血 CD4+ 细胞 <50/μL;⑥眼房水巨细胞病毒核酸检测阳性。对于表现不典型的患者,眼房水的巨细胞病毒核酸检测至关重要[6]。

眼底照相是巨细胞病毒性视网膜炎比较重要的辅助检查,通过每周一次的眼底照相,可以判断治疗是否有效:首先是视网膜血管白鞘的消退(图 6-14),接着是灰黄色坏死灶的面积缩小,最后是视网膜出血的吸收。

眼底出血和活动性的视网膜炎在荧光素眼底血管造影(FFA)上表现为弱荧光区域中夹圆点状的强荧光(图 6-15),陈旧视网膜炎的萎缩区域也表现为弱荧光。视网膜血管炎荧光素眼底血管造影检查并非巨细胞病毒性视网膜炎的必需辅助检查,因为没有证据表明会给诊断和治疗带来更多的有用信息[6]。

【治疗】

对于 AIDS 患者出现巨细胞病毒性视网膜炎,和单纯眼内用药相比,全身使用抗 CMV 治疗药物可以有 50% 概率死亡率下降,90% 概率减少新增活动性病变和 80% 概率减少对侧眼发生巨细胞病毒性视网膜炎[11]。

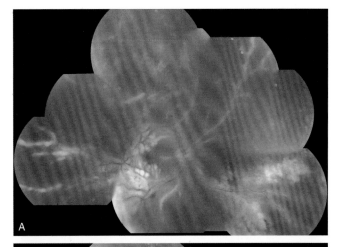

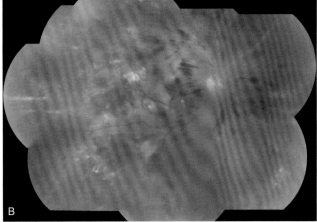

图 6-14　白血病骨髓移植术后患者出现巨细胞病毒性视网膜炎(A)，玻璃体腔注射更昔洛韦 1 周后视网膜血管白鞘大部分消退，灰黄色视网膜坏死灶面积缩小(B)

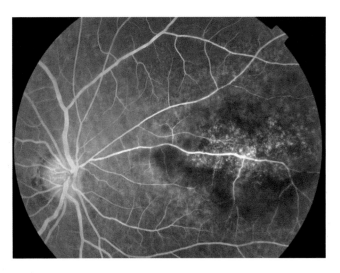

图 6-15　AIDS 患者出现右眼鼻侧巨细胞病毒性视网膜炎，荧光素眼底血管造影上表现为弱荧光区域中夹圆点状的强荧光

但是对于骨髓移植术后的患者,由于全身使用更昔洛韦有骨髓移植的副作用,并且眼内注射更昔洛韦可以导致局部较高的药物浓度,因此玻璃体腔注射更昔洛韦治疗巨细胞病毒性视网膜炎有优势[12]。在各项临床观察中,也未见玻璃体腔注射更昔洛韦的毒副作用报道[13,14]。

全身用药的方案为:诱导期更昔洛韦以 5mg/kg 的剂量,每 12 小时输一次,共 14~21 天,维持期为 5mg/(kg·d)的剂量[6,15]。也可以采用膦甲酸钠静脉输液的方法进行全身用药,优势在于耐更昔洛韦的 CMV 治疗仍然有效,诱导期以 90mg/kg 的剂量,每 12 小时输一次,共 14 天,维持期为 120mg/(kg·d)的剂量[6]。

玻璃体腔药物注射的方案如下:更昔洛韦 2.0mg,每周一次[16];膦甲酸钠 1.2~2.4mg,每周一次[6]。在停止注射指征上,笔者遵循的方案为:①眼底观察活动性视网膜病变(视网膜血管白鞘)完全消退,1 个月内无新的活动性病变产生;②房水 CMV 核酸载量低于1 000 拷贝 /mL;③房水白介素 -8 水平低于 30.0pg/mL(如果起始基线值房水白介素 -8 水平低于 30.0pg/mL,则本条不适用)[13,14]。

【眼内液检测】

采用 PCR 法检测房水和玻璃体液中的 CMV 核酸,有助于区分活动性和非活动性巨细胞病毒性视网膜炎($P<0.01$),并且显著优于血浆 CMV 核酸检测、血 / 尿 CMV 培养[17]。此外,也可以同时检测 HSV、VZV、EB 病毒以除外合并感染的存在[18]。对于艾滋病患者,通过检测房水 CMV 核酸可以鉴别巨细胞病毒性视网膜炎和 HIV 视网膜微血管病变:通过 PCR 方法检测后者的眼房水 CMV 核酸为阴性。[19] Pathanapitoon K 等曾收集了 24 例 AIDS 巨细胞病毒性视网膜炎患者的玻璃体液、房水和结膜,采用 PCR 法进行 CMV 的检测,计算后发现这种方法的特异性均为 93%,在三种标本中敏感性分别为 67%、37% 和 12%[20]。除了 PCR 法,也有作者采用 Amplicor CMV 检测法(DNA 杂交)进行房水的 CMV 检测,治疗前检测的阳性率为 86.5%~88.1%[21,22]。

当病变过急性期,眼内液检测 CMV 核酸阴性时,可以考虑通过检测眼内液 CMV 抗体的滴度来辅助判断是否陈旧的巨细胞病毒性视网膜炎[23]。但需要注意的是,如果是陈旧 CMV 视网膜炎,则眼内 CMV 抗体滴度的升高是显著的,并且无需检测 CMV 抗体的 Goldmann-Witmer 系数,因为人群中血清 CMV 抗体阳性率极高[24,25]。Abe T 等的研究发现,在巨细胞病毒性视网膜炎病例中,检测 CMV 抗体 Goldmann-Witmer 系数并未升高[24]。

Ruiz-Cruz M 等曾进行研究发现，HIV 感染者中，巨细胞病毒性视网膜炎患者的血浆 IL-7、IL-8、IL-10、干扰素 -γ、干扰素 -α、G-CSF、IP-10 和 IL-1α 等较眼梅毒患者更高，而眼房水中 IL-1α、IP-10 和 GM-CSF 等较眼梅毒患者更高，可见这两种病症的眼内微环境改变和全身有显著区别[26]。

Iyer JV 等对三组患者进行了眼房水的细胞因子分析：伴有巨细胞病毒性视网膜炎的艾滋病患者、不伴有巨细胞病毒性视网膜炎的 HIV 感染者、没有眼部感染病变的白内障手术患者；结果发现 IP-10、fractalkine、PDGF-AA、G-CSF、Flt-3L、MCP-1 在 HIV 感染者中表现为低浓度，而巨细胞病毒性视网膜炎患者中则为更高浓度，差异有显著性。结果提示巨细胞病毒性视网膜炎的发生和 Th-1、单核 - 巨噬细胞介导的免疫反应均有关，通过检测房水细胞因子浓度变化可以更好地预测疾病转归、进行个性化治疗[27]。

笔者对 10 例骨髓移植术后巨细胞病毒性视网膜炎患者进行了多次玻璃体腔抗病毒药物注射，同时收集房水进行 IL-1β、IL-6、IL-8、IL-10、IL-12p70 和 TNF-α 的浓度分析，结果发现仅白介素 -6、白介素 -8 与房水中的巨细胞病毒核酸载量的关联有显著性，并且发现白介素 -8 的水平下降和视网膜病变的消退趋于同步，这提示房水 IL-8 对于反映巨细胞病毒性视网膜炎的活动性是个很好的靶标[13]。类似的结果也在 CRIGSS 研究中得到证实，通过对 17 例 HIV 感染者巨细胞病毒性视网膜炎患者每周接受一次玻璃体腔注射抗病毒药物时取出的房水进行 41 种细胞因子和趋化因子的浓度进行检测，发现 IL-8 与 CMV 载量强相关（相关系数 0.81），同时表现出强相关的还有 MCP-1（相关系数 0.80）、IFN-g（相关系数 0.83）、IP-10（相关系数 0.82）、fractalkine（0.73）和 RANTES（0.68）；PDGF-AA（0.58）、Flt-3L（0.59）和 G-CSF（0.53）与 CMV 载量表现出中度相关[28]。

眼内液检测建议：

检测对象：房水即可，如进行玻璃体切割手术，玻璃体液亦可。

检测指标：(1) 首选检测 CMV-DNA、IL-8。

　　　　　(2) 次选检测 CMV-IgG。

　　　　　(3) 参考检测 IP-10、fractalkine、G-CSF、MCP-1、Flt-3L。

检测意义：(1) 用于确定诊断，尤其是临床体征不典型，同时全身无 CMV 血症和其他脏器感染 CMV 的病史存在时。

　　　　　(2) 通过检测 IL-8 水平，可以在治疗过程中定量判断眼内炎症的活动性程度，为是否需要换用抗病毒药物提供参考。

· 参考文献 ·

[1] Bate SL,Dollard SC,Cannon MJ. Cytomegalovirus seroprevalence in the United States:the national health and nutrition examination surveys, 1988-2004. Clin Infect Dis. 2010. 50 (11):1439-1447.

[2] Cannon MJ,Schmid DS, Hyde TB. Review of cytomegalovirus seroprevalence and demographic characteristics associated with infection. Rev Med Virol. 2010. 20(4):202-213.

[3] Korndewal MJ,Mollema L, Tcherniaeva I,et al. Cytomegalovirus infection in the Netherlands:seropre-valence,risk factors,and implications. J Clin Virol. 2015. 63:53-58.

[4] Staras SA,Dollard SC, Radford KW,et al. Seroprevalence of cytomegalovirus infection in the United States,1988-1994. Clin Infect Dis. 2006. 43(9):1143-1151.

[5] Jin Q,Su J,Wu S. Cytomegalovirus Infection among Pregnant Women in Beijing:Seroepidemiological Survey and Intrauterine Transmissions. J Microbiol Biotechnol. 2017. 27(5):1005-1009.

[6] Port AD,Orlin A,Kiss S,et al. Cytomegalovirus Retinitis:A Review. J Ocul Pharmacol Ther. 2017. 33(4): 224-234.

[7] Pollard RB,Egbert PR,Gallagher JG,et al. Cytomegalovirus retinitis in immunosuppressed hosts. I. Natural history and effects of treatment with adenine arabinoside. Ann Intern Med. 1980. 93(5):655-664.

[8] Teoh SC,Wang PX,Wong EP. The epidemiology and incidence of cytomegalovirus retinitis in the HIV population in Singapore over 6 years. Invest Ophthalmol Vis Sci. 2012. 53 (12):7546-7552.

[9] Sun HY,Peng XY,Li D,et al. Cytomegalovirus retinitis in patients with AIDS before and after introduction of HAART in China. Eur J Ophthalmol. 2014. 24(2):209-215.

[10] Schwarcz L,Chen MJ, Vittinghoff E,et al. Declining incidence of AIDS-defining opportunistic illnesses: results from 16 years of population-based AIDS surveillance. AIDS. 2013. 27(4):597-605.

[11] Jabs DA,Ahuja A,Van Natta M,et al. Comparison of treatment regimens for cytomegalovirus retinitis in patients with AIDS in the era of highly active antiretroviral therapy. Ophthalmology. 2013. 120(6):1262-1270.

[12] Ussery FM,Gibson SR, Conklin RH,et al. Intravitreal ganci-lovir in the treatment of AIDS-associated cytomegalovirus retinitis. Ophthalmology. 1988. 95(5):640-648.

[13] Wang B,Tian B,Tao Y,et al. Continued decline of aqueous interleukin-8 after multiple intravitreal injections of ganciclovir for cytomegalovirus retinitis. J Ocul Pharmacol Ther. 2014. 30(7):587-592.

[14] Miao H,Tao Y,Jiang YR, et al. Multiple intravitreal injections of ganciclovir for cytomegalovirus retinitis after stem-cell transplantation. Graefes Arch Clin Exp Ophthalmol. 2013. 251 (7):1829-1833.

[15] Stewart MW. Optimal management of cytomegalovirus retinitis in patients with AIDS. Clin Ophthalmol. 2010. 4:285-299.

[16] Agarwal A,Kumari N,Trehan A,et al. Outcome of cytomegalovirus retinitis in immunocompromised patients without Human Immunodeficiency Virus treated with intravitreal ganciclovir injection. Graefes Arch Clin Exp Ophthalmol. 2014. 252(9):1393-1401.

[17] Smith IL,Macdonald JC, Freeman WR,et al. Cytomegalovirus (CMV) retinitis activity is accurately reflected by the presence and level of CMV DNA in aqueous humor and vitreous. J Infect Dis. 1999. 179(5): 1249-1253.

[18] Mitchell SM,Fox JD. Aqueous and vitreous humor samples for the diagnosis of cytomegalovirus retinitis.

Am J Ophthalmol. 1995. 120(2):252-253.

[19] Chen C,Guo CG,Meng L,et al. Comparative analysis of cytomegalovirus retinitis and microvascular retinopathy in patients with acquired immunodeficiency syndrome. Int J Ophthalmol. 2017. 10(9):1396-1401.

[20] Pathanapitoon K,Ausayakhun S,Kunavisarut P,et al. Detection of cytomegalovirus in vitreous,aqueous and conjunctiva by polymerase chain reaction (PCR). J Med Assoc Thai. 2005. 88(2):228-232.

[21] Yamamoto N,Wakabayashi T,Murakami K,Hommura S. Detection of CMV in plasma and aqueous humor specimens from AIDS patients with CMV retinitis using the amplicor CMV test. Scand J Infect Dis. 2002. 34(5):351-4.

[22] Yamamoto N,Wakabayashi T,Murakami K,et al. Detection of CMV DNA in the aqueous humor of AIDS patients with CMV retinitis by AMPLICOR CMV test. Ophthalmologica. 2003. 217(1):45-48.

[23] Liekfeld A,Schweig F,Jaeckel C,et al. Intraocular antibody production in intraocular inflammation. Graefes Arch Clin Exp Ophthalmol. 2000. 238 (3):222-227.

[24] Abe T,Tsuchida K,Tamai M. A comparative study of the polymerase chain reaction and local antibody production in acute retinal necrosis syndrome and cytomegalovirus retinitis. Graefes Arch Clin Exp Ophthalmol. 1996. 234(7):419-424.

[25] Doornenbal P,Seerp BG,Quint WG,et al. Diagnostic assays in cytomegalovirus retinitis:detection of herpesvirus by simultaneous application of the polymerase chain reaction and local antibody analysis on ocular fluid. Br J Ophthalmol. 1996. 80 (3):235-240.

[26] Ruiz-Cruz M,Ávila-Rios S,Ormsby CE,et al. Cytokine Profiles in Aqueous Humor and Plasma of HIV-infected Individuals with Ocular Syphilis or Cytomegalovirus Retinitis. Ocul Immunol Inflamm. 2017:1-8.

[27] Iyer JV,Connolly J,Agrawal R,et al. Cytokine analysis of aqueous humor in HIV patients with cytomegalovirus retinitis. Cytokine. 2013. 64(2):541-547.

[28] Iyer JV,Agrawal R,Yeo TK,et al. Aqueous humor immune factors and cytomegalovirus (CMV) levels in CMV retinitis through treatment - The CRIGSS study. Cytokine. 2016. 84:56-62.

四、急性视网膜坏死

【疾病简介】

急性视网膜坏死为 1971 年 Urayama 等首次报道[1]，是一种由疱疹类病毒感染引起，以急性葡萄膜炎、玻璃体炎、视网膜动脉为主的视网膜血管炎、融合性坏死性视网膜炎、视神经病变及后期视网膜脱离为特征的眼部综合征。英国的流行病学调查数据显示急性视网膜坏死的发生率为每年 0.5~0.63/ 百万人口[2-4]。未经治疗的患者中，双眼受累的占 70% 以上[5]。引起急性视网膜坏死的病原主要是水痘带状疱疹病毒 VZV（笔者在中国人群中的检测结果提示比例在95%以上）和单纯疱疹病毒HSV，也包括CMV和EBV[6,7]。HSV-2在年轻的急性视网膜坏死病人中更常见[8]，而VZV和HSV-1在50岁以上的老龄急性视网膜坏死病人中更常见。也有个别报道弓形虫引起的视网膜炎表现为急性视网膜坏死样改变[9]。

【临床表现】

部分患者发病前有皮肤带状疱疹史或感冒病史，但大部分患者无明显全身症状。急性期，常合并眼前段炎症表现，患者主诉如眼红、眶周痛，畏光和/或视力逐渐下降或伴有眼前黑影飘动等症状。眼部检查可见眼前段炎症[灰白脂状KP（图6-16）、房水闪辉、前房浮游细胞、瞳孔粘连等]、玻璃体炎性细胞浸润（图6-17）、眼底见小血管闭塞（图6-18）、周边视网膜见黄白色坏死灶，如果到晚期的话，大量色素上皮细胞通过视网膜裂孔移行至视网膜表面，加之玻璃体炎导致玻璃体浓缩、机化，可出现增生性玻璃体视网膜病变，甚至视网膜出现片状全层坏死性视网膜炎、视网膜脱离。闭塞性动脉周围炎是经常存在的。约三分之一的患者第二眼受累，通常是在6周内[10]，偶有首次发病数十年后出现对侧眼发病的报道[11]。

【诊断标准】

该病的诊断标准主要根据1994年美国葡萄膜炎学会研究组和教育委员会制定的诊断标准：①周边视网膜出现1个或多个坏死病灶，病灶边界清楚；②未使用抗病毒药物时，病

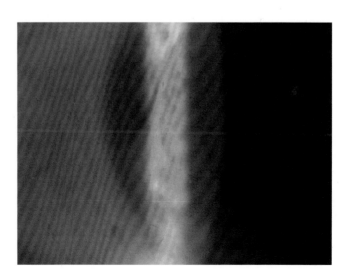

图6-16 男，48岁，右眼红伴视物模糊半个月。临床检查及实验室房水检测VZV阳性确诊急性视网膜坏死，裂隙灯检查可见角膜后脂状Kp

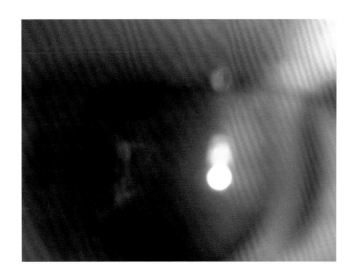

图6-17 男,48岁,右眼红伴视物模糊半个月。临床检查及实验室房水检测VZV阳性确诊急性视网膜坏死,裂隙灯检查可见前部玻璃体浑浊、炎性细胞浸润

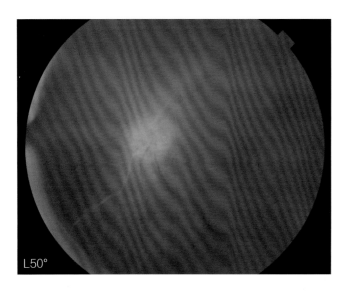

图6-18 男,66岁,左眼视物模糊3周。临床检查及实验室房水检测VZV阳性确诊急性视网膜坏死,眼底检查可见视网膜小动脉闭塞

变发展迅速;③环形扩展;④闭塞性视网膜血管性病变,动脉受累;⑤前房内及玻璃体内的炎症反应;⑥视神经病变,巩膜炎(本条支持证据,但非诊断依据)[12]。

由于上述诊断标准均是中晚期体征表现,不利于早期诊断,由8名葡萄膜炎专家和1名统计学专家组成的日本"ARN研究组"于2015年提出了新的诊断标准[13]。新的诊断标准包括三大类:

6 项急性视网膜坏死的早期表现：[1a] 前房浮游细胞或者脂状 Kp；[1b] 周边视网膜的黄白色病灶 [早期为颗粒状或斑片状外观（图 6-19），逐渐融合（图 6-20）]；[1c] 视网膜动脉炎（图 6-21）；[1d] 视盘充血（图 6-22）；[1e] 玻璃体炎性浑浊；和 [1f] 眼内压升高。

图 6-19　男,54 岁,右眼视物模糊 2 周。临床检查及实验室房水检测 VZV 核酸阳性、VZV 抗体 Goldmann-Witmer 系数阳性确诊急性视网膜坏死,眼底检查可见黄白色、颗粒状、斑片状视网膜坏死灶

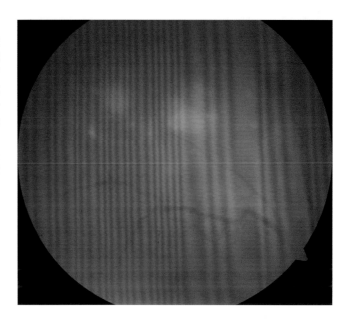

图 6-20　男,63 岁,右眼视物模糊 3 周。临床检查及实验室房水检测 VZV 核酸阳性确诊急性视网膜坏死,眼底检查可见周边视网膜坏死灶呈融合状

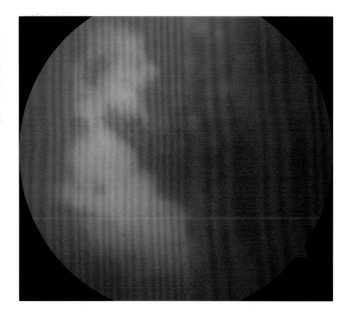

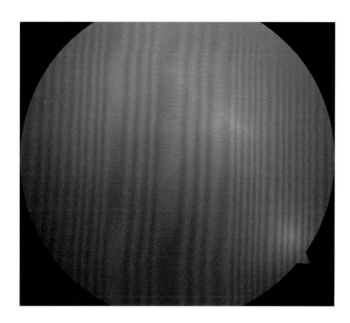

图 6-21 女,54 岁,双眼先后视物模糊 2 周。临床检查及实验室房水检测 VZV 核酸阳性确诊急性视网膜坏死,眼底检查可见右眼视网膜颞上分支动脉旁炎症表现

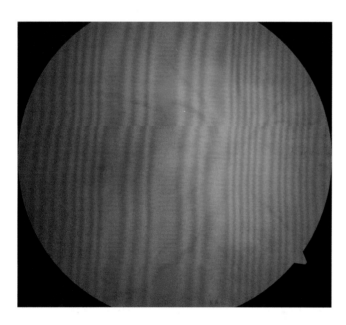

图 6-22 男,54 岁,右眼视物模糊 2 周。临床检查及实验室房水检测 VZV 核酸阳性、VZV 抗体 Goldmann-Witmer 系数阳性确诊急性视网膜坏死,眼底检查可见视乳头边界不清、充血

　　5 项临床进程:[2a] 视网膜病灶环形快速进展(图 6-23);[2b] 发展出视网膜裂孔或视网膜脱离(图 6-24);[2c] 视网膜血管阻塞;和 [2d] 视神经萎缩和 [2e] 对抗病毒治疗有反应。

　　实验室检查结果(通过 PCR 检测眼内液单纯疱疹病毒 / 水痘带状疱疹病毒核酸或者查单纯疱疹病毒 / 水痘带状疱疹病毒抗体的 Goldmann-Witmer 系数)。

诊断包括两种：一种为"病毒明确的急性视网膜坏死"（定义为早期表现中的 [1a]、[1b] 同时存在，并且 5 项临床进程中存在任意一项，以及阳性的实验室检查结果）；另一种为"病毒不明确的急性视网膜坏死"（定义为 6 项早期表现中包括 [1a]、[1b] 在内有 4 项阳性，并

图 6-23 男，54 岁，右眼视物模糊 2 周。临床检查及实验室房水检测 VZV 核酸阳性、VZV 抗体Goldmann-Witmer 系数阳性确诊急性视网膜坏死，眼底观察发现视网膜坏死灶快速向后极部进展，呈环形收缩

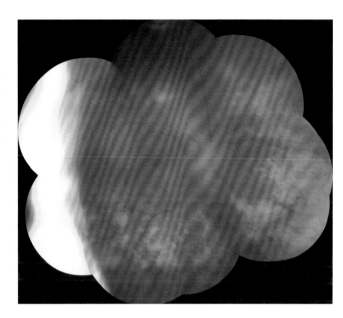

图 6-24 男，60 岁，右眼视物模糊 20 天后就诊，查眼部表现及实验室房水检测 VZV 核酸阳性确诊急性视网膜坏死，抗病毒治疗 2 个月后视力突然由 0.3 降至手动 / 眼前，眼底观察发现脱离，B 超证实

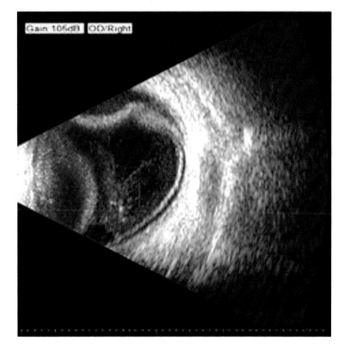

且 5 项临床进程中存在任意两项,以及实验室检查结果阴性或者尚未进行眼内液的实验室检查)。"ARN 研究组"将该诊断标准用于 45 例急性视网膜坏死的回顾性分析,发现其敏感性为 0.89,特异性 1.00。

【治疗】

最常被报道使用的初始治疗是静脉输液阿昔洛韦或口服伐昔洛韦[14]。经典治疗方案为静脉注射阿昔洛韦(1 500mg/m²/ 天)5~10 天,转为口服阿昔洛韦(800mg 每日 5 次)4~6 周[15]。有Ⅱ级和Ⅲ级证据表明静脉或口服阿昔洛韦可以预防对侧眼发展急性视网膜坏死[14]。

伐昔洛韦的生物利用度较高,是阿昔洛韦的 3~5 倍,为 54%~60%,口服后经体内代谢为阿昔洛韦发挥药理作用,而阿昔洛韦的生物利用度仅为 15%~30%[16]。口服伐昔洛韦 250mg,每日 4 次所产生的阿昔洛韦在浓度 - 时间曲线的峰值浓度和面积与口服阿昔洛韦 800mg,每日 5 次相同[17]。

建议在给予传统全身治疗方案的同时,进行眼内抗病毒药物注射。对照研究结果显示,和传统的全身抗病毒治疗相比,结合玻璃体腔抗病毒药物注射和全身抗病毒药物的联合治疗模式更优,因为后者出现严重视力损失的可能性更小,并且视力提高 2 行或以上的概率更大[18]。玻璃体腔注射更昔洛韦已被很多病例报告证实有效[19-21]。此外,由于作用机理的不同,膦甲酸钠对于耐阿昔洛韦的 HSV 仍有效[14]。玻璃体腔注射膦甲酸钠也被报道使用,尤其是对阿昔洛韦耐药的病例[22]。一项十年的回顾性研究显示,以全身使用抗病毒药物和糖皮质激素为主要治疗方案的情况下,66.12% 的急性视网膜坏死眼出现继发性视网膜脱离[23];但是,以玻璃体腔注射抗病毒药物为主要治疗手段的情况下,出现继发性视网膜脱离的比例则为 16%[24]。笔者采用的玻璃体腔抗病毒药物方案如下:玻璃体腔注射更昔洛韦 3mg/ 次,每 4 天一次,共 5 次,每次注射前穿刺抽房水检测病毒载量和 IL-8、VEGF 水平,如 IL-8、VEGF 不降反升,可联合使用玻璃体腔注射更昔洛韦 3mg+ 膦甲酸钠 2.4mg/ 次。根据眼内变化情况可适当增加眼内注药次数。

急性视网膜坏死的发病机制中包括血管阻塞引起视网膜缺血[25],通过口服阿司匹林可以改善血小板的高凝状态而减轻视网膜缺血[26]。笔者常用的剂量为拜阿司匹林 100mg,每日一次,口服 3 周。

由于急性视网膜坏死的致病机制不仅仅是病毒直接破坏组织细胞,也包括免疫机制。因此,在抗病毒过程中给予适当抗炎治疗必不可少。口服糖皮质激素通常在抗病毒治疗开始后的24~48小时后开始给予(泼尼松1mg/kg·d,逐渐减量)[15]。

支持早期玻璃体切割的声音越来越多:支持的研究发现这种方法可以减少视网膜脱离的发生率(30天内手术组25% vs 对照组59%,P=0.076)[27]。但大部分研究通过对比,发现早期玻璃体切割并没有带来视力预后的改善[28-30],仅个别研究提示有效[31]。

【眼内液检测】

采用PCR对眼内液中的病毒核酸进行检测,已经被不同国家的诸多学者所采用,阳性率普遍较高,基本都接近100%(表6-1)。

表6-1 不同地区作者报道检测急性视网膜患者眼内液病毒的数据

作者	发表年限/年	病例总数	检测对象	检测阳性病例	阳性率	备注
Itoh N 等[32]	2000	16眼	玻璃体液和房水	HSV-2阳性7眼	43.8%	作者同时检测了血清HSV-2抗体,发现仅在眼内液HSV-2阳性的患者中阳性
				VZV阳性9眼	56.2%	
Lau CH 等[33]	2007	18眼	玻璃体液	VZV阳性12眼	66.7%	所有EB阳性的眼均为VZV阳性
				HSV阳性4眼	22.2%	
				EB阳性3眼	16.7%	
Sugita S 等[34]	2008	16眼	玻璃体液和房水	HSV-1阳性2眼	12.5%	结合了两种PCR方法进行检测
				HSV-2阳性3眼	18.8%	
				VZV阳性11眼	68.8%	
Hillenkamp J 等[29]	2009	30眼	玻璃体液	VZV阳性26眼	86.7%	VZV和EB合并阳性2眼,VZV和HSV合并阳性1眼
				HSV阳性5眼	16.7%	
				EB阳性2眼	6.7%	
Wong R 等[35]	2010	81眼	玻璃体液	VZV阳性48眼	59.3%	
				HSV阳性33眼	40.8%	
Zhao C 等[36]	2017	18眼	玻璃体液和房水	VZV阳性15眼	83.3%	采用xTAG液体芯片技术;5眼合并VZV和EB阳性,1眼合并VZV、HSV-1、EB阳性;
				HSV-1合并EB阳性1眼	5.6%	

Calvo CM 等[37] 的研究显示,检测房水病毒载量,有助于判断急性视网膜坏死患者的预后:定量 PCR-DNA 拷贝数≥5.0×10^6/mL 的患者与 DNA 拷贝数 <5.0×10^6/mL 的患者相比,最终视力(logMAR 视力 2.10 ± 0.60 vs 0.82 ± 0.81,$P=0.007$)较差。Hafidi M 等[24] 的研究显示,通过检测眼内液病毒载量,可以为抗病毒药物是否出现耐药性提供了参考依据。Bernheim D 等[38] 的研究显示,急性视网膜坏死患者的眼内病毒载量曲线有两个主要部分:平台期(27.8 天 ±24.9 天)和对数下降期,在对数下降期,病毒载量根据对数模型下降,在 3 天 ±0.7 天内下降 50%。这些数据表明,常规 10 天的高剂量抗病毒治疗对大多数患者来说是不够的。

Sato M 等检测了 9 眼急性视网膜坏死患者的眼内液,对 IFN-γ、TNF-α、IL-1β、IL-6 和 TGFβ1 等进行了浓度分析;结果发现同增生性玻璃体视网膜病变以及其他类型的葡萄膜炎相比,IFN-γ 浓度显著升高[39]。

采用 HSV-1 眼内注射制作的小鼠急性视网膜坏死模型研究结果显示,眼内富集 CD4[+] T 细胞、F4/80[+] 巨噬细胞、Gr-1[+] 多形核细胞和 CD19[+]B 细胞。此外,在视网膜坏死的区域,RPE65[+] 视网膜色素上皮细胞和活化的 Muller 细胞被观察到。TNFalpha、IFNgamma 和 IL-4 mRNA 及蛋白均上调[40]。另一项动物模型研究结果显示,眼内 VEGF、flk-1、TGFbeta2 和 IL-6 上调[41]。

de Visser L 等收集了 19 例急性视网膜坏死患者的血清和房水,以 18 例风疹病毒相关 Fuchs 葡萄膜炎综合征、20 例眼弓形虫病以及 7 例老年性白内障患者为对照,结果发现,和对照相比,IL-6、IL-8、IL-18、MIF、MCP-1、Eotaxin、IP-10、IL-15、sICAM-1 和 sVCAM-1 等促炎因子和血管调节因子上调,也发现抑炎因子 IL-10 显著上调[42]。

进行 HSV/VZV 抗体 Goldmann-Witmer 系数检测,对于急性视网膜坏死有实验室诊断价值[43],其意义在于:①在急性视网膜坏死的活动期,眼内液检测病毒核酸阳性,但是在陈旧期,如果还想判断是否由 HSV/VZV 引起,则需要通过抗体检测来判断,因为 IgG 在眼内会长时间表达,通过 Goldmann-Witmer 系数除外血眼屏障破坏引起的假阳性;②在眼内液病毒核酸载量检测值较低,或者考虑有可能是由于空气中气溶胶等引起的 PCR 假阳性等情况下,检测 HSV/VZV 抗体 Goldmann-Witmer 系数可以帮助判断。Abe T 等的研究发现,在急性视网膜坏死病例中,检测 VZV 抗体 Goldmann-Witmer 系数和检测 VZV 核酸的特异性都很好[44]。

眼内液检测建议：

检测对象：房水即可，如进行玻璃体切割手术，玻璃体液亦可。

检测指标：(1) 首选检测 VZV-DNA、HSV-1 DNA、HSV-2 DNA、IL-6、IL-8、VEGF、IFN-γ、TGFβ、HSV-IgG/VZV-IgG 的 Goldmann-Witmer 系数。

（2）次选检测 CMV-DNA、EB-DNA、弓形虫 DNA。

（3）参考检测 IP-10、MCP-1、flk-1、MIF、sICAM-1 和 sVCAM-1。

检测意义：(1) 用于确定诊断和鉴别诊断，尤其是临床体征不典型时。

（2）通过检测病毒载量，为是否需要调整抗病毒药物提供参考。

（3）通过检测细胞因子水平，可以在治疗过程中定量判断眼内炎症、继发虹膜新生血管、纤维增生等的活动性程度，为选择抗炎治疗、玻璃体切割手术等时机提供参考。

· 参考文献 ·

[1] Urayama A YN, Sasaki T. Unilateral acute uveitis with retinal periarteritis and detachment [in Japanese]. Jpn J Clin Ophthalmol. 1971. 25:607-619.

[2] Wong RW, Jumper JM, McDonald HR, et al. Emerging concepts in the management of acute retinal necrosis. Br J Ophthalmol. 2013. 97(5):545-552.

[3] Muthiah MN, Michaelides M, Child CS, et al. Acute retinal necrosis: a national population-based study to assess the incidence, methods of diagnosis, treatment strategies and outcomes in the UK. Br J Ophthalmol. 2007. 91(11):1452-1455.

[4] Cochrane TF, Silvestri G, McDowell C, et al. Acute retinal necrosis in the United Kingdom: results of a prospective surveillance study. Eye (Lond). 2012. 26(3):370-377; quiz 378.

[5] Palay DA, Sternberg P, Davis J, et al. Decrease in the risk of bilateral acute retinal necrosis by acyclovir therapy. Am J Ophthalmol. 1991. 112 (3):250-255.

[6] Guex-Crosier Y, Rochat C, Herbort CP. Necrotizing herpetic retinopathies. A spectrum of herpes virus-induced diseases determined by the immune state of the host. Ocul Immunol Inflamm. 1997. 5(4):259-265.

[7] Brydak-Godowska J, Borkowski P, Szczepanik S, et al. Clinical manifestation of self-limiting acute retinal necrosis. Med Sci Monit. 2014. 20:2088-2096.

[8] Arimura E, Deai T, Maruyama K, et al. Herpes simplex virus-2 quantification by real-time polymerase chain reaction in acute retinal necrosis. Jpn J Ophthalmol. 2005. 49(1):64-65.

[9] Yamamoto JH, Boletti DI, Nakashima Y, et al. Severe bilateral necrotising retinitis caused by Toxoplasma gondii in a patient with systemic lupus erythematosus and diabetes mellitus. Br J Ophthalmol. 2003. 87(5):651-652.

[10] Fisher JP, Lewis ML, Blumen-kranz M, et al. The acute retinal necrosis syndrome. Part 1: Clinical manifestations. Ophthalmology. 1982. 89(12):1309-1316.

[11] Okunuki Y, Usui Y, Kezuka T, et

al. Four cases of bilateral acute retinal necrosis with a long interval after the initial onset. Br J Ophthalmol. 2011. 95 (9):1251-1254.

[12] Holland GN. Standard diagnostic criteria for the acute retinal necrosis syndrome. Executive Committee of the American Uveitis Society. Am J Ophthalmol. 1994. 117(5):663-667.

[13] Takase H,Okada AA,Goto H,et al. Development and validation of new diagnostic criteria for acute retinal necrosis. Jpn J Ophthalmol. 2015. 59 (1):14-20.

[14] Schoenberger SD,Kim SJ, Thorne JE,et al. Diagnosis and Treatment of Acute Retinal Necrosis:A Report by the American Academy of Ophthalmology. Ophthalmology. 2017. 124(3):382-392.

[15] Shantha JG,Weissman HM, Debiec MR,et al. Advances in the management of acute retinal necrosis. Int Ophthalmol Clin. 2015. 55(3):1-13.

[16] Fletcher C,Bean B. Evaluation of oral acyclovir therapy. Drug Intell Clin Pharm. 1985. 19(7-8):518-524.

[17] Wang LH,Schultz M,Weller S,et al. Pharmacokinetics and safety of multiple-dose valaciclovir in geriatric volunteers with and without concomitant diuretic therapy. Antimicrob Agents Chemother. 1996. 40(1):80-85.

[18] Flaxel CJ,Yeh S,Lauer AK. Combination systemic and intravitreal antiviral therapy in the management of acute retinal necrosis syndrome (an American Ophthalmological Society thesis). Trans Am Ophthalmol Soc. 2013. 111:133-144.

[19] Kishore K,Jain S,Zarbin MA. Intravitreal ganciclovir and dexamethasone as adjunctive therapy in the management of acute retinal necrosis caused by varicella zoster virus. Ophthalmic Surg Lasers Imaging. 2011. 42 Online:e87-90.

[20] Bischoff-Jung M,Viestenz A, Fiorentzis M,et al. [Intravitreal ganciclovir as an additional therapy option in acute retinal necrosis]. Ophthalmologe. 2017. 114(9):838-842.

[21] Guo LB,Sun D,Ye JJ,et al. [Intravitreal injection of Ganciclovir in the treatment of acute retinal necrosis]. Zhonghua Yan Ke Za Zhi. 2007. 43(7): 631-637.

[22] Lee MY,Kim KS,Lee WK. Intravitreal foscarnet for the treatment of acyclovir-resistant acute retinal necrosis caused by varicella zoster virus. Ocul Immunol Inflamm. 2011. 19(3):212-213.

[23] Roy R,Pal BP,Mathur G,et al. Acute retinal necrosis:clinical features, management and outcomes-a 10 year consecutive case series. Ocul Immunol Inflamm. 2014. 22(3):170-174.

[24] Hafidi M,Janin-Manificat H, Denis P,et al. Acute retinal necrosis: virological features using quantitative PCR,therapeutic management,and clinical outcomes. Am J Ophthalmol. 2019. 208:376-386.

[25] Kawaguchi T,Spencer DB, Mochizuki M. Therapy for acute retinal necrosis. Semin Ophthalmol. 2008. 23 (4):285-290.

[26] Ando F,Kato M,Goto S,et al. Platelet function in bilateral acute retinal necrosis. Am J Ophthalmol. 1983. 96 (1):27-32.

[27] Huang JM,Callanan P,Callanan D,et al. Rate of Retinal Detachment after Early Prophylactic Vitrectomy for Acute Retinal Necrosis. Ocul Immunol Inflamm. 2018. 26(2):204-207.

[28] Iwahashi-Shima C,Azumi A, Ohguro N,et al. Acute retinal necrosis: factors associated with anatomic and visual outcomes. Jpn J Ophthalmol. 2013. 57(1):98-103.

[29] Hillenkamp J,Nölle B,Bruns C,et al. Acute retinal necrosis:clinical features,early vitrectomy,and outcomes. Ophthalmology. 2009. 116(10):1971-1975.e2.

[30] Ishida T,Sugamoto Y,Sugita S,et al. Prophylactic vitrectomy for acute

retinal necrosis. Jpn J Ophthalmol. 2009. 53(5):486-489.

[31] Luo YH,Duan XC,Chen BH,et al. Efficacy and necessity of prophylactic vitrectomy for acute retinal necrosis syndrome. Int J Ophthalmol. 2012. 5(4): 482-487.

[32] Itoh N,Matsumura N,Ogi A,et al. High prevalence of herpes simplex virus type 2 in acute retinal necrosis syndrome associated with herpes simplex virus in Japan. Am J Ophthalmol. 2000. 129(3): 404-405.

[33] Lau CH,Missotten T, Salzmann J,et al. Acute retinal necrosis features,management,and outcomes. Ophthalmology. 2007. 114(4):756-762.

[34] Sugita S,Shimizu N,Watanabe K,et al. Use of multiplex PCR and real-time PCR to detect human herpes virus genome in ocular fluids of patients with uveitis. Br J Ophthalmol. 2008. 92(7): 928-932.

[35] Wong R,Pavesio CE,Laidlaw DA,et al. Acute retinal necrosis:the effects of intravitreal foscarnet and virus type on outcome. Ophthalmology. 2010. 117(3):556-560.

[36] Zhao C,Yi J,Dong F,et al. Intraocular Detection of Herpesviruses by xTAG Liquid Chip Technology in Patients with Acute Retinal Necrosis. Ocul Immunol Inflamm. 2017:1-7.

[37] Calvo CM,Khan MA,Mehta S, et al. Correlation of Clinical Outcomes with Quantitative Polymerase Chain Reaction DNA Copy Number in Patients with Acute Retinal Necrosis. Ocul Immunol Inflamm. 2017. 25(2): 246-252.

[38] Bernheim D,Germi R,Labetoulle M,et al. Time profile of viral DNA in aqueous humor samples of patients treated for varicella-zoster virus acute retinal necrosis by use of quantitative real-time PCR. J Clin Microbiol. 2013. 51(7): 2160-2166.

[39] Sato M,Abe T,Tamai M. Expression of the Varicella Zoster Virus Thymidine Kinase and Cytokines in Patients with Acute Retinal Necrosis Syndrome. Jpn J Ophthalmol. 2000. 44 (6):693.

[40] Zheng M,Atherton SS. Cytokine profiles and inflammatory cells during HSV-1-induced acute retinal necrosis. Invest Ophthalmol Vis Sci. 2005. 46(4):1356-1363.

[41] Vinores SA,Derevjanik NL, Shi A,et al. Vascular endothelial growth factor (VEGF),transforming growth factor-beta (TGFbeta),and interleukin-6 (IL-6) in experimental herpesvirus retinopathy:association with inflammation and viral infection. Histol Histopathol. 2001. 16(4):1061-1071.

[42] de Visser L,de Boer J H,T RG,et al. Cytokines and Chemokines Involved in Acute Retinal Necrosis. Invest Ophthalmol Vis Sci. 2017. 58(4):2139-2151.

[43] de Boer JH,Luyendijk L, Rothova A,et al. Detection of intraocular antibody production to herpesviruses in acute retinal necrosis syndrome. Am J Ophthalmol. 1994. 117(2):201-210.

[44] Abe T,Tsuchida K,Tamai M. A comparative study of the polymerase chain reaction and local antibody production in acute retinal necrosis syndrome and cytomegalovirus retinitis. Graefes Arch Clin Exp Ophthalmol. 1996. 234(7):419-424.

五、进行性外层视网膜坏死

【疾病简介】

进行性外层视网膜坏死由疱疹病毒所致,是一种少见的,但致盲率高、临床病情发展迅速、早期以累及视网膜外层为主的病毒性视网膜病变,出现与正常组织差别显著的视网膜浑浊[1,2]。本病几乎只在获得性免疫缺陷综合征(acquired immunodeficiency syndrome,AIDS)患者出现,个别报道使用了免疫抑制剂后的红斑狼疮患者也可继发[3,4]。1990 年,Forster 报道了两例这样的 AIDS 患者并且将该病命名为进行性外层视网膜坏死(progressive outer retinal necrosis,PORN)[2]。

【临床表现】

进行性外层视网膜坏死患者主要症状为无痛性视觉减退,表现为视力下降或视野缩窄。在临床上表现为多灶性、深层、边界欠锐利的坏死性视网膜浑浊(图 6-25),OCT 显示病变累及神经视网膜外层(图 6-26、图 6-27),病变发展迅速,并且快速融合,迅速发展为全层视网膜坏死。本病绝大多数报道是在 AIDS 患者出现。

【诊断标准】

本病主要是依据临床表现进行诊断。如果具备以下表现,可以考虑进行诊断:①免疫力低下病史,尤其是 AIDS 病史;②血 CD4+<50/mm³;③多灶性、斑片状外观发白的视网

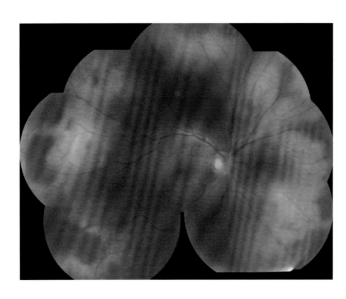

图 6-25　进行性外层视网膜坏死患者的眼底相示周边及中周部视网膜深层、边界模糊的坏死性病变(香港大学玛丽医院眼科王逸轩教授供图)

图 6-26　进行性外层视网膜坏死患者的 OCT 显示病变累及视网膜外层（香港大学玛丽医院眼科王逸轩教授供图）

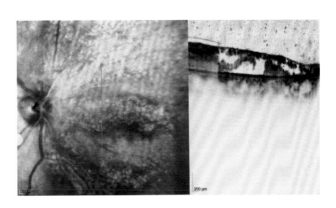

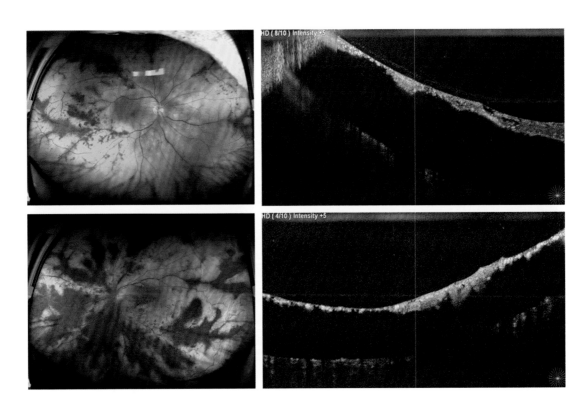

图 6-27　双眼进行性外层视网膜坏死患者的眼底相和 OCT（上图为右眼；下图为左眼；男性、40 岁，艾滋病患者，双眼房水 VZV 核酸强阳性；北京佑安医院眼科孔文君医生供图）

膜病灶,可发生于在视网膜上的任何地方;④早期为视网膜外层发生的坏死,后期全层视网膜和脉络膜会受累;⑤很少或没有出血;⑥缺乏玻璃体炎/炎症;⑦进展迅速。眼内液检测到 VZV 对于本病诊断有重要价值。

本病主要是要和急性视网膜坏死相鉴别。主要区别在于本病进展速度极快,早期主要影响视网膜外层,不合并血管炎症和巩膜炎,玻璃体浑浊和前房炎症反应不明显[2]。

【治疗】

本病预后较差,20 世纪 90 年代初,本病患者绝大部分结局为无光感[5]。发病迅速,一经确诊,应立即开始治疗[4,5]。推荐进行综合治疗而不是单一治疗,[6] 参考治疗方案:玻璃体腔注射更昔洛韦 2mg/0.1mL,每周两次,连续三周[4]。静脉输液阿昔洛韦 10mg/kg,每 8 小时一次,两周;或者静脉输更昔洛韦 5mg/kg,每天两次,两周后改为 5mg/(kg·d);或者静脉输液膦甲酸钠 180mg/(kg·d),一天内分为两~三次输液,输两周后改为 90~120mg/(kg·d)。[7]

基本上半数以上患者继发视网膜全脱离,但采用视网膜光凝进行预防性治疗无效[5]。

【眼内液检测】

绝大多数报道本病的病因为水痘带状疱疹病毒(VZV)[8]。也有报道可以是 CMV 引起。Sfeir M、Biswas J、Park KH 等先后报道了采用 PCR 法鉴定玻璃体液 CMV 阳性的进行性视网膜坏死病例,这些患者血 CD4$^+$ 细胞均在 20/mm^3 以下[9-11]。You Y.S 等则报道了一例混合感染的病例,表现为进行性视网膜坏死的中年妇女,PCR 检测玻璃体液 CMV、HSV-1、HSV-2 和 VZV 均阳性[12]。Tran TH 检测了 3 例进行性视网膜坏死患者的房水,PCR 显示 VZV 核酸均阳性[13]。

眼内液检测建议:

检测对象:房水即可,如需进行玻璃体切割手术,则取玻璃体液。

检测指标:(1) 首选检测 VZV-DNA。

(2) 次选检测 CMV-DNA、HSV-1 DNA、HSV-2 DNA。

检测意义:用于确定诊断,尤其是在临床体征不典型时。

· 参考文献 ·

[1] Austin RB. Progressive outer retinal necrosis syndrome: a comprehensive review of its clinical presentation, relationship to immune system status, and management. Clin Eye Vis Care. 2000. 12(3-4): 119-129.

[2] Forster DJ, Dugel PU, Frangieh GT, et al. Rapidly progressive outer retinal necrosis in the acquired immunodeficiency syndrome. Am J Ophthalmol. 1990. 110 (4): 341-348.

[3] Turno-Kręcicka A, Tomczyk-Socha M, Zimny A. Progressive outer retinal necrosis syndrome in the course of systemic lupus erythematosus. Lupus. 2016. 25(14): 1610-1614.

[4] Feinman MC, Friedberg MA, Schwartz JC, et al. Central nervous system herpesvirus infection in systemic lupus erythematosus: diagnosis by endoretinal biopsy. J Rheumatol. 1993. 20(6): 1058-1061.

[5] Holland GN. The progressive outer retinal necrosis syndrome. Int Ophthalmol. 1994. 18(3): 163-165.

[6] Ittner EA, Bhakhri R, Newman T. Necrotising herpetic retinopathies: a review and progressive outer retinal necrosis case report. Clin Exp Optom. 2016. 99(1): 24-29.

[7] Moorthy RS, Weinberg DV, Teich SA, et al. Management of varicella zoster virus retinitis in AIDS. Br J Ophthalmol. 1997. 81(3): 189-194.

[8] Margolis TP, Lowder CY, Holland GN, et al. Varicella-zoster virus retinitis in patients with the acquired immunodeficiency syndrome. Am J Ophthalmol. 1991. 112(2): 119-131.

[9] Sfeir M. Cytomegalovirus implicated in a case of progressive outer retinal necrosis (PORN). J Clin Virol. 2015. 69: 86-90.

[10] Biswas J, Choudhry S, Priya K, et al. Detection of cytomegalovirus from vitreous humor in a patient with progressive outer retinal necrosis. Indian J Ophthalmol. 2002. 50(4): 319-321.

[11] Park KH, Bang JH, Park WB, et al. Retrobulbar optic neuritis and meningoencephalitis following progressive outer retinal necrosis due to CMV in a patient with AIDS. Infection. 2008. 36 (5): 475-479.

[12] You YS, Lee SJ, Lee SH, et al. Progressive outer retinal necrosis combined with vitreous hemorrhage in a patient with acquired immunodeficiency syndrome. Korean J Ophthalmol. 2007. 21(1): 51-54.

[13] Tran TH, Rozenberg F, Cassoux N, et al. Polymerase chain reaction analysis of aqueous humour samples in necrotising retinitis. Br J Ophthalmol. 2003. 87(1): 79-83.

六、HTLV-1 相关性葡萄膜炎

【疾病简介】

HTLV-1 相关性葡萄膜炎(HTLV-1 associated uveitis, HAU)是由人类 T 淋巴细胞白血病病毒 I 型(human T-cell lymphotropic virus type 1, HTLV-1)引起,以中间葡萄膜炎为主要表现的感染性葡萄膜炎。HTLV-1 主要通过性接触、输血、母婴垂直和母婴哺乳进行传播。

HTLV-1 是在 1980 年被 Poiesz 等首次报道发现[1,2]，常在日本、加勒比海、南美以及中非等地区流行，据估计全球约有 2 000 万人感染此病毒[3]。亚洲国家中除日本外，HTLV-1 患病率均较低，中国大陆患病率只有 0.013%，并且集中于东南沿海地区；台湾地区 HTLV-1 的患病率相对较高，可达 0.82%~1.63%。日本是 HTLV-1 感染的高发地区，HTLV-1 的患病率在北海道是 1%，九州和冲绳是 6%，年龄大于 50 岁的人群中甚至可达 30%~40%；中非的加蓬 HTLV-1 的血清阳性率是 5%~10%；西非 HTLV-1 的血清阳性率大约是 0.2%~3%；美国 HTLV-1 的血清阳性率是 0.02%；中美的加勒比海地区 HTLV-1 的血清阳性率是 1.7%~17.4%。南美 HTLV-1 感染主要集中在巴西、秘鲁、智利等地区。

特殊群体中 HTLV-1 的患病率会明显较高，如在性工作者、HIV 感染者、静脉注射吸毒者中可高达 20%[1]。通过分析 HTLV-1 感染者的社会人口学特征发现，HTLV-1 感染者文化教育程度较低，并且随着年龄的增加 HTLV-1 的感染也在增加，HTLV-1 的感染男性传染给女性较反之高 4 倍，并且通过精液中的淋巴细胞传播，所以 HTLV-1 感染者中女性较多[4,5]。

【临床表现】

病变可以累及单眼或双眼[6-8]。HAU 患者的初发症状主要是突然出现的眼前漂浮黑影、雾视和视物模糊。其他症状包括眼痛、灼热感、痒和异物感[6,9]。体征方面，主要是表现为中间葡萄膜炎：有中重度玻璃体浑浊（细小细胞和网状膜样浑浊）。玻璃体浑浊（图 6-28）是最主要的临床表现，可以伴随轻微的虹膜炎和轻微的视网膜血管炎，但是没有葡萄膜视网膜瘢痕[6]。裂隙灯检查可以发现角膜后沉着物，前房有纤维蛋白渗出、前房积脓、前房闪辉、浮游细胞以及虹膜结节、虹膜后粘连[10,16]。

视力预后通常较好，但会出现囊样黄斑水肿、黄斑前膜、视神经损害等并发症，部分病例并发白内障和青光眼[6,8,11-14]。

【诊断标准】

HAU 的诊断应该基于 HTLV-1 的血清学检查呈阳性，并排除 HTLV-1 的系统性感染证据（如急性淋巴细胞白血病、HTLV-1 相关性脊髓病 / 热带痉挛性下肢轻瘫），此外，需除外患者患有 Vogt- 小柳原田综合征、白塞病、结节病、眼弓形体病、眼结核病等[9,15]。

图6-28　确诊HTLV-1相关性葡萄膜炎患者的眼底相,相对好时的状态玻璃体浑浊较轻(A),病变更严重时的状态玻璃体浑浊明显(B)(日本九州大学医学院眼科 Koh-Hei Sonoda 教授供图)

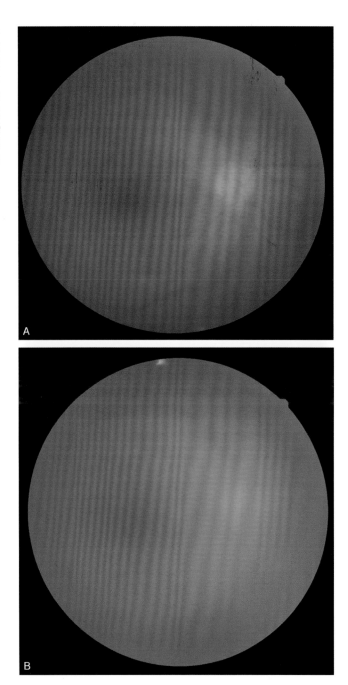

【治疗】

HAU 是由于 HTLV-1 感染体内的 T 淋巴细胞,所产生的细胞因子聚集在眼内,引起炎症反应,糖皮质激素可抑制 T 淋巴细胞产生细胞因子。HAU 通常治疗 4 周可缓解,临床治疗根据眼内炎症水平决定[9,15]。

（1）HAU 患者轻微的眼内炎症可以局部使用激素治疗，当并发囊样黄斑水肿时，应给予全身糖皮质激素治疗，可以达到良好的疗效，视力可恢复正常。

（2）玻璃体腔轻微的炎症可给予眼内注射曲安奈德，严重的玻璃体腔炎症和视网膜血管炎症应给予口服泼尼松，但应避免长期激素治疗。激素治疗后 HAU 的预后一般良好，大多数患者眼内炎症会好转或完全缓和，但是 60% 患者的葡萄膜炎会复发，继发青光眼，需要行青光眼滤过手术或者小梁切开手术[9,16]。

【眼内液检测】

细胞学检查：HTLV-1 葡萄膜炎眼内的浮游细胞主要为 $CD3^+T$ 细胞[9]。被 HTLV-1 感染的 T 细胞克隆表现型主要为 $CD3^+$、$CD4^+$、$CD8^{-}$ [2]。

HTLV-1 是 C 型逆转录病毒，它的包膜来自宿主细胞膜，一经感染便完成其逆转录形成双链 DNA，整合到宿主细胞的 DNA 中，称为前病毒。HTLV-1 的前病毒 DNA 存在于房水、玻璃体腔和外周血单核细胞中，从 HAU 患者房水的 T 淋巴细胞克隆（T cell clone，TCC）中检查到病毒颗粒。在 59%（55/94）的 HAU 患者房水中可以查出来 HTLV-1 病毒前 DNA，相比之下，只有 36%（13/36）患者的外周血可以查出来 HTLV-1 病毒前 DNA[2]。通过分析 HTLV-1 前病毒 DNA 链和 DNA 片段多态性可以辨别 HTLV-1 的亚型，在新鲜的外周血单核细胞中用半定量 PCR 发现 HAU 患者的 HTLV-1 的感染细胞明显增多[2,5,17,18]。

被 HTLV-1 感染的 T 淋巴细胞克隆，在没有外部刺激的情况下，可以分泌高产量的 IL-1α（1 336pg/mL±1 050pg/mL）和 TNF-α（289pg/mL±237pg/mL）[2]。Sagawa 等的研究也显示，被 HTLV-1 感染的 T 淋巴细胞克隆可以产生 IL-1α、IL-2、IL-3、IL-6、IL-8、IL-10、TNF-α、IFN-γ、GM-CSF，这些都是引起眼内炎症反应的细胞因子[2]。

HTLV-1 抗体的筛查用酶联免疫分析法（enzyme Immunoassay，EIA），确诊试验用蛋白印记法、免疫荧光、放射免疫法，其中蛋白印记法特异度最高。在 3 例出现葡萄膜炎的 HTLV-1 感染者房水中，检测出了高浓度水平的 HTLV-1 抗体[19]。Nakao K 等研究了 10 例 HAU 患者的房水和血清，其中 7 例（70.0%）标本显示房水中 HTLV-1 抗体阳性，5 例标本的房水 HTLV-1 抗体比血清 HTLV-1 抗体显著更高，提示 HTLV-1 抗体在眼内的局部生成[20]。

眼内液检测建议:

检测对象:如前房有炎症,房水即可,如仅有玻璃体浑浊和玻璃体内炎性细胞浸润,则需进行玻璃体切割手术取玻璃体液。

检测指标:(1) 首选检测 HTLV-1 病毒前 DNA(需裂解细胞,非游离 DNA)。

(2) 次选检测 HTLV-1 IgG。

(3) 参考检测 IL-1α、IL-2、IL-3、IL-6、IL-8、IL-10、TNF-α、IFN-γ、GM-CSF。

检测意义:(1) 用于确定诊断,尤其是在非 HTLV-1 高发区、临床体征不典型、全身无 HTLV-1 感染证据时。

(2) 通过检测炎症因子水平,可以在治疗过程中定量判断眼内炎症的活动性程度。

• 参考文献 •

[1] Carneiro-Proietti AB, Catalan-Soares BC, Castro-Costa CM, et al. HTLV in the Americas: challenges and perspectives. Rev Panam Salud Publica. 2006. 19(1):44-53.

[2] Sagawa K, Mochizuki M, Masuoka K, et al. Immunopathological mechanisms of human T cell lymphotropic virus type 1 (HTLV-I) uveitis. Detection of HTLV-I-infected T cells in the eye and their constitutive cytokine production. J Clin Invest. 1995. 95(2):852-858.

[3] Gessain A, Cassar O. Epidemiological Aspects and World Distribution of HTLV-1 Infection. Front Microbiol. 2012. 3:388.

[4] Rathsam-Pinheiro RH, Boa-Sorte N, Castro-Lima-Vargens C, et al. Ocular lesions in HTLV-1 infected patients from Salvador, State of Bahia: the city with the highest prevalence of this infection in Brazil. Rev Soc Bras Med Trop. 2009. 42(6):633-637.

[5] Bangham CR. HTLV-1 infections. J Clin Pathol. 2000. 53(8): 581-586.

[6] Yoshimura K, Mochizuki M, Araki S, et al. Clinical and immunologic features of human T-cell lymphotropic virus type I uveitis. Am J Ophthalmol. 1993. 116(2):156-163.

[7] Merle H, Cabre P, Olindo S, et al. Ocular lesions in 200 patients infected by the human T-cell lymphotropic virus type 1 in martinique (French West Indies). Am J Ophthalmol. 2002. 134(2):190-195.

[8] Pinheiro SR, Martins-Filho OA, Ribas JG, et al. Immunologic markers, uveitis, and keratoconjunctivitis sicca associated with human T-cell lymphotropic virus type 1. Am J Ophthalmol. 2006. 142(5):811-815.

[9] Kamoi K, Mochizuki M. HTLV-1 uveitis. Front Microbiol. 2012. 3:270.

[10] Pinheiro SR, Carneiro-Proietti AB, Lima-Martins MV, et al. HTLV-I/II seroprevalence in 55 Brazilian patients with idiopathic uveitis. Rev Soc Bras Med Trop. 1996. 29(4):383-384.

[11] Millán-Rodríguez AC, Fernández-Cid C, García-Campello M, et al. [Intermediate uveitis due to human T-cell

lymphotropic virus type 1]. Arch Soc Esp Oftalmol. 2012. 87(2):44-46.

[12] Takahashi T,Takase H,Urano T,et al. Clinical features of human T-lymphotropic virus type 1 uveitis: a long-term follow-up. Ocul Immunol Inflamm. 2000. 8(4):235-241.

[13] Yukawa E,Urano T,Nakahara M,et al. Pattern-reversal visual evoked potentials in patients with human T-lymphotropic virus type 1 uveitis. Curr Eye Res. 2006. 31(1):37-42.

[14] Ohba N,Nakao K,Isashiki Y,et al. Clinical features of HTLV-I associated uveitis determined in multicenter collaborative study. Study Group for HTLV-I Associated Ocular Diseases. Jpn J Ophthalmol. 1994. 38 (2):168-174.

[15] Takeda A,Ishibashi T, Sonoda KH. Epidemiology of Uveitis, Caused by HTLV-1,Toxoplasmosis, and Tuberculosis;the Three Leading Causes of Endemic Infectious Uveitis in Japan. Ocul Immunol Inflamm. 2016: 1-5.

[16] Kase S,Namba K,Kitaichi

N,et al. Clinical features of human T lymphotropic virus type 1-associated uveitis in Hokkaido,Japan. Jpn J Ophthalmol. 2013. 57(4):379-384.

[17] Proietti FA,Carneiro-Proietti AB,Catalan-Soares BC,et al. Global epidemiology of HTLV-I infection and associated diseases. Oncogene. 2005. 24(39):6058-6068.

[18] Ono A,Mochizuki M,Yamaguchi K,et al. Increased number of circulating HTLV-1 infected cells in peripheral blood mononuclear cells of HTLV-1 uveitis patients:a quantitative polymerase chain reaction study. Br J Ophthalmol. 1995. 79(3):270-276.

[19] Merle H,Smadja D,Le HP, et al. Ocular manifestations in patients with HTLV-I associated infection-a clinical study of 93 cases. Jpn J Ophthalmol. 1996. 40(2):260-270.

[20] Nakao K,Isashiki Y,Uto M,et al. [Antibodies to human T-cell lymphotropic virus type 1 in the aqueous humor of HTLV-I associated uveitis]. Nippon Ganka Gakkai Zasshi. 1994. 98 (9):866-871.

七、Fuchs 葡萄膜炎综合征

【疾病简介】

Fuchs 葡萄膜炎综合征于 1906 年被 Ernest Fuchs 首先报道[1,2],曾被命名为 Fuchs 异色性睫状体炎,Fuchs 异色性虹膜睫状体炎,Fuchs 异色性葡萄膜炎,以及最近的 Fuchs 葡萄膜炎综合征[1,3]。该病好发年龄为 20~45 岁[4-7],我国该病的平均起病年龄为 35 岁,确诊年龄为 38.5 岁[8],多为单眼发病。国内外报道的 FHI 患者的男女比例、发病年龄和单眼发病比例略有差别:Massimo Accorinti[9] 等报道意大利一家三级转诊中心中的 Fuchs 葡萄膜炎综合征(FHI)患者中男性占 49.4%,平均年龄为 29.22 岁 ±11.31 岁(8~61 岁),99.4% 为单侧发病。Babu K[10] 等报道了印度南部 FHI 患者中男性占 56.9%。但国内报道有所不同:刘小丽等[11] 报道我国东北地区医院眼科 Fuchs 葡萄膜炎综合征患者中男性 FHI 占 38.5%。

【临床表现】

患者最常见的主诉为视物模糊（86/104，82.7%），其他主诉包括眼痛、眼前浮游物飘动、眼红、畏光[8]。根据国际葡萄膜炎研究组的指南，Fuchs 综合征典型表现为慢性、单侧性、非肉芽肿性炎症，以累及前葡萄膜为主，起病隐匿，炎症活动程度较弱[4]。虹膜异色是其标志性特征之一[12]。

【诊断标准】

目前国际上没有统一的诊断标准，LaHey[13] 在 1991 年制定的标准为：

（1）主要体征：①不存在急性炎症体征（严重眼红、疼痛、畏光），②特征性角膜后沉着物和/或少量房水细胞、轻度房水闪辉（+～++），③弥漫性虹膜基质萎缩，不存在虹膜后粘连。

（2）伴有体征：①单侧葡萄膜炎，②虹膜异色，虹膜色素上皮萎缩，③后囊下白内障，④眼压增高，⑤玻璃体混浊，⑥脉络膜视网膜瘢痕。由于人种、地理环境等不同，各地的诊断标准略有差异，Massimo Accorinti[9] 等指出意大利 FHI 的临床表现和其他国家大体相同，但虹膜萎缩和玻璃体混浊比虹膜异色症更为常见。Ahmed M[12] 等报道沙特阿拉伯麦加地区当地患者虹膜异色和虹膜结节少见，常见症状为轻微的虹膜节段性萎缩伴有 KP 及轻微的前房炎性反应和玻璃体浑浊。

杨培增教授[14] 考虑到我国人虹膜色素浓密，虹膜异色及虹膜基质萎缩表现较少见，根据我国患者的特点，提出以下参考标准：

（1）必备体征：无急性炎症的体征，以轻度慢性虹膜睫状体炎为主的炎症，虹膜脱色素（图 6-29），特征性角膜后沉着物［星形、瞳孔中央分布、角膜后弥漫分布（图 6-30）或三角形分布］，无虹膜后粘连。

（2）参考体征：单眼受累，晶状体后囊下混浊（图 6-31），眼压升高，玻璃体混浊（图 6-32），

图 6-29 FHI 患者正常眼（左侧图）和患眼（右侧图，表现出虹膜脱色素）

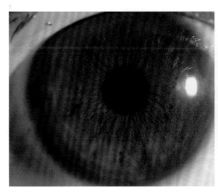
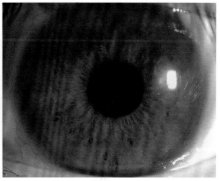

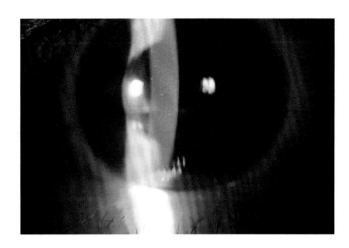

图 6-30 FHI 患者角膜后弥漫分布的特征性 KP

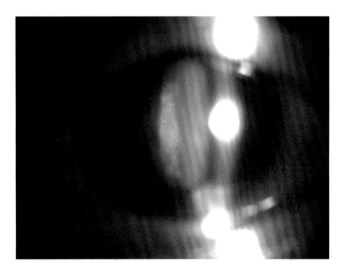

图 6-31 FHI 患者后囊下白内障

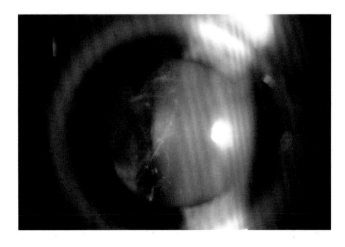

图 6-32 FHI 患者玻璃体浑浊

以及视网膜脉络膜病变。

需要注意的是,FHI 的患者,在首诊的时候,凭临床表现,仅 7.7%(8/104)能被诊断[8]。仅凭临床表现,FHI 的确定诊断,通常被延迟,平均延迟 4.6 年[8]。

【治疗】

FHI 的前房反应通常温和,要谨慎选用局部激素治疗,因为它可能潜在性地加重患者的白内障并导致青光眼。在某些特殊的情况,如出现稠密聚集的 KP,前囊膜的沉淀物,炎症的爆发和眼科手术术前及术后等时期,可以考虑使用糖皮质激素点眼。笔者对于这种情况的做法,主要是结膜下注射曲安奈德 4mg,严密监测眼压,患者眼内的炎症基本都能较好地消退。

青光眼、白内障和玻璃体混浊是 FHI 三个主要的威胁视力的并发症。大量研究[15-17]显示 FHI 进行白内障摘除(超声乳化或者小切口手术)联合人工晶状体植入手术的安全性较高,术后预后较比其他类型的葡萄膜炎更好,部分学者建议植入疏水性丙烯酸人工晶状体[18]或肝素表面化处理的人工晶状体[19]。Suzuki 等[20]认为 FHI 患者术后预后很好,但术后几个月使用糖皮质激素还是很必要的,否则人工晶状体表面容易形成沉淀物并升高眼内压。

玻璃体切割术已经成为慢性葡萄膜炎伴随的严重的玻璃体混浊的手术治疗方法。它是针对玻璃体混浊的安全而有效的治疗方法,在必要时可以和白内障取出术同时进行,多数患者(67%~69%)有至少 2 行以上的视力提高[21,22]。玻璃体切割术后 FHI 患者没有出现炎症的加重[22]。

青光眼是 FHI 患者威胁视功能的最严重并发症。发病机制尚不清楚,很多 FHI 患者合并慢性开角型青光眼,少数情况下对侧眼也会发生青光眼。You YA 等[23]发现有些患者的高眼压用药物难以控制,甚至手术也很难控制,所以治疗方法要谨慎选择。治疗方法包括口服碳酸酐酶抑制剂或小梁成形术、小梁切除术伴或不伴有辅助的抗代谢药物(5- 氟尿嘧啶或丝裂霉素 C)、青光眼房水引流装置植入等。Voykov B 等[24]认为睫状体光凝术是一种有效降低 FHI 眼压的方式,术后并未观察到炎症的复发迹象。

【眼内液检测】

一些病毒(风疹病毒、单纯疱疹病毒、巨细胞病毒、基孔肯亚病毒)和寄生虫(弓形虫)与 FHI 的关联性已被提出。其中最主要的是风疹病毒,且这种联系在全世界不同地区不同中心被报道:Abernathy E 等对 1 例左眼虹膜异色非常明显、患有 Fuchs 葡萄膜炎综合征的 73 岁老人,进行了玻璃体切割,并采用实时定量反转录 PCR 的方法,进行了风疹病毒 RNA 的检测,结果包括 E1 编码区和一处非结构开放编码框的片段都被扩增阳性,证实眼内存有风疹病毒 RNA 感染。同时,弓形虫核酸的检测是阴性的。该例患者出生于美国,他/她 14 岁时,美国曾出现风疹病毒感染的流行[25]。更多的报道是检测风疹病毒抗体,JD de Groot-Mijnes[26] 等报道 14 例 FHI 中 13 例眼内存在风疹病毒抗体,未发现其他抗体。Suzuki J[27] 等在 FHI 患者的房水及玻璃体样本中检测到了风疹病毒抗体,而对照组中却未能检测到。Ruokonen PC[28] 等检测了 63 名 FHI 患者的眼内病毒抗体,其中 46名患者检测到了风疹病毒抗体,11 名患者检测到了单纯疱疹病毒抗体,这说明风疹病毒、单纯疱疹病毒和 FHI 有相关性。Ten Berge JC[29] 等报道了一名接种风疹疫苗的免疫缺陷病的患者,他在第二次接种风疹疫苗时出现了单眼的 FHI,并由眼内液的检查得到了确诊。Stunf S[30] 等报道了在斯洛文尼亚地区,与前葡萄膜炎的患者相比,大多数 FHI 患者的眼内检测到了特殊的风疹病毒抗体,提示在这个地区风疹病毒可能参与了 FHI 的发病。Kreps EO[31] 等报道风疹病毒可以导致 FHI,并认为先天和后天风疹病毒感染存在共同的感染途径。同时,研究还发现单纯疱疹病毒和巨细胞病毒也可能引起 FHI。以上这些数据反映出 FHI 和风疹病毒存在很强的关联性,并提示风疹病毒可能是 FHI 的病原因素。在风疹病毒抗体与 FHI 相关性的报道中,最有说服力的是 Ruokonen PC 等[28] 的研究:63例连续性 FHI 患者房水中,均检测风疹病毒 IgG 阳性(100%),而 46 例对照组房水中,无一例阳性(0%);但是风疹病毒 RNA 却只有 2 例(3.2%)可以检测到,说明检测抗体的阳性率远更高。Groen-Hakan F 等[32] 报道 127 例 FHI 患者(144 眼)中,23 眼(20%)PCR 检测风疹病毒阳性,120 眼(97%)检测风疹病毒抗体 Goldmann-Witmer 系数阳性,16 眼(13%)两种方法均检测阳性。

　　Birnbaum A D[33] 等发现在美国建立了风疹疫苗接种制度后新生儿 FHI 的发病率明显低于其他国家的新生儿,这更进一步地间接证实了风疹病毒和 FHI 的关系。Niloofar Piri[34] 等认为风疹疫苗的普及降低了 FHI 的发病率,预计每十年会降低 30% 的发病率,理论上半个世纪后这种疾病会因为 100% 的疫苗接种而消失。

　　也有报道认为巨细胞病毒与 FHI 发病有紧密联系:Jyh Haur Woo[35] 等使用 PCR 法检测了 3 名有明确 CMV 感染的 FHI 患者的房水样本中病毒的 DNA 数量,指出房水内出现高拷贝数的巨细胞病毒,这影响随后的精确诊断和选择合适的治疗方法。笔者认为,其实出现这种情况的原因之一,可能在于入选研究患者的时候,将 CMV 前葡萄膜炎患者纳入了,因为 CMV 前葡萄膜炎和 FHI 在亚洲人中表现接近[36]。M Accorinti[37] 等回顾分析了 15 名巨细胞病毒引起的前葡萄膜炎患者,发现其中有 20% 为 FHI 患者,并认为巨细胞病毒相关的前葡萄膜炎长期预后非常好,抗病毒的治疗有助于减少疾病复发,但是大多会并发白内障和慢性眼压升高并需要手术治疗。

一些病例还报道了 FHI 和其他病原感染相关,如基孔肯亚病毒感染、单纯疱疹病毒、水痘带状疱疹病毒和弓形虫感染。P Mahendradas[38] 等报道了一名 20 岁的女性双眼 FHI 伴左眼基孔肯亚病毒感染,通过聚合酶链反应在房水样本中发现了基孔肯亚病毒的 RNA。这表明基孔肯亚病毒有可能参与了 FHI 的发病。Jad A 等[39] 报道通过 FHI 患者是否存在脉络膜视网膜的瘢痕来判断 FHI 是否继发于眼内弓形虫感染。FHI 可以在之前的感染(如弓形虫感染)的抗原刺激下继发免疫反应。Teyssot N[40] 认为如果存在视网膜瘢痕的 FHI 患者若未检测出弓形虫病,应进行弓形虫血清学检查。Cimino L 等[41] 检测了三组患者的房水,FHI 患者、非感染性葡萄膜炎患者和白内障患者(对照组),对照组患者中,风疹病毒 IgG、HSV-IgG、VZV-IgG、CMV-IgG 均未检测到,在 FHI 患者房水中,33%(8/24)显示病毒抗体检测阳性,其中 75%(6/8)显示风疹病毒 IgG 阳性,25%(2/8)显示 HSV-IgG 阳性,还有 2 例(8.3%)显示风疹病毒 RNA 阳性。Ruokonen PC 等的研究中,17.5%(11/63)的房水中可以检测到 HSV-IgG(12.7%;8/63)、VZV-IgG(1.6%;1/63)和 CMV-IgG(3.1%;2/63)[28]。

在 FHI 患者眼内液检测的诸多报道中,也有少数阴性报道,例如,Sabhapandit S 等对 25 例 Fuchs 葡萄膜炎综合征患者进行了血清和房水的 VZV、CMV、弓形虫和风疹病毒 PCR 检测,结果均为阴性[42]。这可能和实验室不同的检测方法和技术有关。

此外,FHI 患者眼内液细胞因子表达和免疫细胞检查也被报道。PI Murray[43] 等首次报道眼内 IL-6 水平,发现了 FHI 患者眼房水的 IL-6 水平升高,指出 IL-6 可能是葡萄膜炎中的一个重要的炎症介质,这表明免疫系统参与了 FHI 的发病过程。Suzuki 等[20] 发现 FHI 患者的玻璃体液中 interleukin-1、interleukin-5、interleukin-6、interleukin-8、interleukin-10、interleukin-13、interferon-inducible 10-kDa protein、monocyte chemoattractant protein 1、macrophage inflammatory protein 1beta、regulated upon activation 和 RANTES 等炎症因子和趋化因子表达水平均显著升高。P Labalette[44] 等使用 T 淋巴细胞的免疫谱分析技术揭示了 CD8+ 等 T 细胞参与了 FHI 的发病,并与病毒感染有关。这可以解释为什么 FHI 使用激素治疗效果不明显。

总的来说,FHI 的眼内液主要感染病毒被认为是风疹病毒,其他病原体引起慢性迁延性的类似 FHI 表现的,被纳入研究,就会造成 FHI 眼内液病原体似乎还有其他病原的情况。亚洲人中,CMV 前葡萄膜炎常引起类似 FHI 的表现,例如星形 KP[36]。最近发表的文献,已经有作者单独命名为风疹病毒相关性葡萄膜炎[32]。

眼内液检测建议:

检测对象:房水即可,如进行玻璃体切割手术,玻璃体液亦可。

检测指标:(1) 首选检测风疹病毒 IgG。

(2) 次选检测风疹病毒 RNA、CMV-DNA、CMV-IgG、HSV-IgG、VZV-IgG。

(3) 参考检测基孔肯亚病毒 RNA、弓形虫 IgG 的 Goldmann-Witmer 系数、弓形虫 DNA、IL-6、MCP-1。

检测意义:(1) 当 FHI 的临床体征不典型,不足以确诊 FHI 时,或者因为病程不够长,还没有表现出虹膜异色、典型的 Kp 等体征时,通过检测眼内液上述病原学指标,给予临床医生提示该病诊断,以及鉴别 CMV 前葡萄膜炎等临床表现相近的诊断。

(2) 通过检测 IL-6、MCP-1 水平,可以判断眼内炎症的活动性程度,为选择手术时机和围手术期、术后使用抗炎药物提供参考。

· 参考文献 ·

[1] A.Muller CNJM. Professor Ernst Fuchs' (1851-1930):a defining career in ophthalmology. Arch Ophthalmol. 2003. 121:888-891.

[2] Fuchs E. Ueber Komplikationen der Heterochromie. Z Augenheilkd. 1906. 15:191-212.

[3] E.T.Cunningham Jr. EB. Fuchs' heterochromic iridocyclitis:syndrome, disease,or both. Am J Ophthalmol. 2009. 148:479-481.

[4] Bloch-Michel E NRB. International Uveitis Study Group recommendations for the evaluation of intraocular inflammatory disease. Am J Ophthalmol. 1987. 103:234-235.

[5] Sun Y,Ji Y. A literature review on Fuchs uveitis syndrome:an update. Surv Ophthalmol. 2019 .

[6] Tugal-Tutkun I,Güney-Tefekli E,Kamaci-Duman F,et al. A cross-sectional and longitudinal study of Fuchs uveitis syndrome in Turkish patients. Am J Ophthalmol. 2009. 148 (4):510-515.e1.

[7] Grégoire MA,Kodjikian L, Varron L,et al,Broussolle C,Seve P. Characteristics of uveitis presenting for the first time in the elderly:analysis of 91 patients in a tertiary center. Ocul Immunol Inflamm. 2011. 19(4):219-226.

[8] Yang P,Fang W,Jin H,et al. Clinical features of Chinese patients with Fuchs' syndrome. Ophthalmology. 2006. 113(3):473-480.

[9] Accorinti M, Spinucci G, Pirraglia MP, et al. Fuchs' Heterochromic Iridocyclitis in an Italian Tertiary Referral Centre: Epidemiology, Clinical Features, and Prognosis. J Ophthalmol. 2016. 2016: 1458624.

[10] Babu K, Adiga M, Govekar SR, et al. Associations of Fuchs heterochromic iridocyclitis in a South Indian patient population. J Ophthalmic Inflamm Infect. 2013. 3(1): 14.

[11] 柳小丽, 苏冠方, 肖骏. 1215 例葡萄膜炎患者葡萄膜炎类型与病因分析探讨. 中华眼底病杂志. 2015. 31(2): 150-152.

[12] Ahmed MB. Clinical characteristics of Fuchs' Heterochromic Iridocyclitis in a tertiary medical center in Makkah region of Saudi Arabia: A retrospective study. Journal of Taibah University Medical Sciences. 2014. 9(1): 65-68.

[13] La Hey E, Baarsma GS, De Vries J, et al. Clinical analysis of Fuchs' heterochromic cyclitis. Doc Ophthalmol. 1991. 78(3-4): 225-235.

[14] 杨培增. 葡萄膜炎的诊断及相关问题. 中华眼科杂志. 2002. 38(4): 250-253.

[15] Mehta S, Linton MM, Kempen JH. Outcomes of cataract surgery in patients with uveitis: a systematic review and meta-analysis. Am J Ophthalmol. 2014. 158(4): 676-692.e7.

[16] Bhargava R, Kumar P, Sharma SK, et al. Phacoemulsification Versus Manual Small Incision Cataract Surgery in Patients With Fuchs Heterochromic Iridocyclitis. Asia Pac J Ophthalmol (Phila). 2016. 5(5): 330-334.

[17] Bhargava R, Kumar P, Sharma SK, et al. Small-incision cataract surgery in patients with Fuch's heterochromic iridocyclitis. Nepal J Ophthalmol. 2014. 6(2): 153-161.

[18] Estafanous MF, Lowder CY, Meisler DM, et al. Phacoemulsification cataract extraction and posterior chamber lens implantation in patients with uveitis. Am J Ophthalmol. 2001. 131(5): 620-625.

[19] Budak K, Akova YA, Yalvac I, et al. Cataract surgery in patients with Fuchs' heterochromic iridocyclitis. Jpn J Ophthalmol. 1999. 43(4): 308-311.

[20] Suzuki K, Suzuki Y, Matsumoto M, et al. Expression Profile of Intravitreous Cytokines, Chemokines and Growth Factors in Patients with Fuchs Heterochromic Iridocyclitis. Case Rep Ophthalmol. 2010. 1(1): 5-13.

[21] Waters FM, Goodall K, Jones NP, et al. Vitrectomy for vitreous opacification in Fuchs' heterochromic uveitis. Eye (Lond). 2000. 14 (Pt 2): 216-218.

[22] Scott RA, Sullivan PM, Aylward GW, et al. The effect of pars plana vitrectomy in the management of Fuchs heterochromic cyclitis. Retina. 2001. 21(4): 312-316.

[23] You YA, Wu Y, Hu S. Surgical management of secondary glaucoma in Fuchs' heterochromic iridocyclitis. Graefes Arch Clin Exp Ophthalmol. 2013. 251(7): 1785-1790.

[24] Voykov B, Deuter C, Zierhut M, et al. Is cyclophotocoagulation an option in the management of glaucoma secondary to Fuchs' uveitis syndrome. Graefes Arch Clin Exp Ophthalmol. 2014. 252(3): 485-489.

[25] Abernathy E, Peairs RR, Chen MH, et al. Genomic characterization of a persistent rubella virus from a case of Fuch' uveitis syndrome in a 73 year old man. J Clin Virol. 2015. 69: 104-9.

[26] de Groot-Mijnes JD, de Visser L, Rothova A, et al. Rubella virus is associated with fuchs heterochromic iridocyclitis. Am J Ophthalmol. 2006. 141(1): 212-214.

[27] Suzuki J, Goto H, Komase K, et al. Rubella virus as a possible etiological agent of Fuchs heterochromic iridocyclitis. Graefes Arch Clin Exp Ophthalmol. 2010. 248(10): 1487-1491.

[28] Ruokonen PC, Metzner S, Ucer A, et al. Intraocular antibody synthesis against rubella virus and other microorganisms in

Fuchs' heterochromic cyclitis. Graefes Arch Clin Exp Ophthalmol. 2010. 248 (4):565-571.

[29] ten BJC, van Daele PL, Rothova A. Rubella Virus-associated Anterior Uveitis in a Vaccinated Patient: A Case Report. Ocul Immunol Inflamm. 2016. 24(1):113-114.

[30] Stunf S, Petrovec M, Žigon N, et al. High concordance of intraocular antibody synthesis against the rubella virus and Fuchs heterochromic uveitis syndrome in Slovenia. Mol Vis. 2012. 18:2909-2914.

[31] Kreps EO, Derveaux T, De Keyser F, et al. Fuchs' Uveitis Syndrome: No Longer a Syndrome. Ocul Immunol Inflamm. 2016. 24(3):348-357.

[32] Groen-Hakan F, van de Laar S, van der Eijk-Baltissen AA, et al. Clinical Manifestations, Prognosis, and Vaccination Status of Patients With Rubella Virus-Associated Uveitis. Am J Ophthalmol. 2019. 202:37-46.

[33] Birnbaum AD, Tessler HH, Schultz KL, et al. Epidemiologic relationship between fuchs heterochromic iridocyclitis and the United States rubella vaccination program. Am J Ophthalmol. 2007. 144(3):424-428.

[34] Piri N, Asghari H, Kaplan HJ. Fuch's Heterochromic Iridocyclitis in Iran: Is the Disease Going to Fade Away. J Ophthalmic Vis Res. 2015. 10 (3):353-354.

[35] Woo JH, Lim WK, Ho SL, et al. Characteristics of Cytomegalovirus Uveitis in Immunocompetent Patients. Ocul Immunol Inflamm. 2015. 23(5): 378-383.

[36] Chan NS, Chee SP, Caspers L, et al. Clinical Features of CMV-Associated Anterior Uveitis. Ocul Immunol Inflamm. 2018. 26(1):107-115.

[37] Accorinti M, Gilardi M, Pirraglia MP, et al. Cytomegalovirus anterior uveitis: long-term follow-up of immunocompetent patients. Graefes Arch Clin Exp Ophthalmol. 2014. 252(11):1817-1824.

[38] Mahendradas P, Shetty R, Malathi J, et al. Chikungunya virus iridocyclitis in Fuchs' heterochromic iridocyclitis. Indian J Ophthalmol. 2010. 58(6):545-547.

[39] Jad A, Céline T, Bahram B, et al. Fuchs' heterochromic cyclitis: a post-infectious manifestation of ocular toxoplasmosis. Int Ophthalmol. 2013. 33(2):189-194.

[40] Teyssot N, Cassoux N, Lehoang P, et al. Fuchs heterochromic cyclitis and ocular toxocariasis. Am J Ophthalmol. 2005. 139(5):915-916.

[41] Cimino L, Aldigeri R, Parmeggiani M, et al. Searching for viral antibodies and genome in intraocular fluids of patients with Fuchs uveitis and non-infectious uveitis. Graefes Arch Clin Exp Ophthalmol. 2013. 251(6): 1607-1612.

[42] Sabhapandit S, Murthy SI, Balne PK, et al. Clinical spectrum, diagnostic criteria, and polymerase chain reaction of aqueous humor in viral and toxoplasma detection in Fuchs' uveitis syndrome. Indian J Ophthalmol. 2016. 64(8):555-558.

[43] Murray PI, Hoekzema R, van Haren MA, et al. Aqueous humor interleukin-6 levels in uveitis. Invest Ophthalmol Vis Sci. 1990. 31(5):917-920.

[44] Labalette P, Caillau D, Grutzmacher C, et al. Highly focused clonal composition of CD8(+)CD28 (neg)T cells in aqueous humor of fuchs heterochromic cyclitis. Exp Eye Res. 2002. 75(3):317-325.

八、结核性葡萄膜炎

【疾病简介】

结核病是由结核分枝杆菌引起慢性系统性感染性疾病,是约影响世界范围内 1/3 人口的公共健康危害性疾病[1]。结核性葡萄膜炎约占不明原因葡萄膜炎的 6.9%~10.5%[2-4]。活动性肺结核患者中 1.4%~6.8% 合并眼结核[5-7]。引起结核性葡萄膜炎,有两种可能的机制:①活动性分枝杆菌感染,通过血行播撒和结核分枝杆菌的直接侵袭,进入眼内组织,例如脉络膜肉芽肿[8];②免疫反应(和局部的感染病原体复制无关):由体内其他部位的结核分枝杆菌引发的迟发性超敏反应,例如匐行性脉络膜炎[9]。

结核性葡萄膜炎属于肺外结核,大部分患者没有当时活动性的肺结核,这一点需要眼科医生注意。不能因为除外了活动性的肺结核,便简单除外眼结核:澳大利亚的眼结核患者中,仅 2.47%(4/162)合并肺结核,4.94%(8/162)合并其他系统的肺外结核[10]。最新发表的一项国际性合作研究结果,将 25 个国际性的眼科中心的共 945 名患者(1 485 眼)结核性葡萄膜炎患者资料(随访期 1 年以上)纳入,结果显示患者平均年龄为 41.3 岁,男性比例略高(52.9%),亚裔占比高(74.4%)。值得注意的是,绝大部分结核性葡萄膜炎患者没有肺结核相关症状(92.0%)和病史(76.7%)。通过放射学检查发现,有 26.9% 的患者可以在胸片上显示出陈旧的肺结核病灶,胸部 CT 的阳性发现率更高,为 68.6%[11]。

澳大利亚的研究结果显示,眼结核的 10 年内发病率为 0.77/10 万人[10]。结核性葡萄膜炎在全部葡萄膜炎中的占比,在世界范围内有很大差异,在发达国家,一般占比 <3%[12];在中等发达国家西班牙,占比为 5%[13];而在发展中国家印度,结核因素占到前葡萄膜炎中的 13.8%,中间葡萄膜炎的 23.6%,后葡萄膜炎中的 35%,全葡萄膜炎的 17.6%[14]。结核性葡萄膜炎在儿童葡萄膜炎中占 0.4%~5.1%[12]。

【临床表现】

结核性葡萄膜炎的常见眼部表现包括:伴或不伴明显眼内炎症的脉络膜肿物(34%,图 6-33)、脉络膜炎/脉络膜视网膜炎(27%,图 6-34)、玻璃体炎(24%)、虹膜睫状体炎/前房反应(13%)和全眼球炎(11%,图 6-35)。其他相对少见的表现有:孤立的脉络膜肉芽肿、多灶性脉络膜结核瘤、眼内炎、匐行性脉络膜炎、视网膜下脓肿、神经性视网膜炎和视网膜血管炎(图 6-36)[15,16]。由于不同国家和地区的生活营养水平相去甚远,而结核分枝杆菌在人体内繁殖致病与机体的营养健康状况密切相关,所以结核性葡萄膜炎在不同地域的眼部表现形式也有很大差别。例如在南美洲的智利,结核性葡萄膜炎的主要表现为非肉芽肿性葡萄膜炎(84.4%)和前葡萄膜炎(53.1%)[17]。在印度,结核是引起前房积脓的重要原因(23.8%)[18]。但在其他地区则没有这么高的比例。

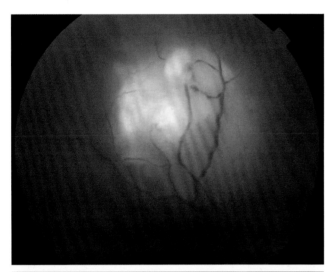

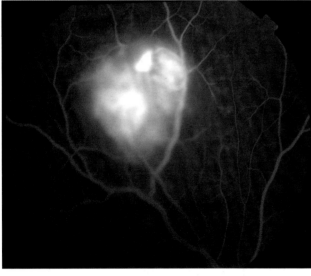

图6-33 女,27岁,肺结核病史,结核感染T细胞检测(T cell spot test for tuberculosis infection,T-SPOT.TB)阳性,右眼视盘颞上方血管弓下脉络膜孤立肿物,荧光造影上显示为强荧光

图6-34 女,26岁,双眼脉络膜视网膜炎,多灶,以后极部受累为主,皮肤结核菌素试验强阳性,T-spot试验阳性,抗结核治疗后好转

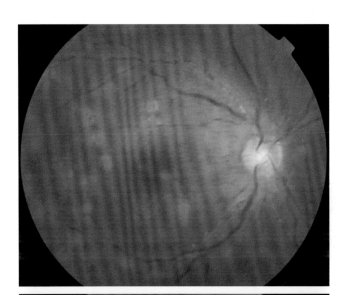

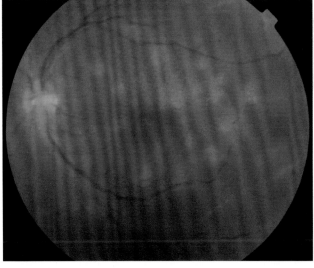

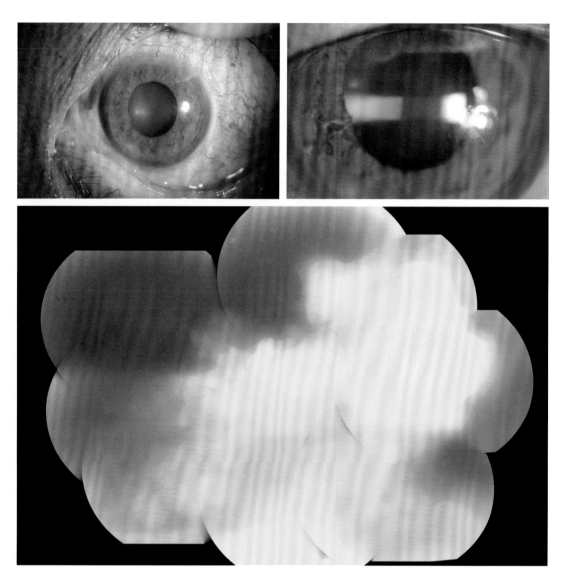

图 6-35　男,49 岁,左眼全眼球炎,血清结核抗体阳性,T-spot 试验阳性,玻璃体液 PCR 检测结核分枝杆菌核酸 9.42×10^5 拷贝 /mL,病理显示抗酸染色阳性

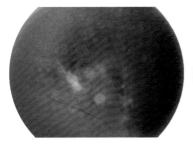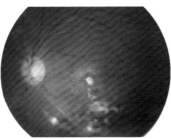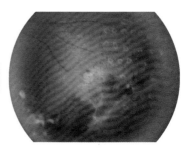

图 6-36　男,32 岁,左眼视网膜血管炎,可见血管白鞘、视网膜出血,T-spot 试验阳性,抗结核治疗后病变消退

【诊断标准】

最近的一项国际性的调研(28 个国家和地区,143 名专家参与)结果显示,眼结核的诊断和治疗在许多方面仍未达成广泛共识。[19]

笔者认为印度Goyal JL 等[20]提出的诊断方案在实操层面比较好把握,具体介绍如下:

A. 临床体征:

① 伴或不伴虹膜后粘连的前房 / 玻璃体细胞反应

② 下方玻璃体的雪球样浑浊

③ 炎症渗出引起的血管鞘

④ 伴或不伴渗出性视网膜脱离的孤立或多发的肉芽肿

⑤ 伴或不伴神经视网膜炎的视盘肉芽肿

B. 眼部发现:

① 眼内液中抗酸染色阳性 / 结核分枝杆菌培养阳性

② 眼内液中 PCR 检测出结核分枝杆菌的保守区序列

C. 全身发现:

① 皮肤结核菌素实验阳性

② 胸部放射性检查发现活动性 / 陈旧结核

③ 肺外结核证据

D. 治疗反应:抗结核 4~6 周后治疗有效。[20]

上述表现中,符合以下情况,应考虑为疑诊眼内结核:

(1) A. 临床体征中有一项或多项存在,以及 B. 眼部发现中有任意一项阳性,应确诊为眼内结核;

(2) A. 临床体征中有一项或多项存在;

(3) C. 全身发现中有任意一项阳性;

(4) D. 治疗反应存在。

需要说明的是,C. 全身发现中①皮肤结核菌素实验:在越来越多地被 γ- 干扰素释放试验和结核感染 T 细胞检测(T-SPOT.TB)所取代,因为后两种实验可以排除卡介苗的注射影响。

【治疗】

最近发表的一项国际性文献荟萃分析纳入 28 项研究结果,汇集了 1 917 名病人的治疗结果,显示 84% 的眼内结核患者经抗结核治疗后,未再复发[1]。治疗方案和周期在不同报道中有差异,在 18 项研究中的标准治疗方案为异烟肼、利福平、乙胺丁醇、和 / 或吡嗪酰胺至少 2~4 个月,后续给予两种药物(异烟肼、利福平)治疗,至少 4~15 个月[1]。常用剂量及方案见表 6-2。

表 6-2　常用抗结核药物使用剂量方案[20]

药物	每日剂量			
	儿童	成人	给药途径	最大每日剂量
异烟肼	10~20mg/kg	5mg/kg	口服 / 肌肉注射	300mg
利福平	10~30mg/kg	10mg/kg	口服	600mg
吡嗪酰胺	15~30mg/kg	15~30mg/kg	口服	2g
链霉素	20~40mg/kg	15mg/kg	肌肉注射	1g
乙胺丁醇	15~25mg/kg	15~25mg/kg	口服	2. 5g

抗结核治疗过程中,应监测肝肾功能[20]。眼结核的治疗中,使用全身糖皮质激素的目的是减轻炎症部位的 IV 型超敏反应和减轻抗结核治疗过程中眼内组织的损害[20,21]。一般使用是在抗结核的前几周使用[20],但是,统计结果显示,单纯抗结核治疗和抗结核联合全身糖皮质激素治疗的有效率相近(前者为 85%,后者为 82%)[1]。应避免单独使用全身糖

皮质激素,否则有激发全身结核和潜伏病灶的风险。可以选择使用醋酸泼尼松龙滴眼液进行眼内炎症的对抗,但眼内炎症较重时,可以球旁注射糖皮质激素[20]。

对于顽固性的结核引起的匐行性脉络膜炎,有报道采用玻璃体腔注射甲氨蝶呤(400μg/0.1mL),每个月一次,共两次,取得良好的治疗效果。[22]

【眼内液检测】

通过抗酸染色和分离培养对眼内液中的结核分枝杆菌进行鉴定,是确诊眼内结核的传统重要手段[20]。但是,抗酸染色后显微镜下观察,常是用于眼内组织检查,只能在坏死组织附近或者多核巨细胞附近看到 1 到 2 个结核分支杆菌,对检验人员的技术水平要求较高[23]。对于表现为弥散性后段内源性眼内炎的结核性葡萄膜炎患者,抽取玻璃体液进行染色后显微镜下观察的阳性率可达 100%(5/5)[24]。但对于其他类型的结核性葡萄膜炎,例如多灶性脉络膜炎的患者,却得靠眼球摘除才能取到足够的组织标本用于染色找菌[25]。通常而言,取房水或玻璃体液进行结核分支杆菌的抗酸染色查找,成功的可能性较低[8,26]。结核分支杆菌培养的时间需要至少八周[20]。

采用 PCR 的方法进行眼内液结核分枝杆菌核酸检测,优势在于敏感,通过扩增的方式可以一定程度上弥补传统方式缺陷,例如在 Wroblewski KJ 等的研究中,有 3 例 PCR 检测阳性的患者,眼内组织抗酸染色却未能发现结核分枝杆菌[23]。通过 PCR 对眼内液结核分枝杆菌核酸检测,可以指导临床抗结核治疗:Sudheer B 等的研究发现,眼内液结核分枝杆菌核酸 PCR 检测结果和临床治疗反应的相关性为 80%,敏感度为 73.3%,特异性为 92.3%,阳性预测值和阴性预测值分别为 91.7% 和 75%[27]。Kharel Sitaula R 等的研究结果也相近,眼内液 PCR 证实了 70.1%(总数 100 例患者)的结核性葡萄膜炎诊断,敏感性、特异性、阳性预测值和阴性预测值分别为 90.2%、93.9%、93.9% 和 90.2%[28]。采用正态化的定量 PCR 进行眼内液(包括房水 / 玻璃体)中结核分枝杆菌 mpb64 基因检测(mpb64 基因与宿主人的 RPPH1 基因比值进行正态化处理),其特异性、敏感性、和诊断准确性可以高达 94.4%、85.0% 和 89.4%[29]。

GeneXpert 分子诊断系统,是新型的全自动一体化的基于 PCR 方法的核酸检测系统。和传统 PCR 方法相比,这种检测方法的一个优势在于可以提示药敏。Sharma K 等将其尝试应用于玻璃体液中结核分枝杆菌核酸的检测(玻璃体液用量为 500μL),结果在 85 例临床拟诊为眼结核的患者中,有 19 例阳性(22.3%),但 49 例对照组中,无一例检测阳性。特异性为 100%,敏感性为 22.3%。19 例检测阳性的患者中,16 例(84.2%)为利福平敏感,

3 例(15.8%)为利福平耐药[30]。

同时,也应注意到,通过采集眼内液进行 PCR 检测结核分枝杆菌核酸,主要报道国家为印度、尼泊尔等发展中国家,这些地域的生活人群受基本营养条件和生活水平的影响,眼内结核感染情况较重,因此分布在眼内液中的结核分枝杆菌数量也较多。发达地区的眼结核,常是由于超敏反应所致的视网膜血管炎和脉络膜炎,眼内炎症较轻,眼内液中的结核分枝杆菌也极少,所以采用 PCR 法也很难检测阳性。笔者迄今为止,采用 PCR 检测中国大陆可疑结核性葡萄膜炎患者眼内液 91 例,仅 1 例阳性(图 6-35 患者,该患者表现为全葡萄膜炎,无光感)。最近发表的一项国际性眼结核合作研究调查结果显示,世界范围内,仅 6.13%(59/962)的眼结核患者接受了眼内液 PCR 检测,其中 33 例阳性(56%,均为亚裔印度人)[31]。由此可见,眼内液 PCR 检测结核分枝杆菌核酸,应有选择性进行,主要应用于眼内炎症细胞较多的全葡萄膜炎 / 玻璃体炎患者。并且,由于结核的免疫主要为细胞免疫,因此,应选择有浮游细胞的房水或玻璃体液进行 PCR 检测。

采用流式细胞仪对结核性葡萄膜炎患者进行玻璃体切割手术后的玻璃体液内细胞成分进行分析,发现 CD4+ 和 CD8+ T 细胞比例相近,并且和外周血相比,玻璃体液中高表达 CD69,以及前炎症因子 IFN-γ 和 IL-17A[32]。进一步对结核性葡萄膜炎患者玻璃体液内的 CD4+ T 细胞进行免疫表型研究,发现其共表达 IFN-γ、TNF-α 和 IL-17。同时也发现 T 细胞中有结核分枝杆菌特异性抗原早期分泌抗原目标 -6(mycobacterium tuberculosis-specific antigen Early secreted antigenic target-6,ESAT-6)和视网膜粗萃取物(retinal crude extract,RCE)[33]。Sharma RK 等的研究同样证实 IL-17A 在结核性葡萄膜炎患者的玻璃体液中高表达,此外 IFN-γ 和 IL-10 的表达水平也升高[34]。Ang M 等的研究发现,结核性葡萄膜炎患者房水中 IL-6、IL-8、CXCL9、CXCL10 等细胞因子和趋化因子表达水平显著升高[35]。Abu El-Asrar AM 等的研究结果提示,拟诊结核性葡萄膜炎患者的房水 IL-15,IL-17,IFN-γ,TNF-α 和 IL-10 等细胞因子和 GRO-α,IL-8,MIG 和 IP-10 等趋化因子的表达水平显著升高[36]。

眼内液检测建议:

检测对象:有浮游细胞的眼内液(包括房水和玻璃体)。

检测指标:(1)首选抗酸染色显微镜下找结核分枝杆菌、PCR/GeneXpert 进行结核分枝杆菌 -DNA 检测、分离培养。

（2）参考检测 CD4$^+$、CD8$^+$ T 细胞比例，IL-17A、IL-6、IL-8、IL-10、IFN-γ 表达水平。

检测意义：（1）用于辅助确定诊断。

（2）通过检测眼内细胞因子和趋化因子水平，可以在定量判断眼内炎症的活动性程度。

· 参考文献 ·

[1] Kee AR,Gonzalez-Lopez JJ,Al-Hity A,et al. Anti-tubercular therapy for intraocular tuberculosis:A systematic review and meta-analysis. Surv Ophthalmol. 2016. 61(5):628-653.

[2] Mercanti A,Parolini B,Bonora A,et al. Epidemiology of endogenous uveitis in north-eastern Italy. Analysis of 655 new cases. Acta Ophthalmol Scand. 2001. 79(1):64-68.

[3] Wakabayashi T,Morimura Y,Miyamoto Y,et al. Changing patterns of intraocular inflammatory disease in Japan. Ocul Immunol Inflamm. 2003. 11(4):277-286.

[4] Islam SM,Tabbara KF. Causes of uveitis at The Eye Center in Saudi Arabia:a retrospective review. Ophthalmic Epidemiol. 2002. 9(4):239-249.

[5] Donahue HC. Ophthalmologic experience in a tuberculosis sanatorium. Am J Ophthalmol. 1967. 64(4):742-748.

[6] Biswas J,Badrinath SS. Ocular morbidity in patients with active systemic tuberculosis. Int Ophthalmol. 1995. 19(5):293-298.

[7] Lara LP,Ocampo V. Prevalence of presumed ocular tuberculosis among pulmonary tuberculosis patients in a tertiary hospital in the Philippines. J Ophthalmic Inflamm Infect. 2013. 3(1):1.

[8] Gupta V,Gupta A,Rao NA. Intraocular tuberculosis-an update. Surv Ophthalmol. 2007. 52(6):561-587.

[9] Biswas J,Madhavan HN,Gopal L,et al. Intraocular tuberculosis. Clinicopathologic study of five cases. Retina. 1995. 15(6):461-468.

[10] Darian-Smith E,Lin ML,Lim LL,et al. The Incidence of Ocular Tuberculosis in Australia Over the Past 10 Years (2006-2015). Ophthalmic Epidemiol. 2017. 24(6):406-412.

[11] Agrawal R,Gunasekeran DV,Raje D,et al. Global Variations and Challenges With Tubercular Uveitis in the Collaborative Ocular Tuberculosis Study. Invest Ophthalmol Vis Sci. 2018. 59(10):4162-4171.

[12] Tsirouki T,Dastiridou A,Symeonidis C,et al. A Focus on the Epidemiology of Uveitis. Ocul Immunol Inflamm. 2018. 26(1):2-16.

[13] Llorenç V,Mesquida M,de la Maza M S,et al. Epidemiology of uveitis in a Western urban multiethnic population. The challenge of globalization. Acta Ophthalmol. 2015. 93(6):561-567.

[14] Biswas J,Kharel SR,Multani P. Changing uveitis patterns in South India-Comparison between two decades. Indian J Ophthalmol. 2018. 66(4):524-527.

[15] Oluleye TS. Tuberculous uveitis. J Multidiscip Healthc. 2013. 6:41-43.

[16] Arej N,Fadlallah A,Chelala E. Choroidal tuberculoma as a presenting sign of tuberculosis. Int Med Case Rep J. 2016. 9:365-368.

[17] Urzua CA,Lantigua Y,Abuauad S,et al. Clinical Features and

Prognostic Factors in Presumed Ocular Tuberculosis. Curr Eye Res. 2017. 42 (7): 1029-1034.

[18] Dutta MP, Burugupalli K, Menia NK, Ganesh SK, Biswas J et al. Pattern of Uveitic Hypotony in a Tertiary Eye Hospital in India. Ocul Immunol Inflamm. 2018. 26 (6): 924-928.

[19] Lou SM, Montgomery PA, Larkin KL, et al. Diagnosis and treatment for ocular tuberculosis among uveitis specialists: the international perspective. Ocul Immunol Inflamm. 2015. 23 (1): 32-39.

[20] Goyal JL, Jain P, Arora R, et al. Ocular manifestations of tuberculosis. Indian J Tuberc. 2015. 62 (2): 66-73.

[21] Souissi S, David T, Beral L. Steroid treatment in ocular tuberculosis: A double-edged sword. J Fr Ophtalmol. 2017. 40 (2): 126-132.

[22] Tsui E, Fern CM, Goldberg NR. Treatment of refractory tubercular serpiginous-like choroiditis with intravitreal methotrexate. Retin Cases Brief Rep. 2018.

[23] Wroblewski KJ, Hidayat AA, Neafie RC, et al. Ocular tuberculosis: a clinicopathologic and molecular study. Ophthalmology. 2011. 118 (4): 772-777.

[24] Rishi E, Rishi P, Therese KL, et al. Culture and Reverse Transcriptase Polymerase Chain Reaction (RT-PCR) Proven Mycobacterium Tuberculosis Endophthalmitis: A Case Series. Ocul Immunol Inflamm. 2018. 26 (2): 220-227.

[25] Aggarwal K, Agarwal A, Sehgal S, et al. An unusual presentation of intraocular tuberculosis in a monocular patient: clinicopathological correlation. J Ophthalmic Inflamm Infect. 2016. 6 (1): 46.

[26] Ang M, Vasconcelos-Santos DV, Sharma K, et al. Diagnosis of Ocular Tuberculosis. Ocul Immunol Inflamm. 2018. 26 (2): 208-216.

[27] Sudheer B, Lalitha P, Kumar AL, et al. Polymerase Chain Reaction and its Correlation with Clinical Features and Treatment Response in Tubercular Uveitis. Ocul Immunol Inflamm. 2018. 26 (6): 845-852.

[28] Kharel SR, Janani MK, Madhavan HN, et al. Outcome of polymerase chain reaction (PCR) analysis in 100 suspected cases of infectious uveitis. J Ophthalmic Inflamm Infect. 2018. 8 (1): 2.

[29] Barik MR, Rath S, Modi R, et al. Normalised quantitative polymerase chain reaction for diagnosis of tuberculosis-associated uveitis. Tuberculosis (Edinb). 2018. 110: 30-35.

[30] Sharma K, Gupta V, Sharma A, et al. Gene Xpert MTB/RIF assay for the diagnosis of intra-ocular tuberculosis from vitreous fluid samples. Tuberculosis (Edinb). 2017. 102: 1-2.

[31] Agarwal A, Agrawal R, Gunasekaran DV, et al. The Collaborative Ocular Tuberculosis Study (COTS)-1 Report 3: Polymerase Chain Reaction in the Diagnosis and Management of Tubercular Uveitis: Global Trends. Ocul Immunol Inflamm. 2017: 1-9.

[32] Sharma RK, Gupta V, Bansal R, et al. Immune Profiling of T Cells Infiltrating Vitreous Humor in Tubercular Uveitis. Immunol Invest. 2018. 47 (6): 615-631.

[33] Tagirasa R, Parmar S, Barik MR, et al. Autoreactive T Cells in Immunopathogenesis of TB-Associated Uveitis. Invest Ophthalmol Vis Sci. 2017. 58 (13): 5682-5691.

[34] Sharma RK, Gupta A, Kamal S, et al. Role of Regulatory T Cells in Tubercular Uveitis. Ocul Immunol Inflamm. 2018. 26 (1): 27-36.

[35] Ang M, Cheung G, Vania M, et al. Aqueous cytokine and chemokine analysis in uveitis associated with tuberculosis. Mol Vis. 2012. 18: 565-573.

[36] Abu EAM, Struyf S, Kangave D, et al. Cytokine and CXC chemokine expression patterns in aqueous humor of patients with presumed tuberculous uveitis. Cytokine. 2012. 59 (2): 377-381.

九、眼弓形虫病

【疾病简介】

刚地弓形虫是一种专性细胞内寄生虫,可入侵几乎所有的有核细胞,并在细胞内增生[1]。弓形虫病是人畜共患病[2],早在 1908 年就从动物发现了本病,1923 年描述了人类病例[3]。

食用未经煮熟的肉和肉类制品,以及饮用生水是主要的传播途径。猫和猫科动物的排泄物中有弓形虫的卵囊,可以污染水源。这些卵囊可以长期存活,甚至对一般的工业消毒都耐受[4-6]。先天性弓形虫病是经母体胎盘传播,器官移植含有弓形虫包囊的器官也可以传播弓形虫病[6]。

弓形虫的群体感染率在不同国家和地区差异很大,例如在拉丁美洲的巴西,近 50% 的学龄儿童和 80% 的妇女血清弓形虫抗体阳性[7];在非洲,血清阳性率为 23.9%~46%[8,9];而在欧洲的荷兰,育龄妇女的血清弓形虫抗体阳性率为 18.5%[10]。大陆江苏省的一项调查发现,孕妇血清弓形虫 IgG 阳性率为 3.98%[11]。更大范围内的大陆地区总体血清弓形虫抗体阳性率为 12.3%[12]。群体弓形虫感染率相对处于较低水平,也可能是大陆地区眼弓形虫病报道较少的原因之一。近年来,随着医源性免疫抑制、器官移植以及艾滋病患者的增多,弓形虫病的发病率有升高的趋势[1,13-15]。

弓形虫入侵眼部使血眼屏障破坏,然后由免疫细胞进入眼部组织形成炎症[16]。大部分中文文献中,对于弓形虫引起的眼病,使用的名称为眼弓形体病,但其他处,仍称为弓形虫病,出于前后一致性的需要,本书中一律称为眼弓形虫病,特此说明。眼弓形虫病是世界范围内感染性后葡萄膜炎的主要原因,常引起患眼视觉损害[6,17]。据估计,约 2% 感染过弓形虫病的人群会出现眼部表现。通过计算,则可估计在世界范围内,每 400 人中约有 1 人感染眼弓形虫病[6,18,19]!眼弓形虫病占到儿童葡萄膜炎比例的 7.7%[20]。不同地区的眼弓形虫病临床表现可以存在很大差异,例如,阿根廷中央城区和北部城区的眼弓形虫病在单 / 双眼受累、视网膜受累的广泛程度上就有显著差别[21]。在英国成人中,有症状的眼弓形虫病年发生率为 0.3~0.8/10 万人口[22]。

【临床表现】

先天性弓形虫病:由于母体中妊娠期感染弓形虫而引起胎盘感染,并经血流转移至胎儿。可表现为孕妇自发性的流产、胎死宫内、胎儿宫内发育迟缓以及婴儿脑积水、脑炎、神经精神疾病、眼部病变、听觉异常、心血管异常,也可以表现为正常的婴儿无症状[23]。先天性弓形虫病以中枢神经系统被侵害的症状为主。眼部表现以视网膜脉络膜炎为主,可为单眼或双眼病变,多发生于黄斑区。胚胎期感染可引起先天畸形,主要包括小眼球、无眼畸胎、先天性无虹膜、脉络膜缺损、永存原始玻璃体增生症与视神经萎缩。先天性白内障为视网膜脉络膜炎的并发症,也可继发于严重的虹膜睫状体炎,继而引起斜视和视力低下[2,24-27]。也有先天性弓形虫病并发牵引性视网膜脱离的病例报道[28]。

获得性弓形虫病眼病:获得性眼弓形虫病在临床上主要表现为慢性复发性,严重的初发眼弓形虫病常起病于 10~20 岁,长期随访发现 5 年复发率为 79%[2,29,30]。

最常见的症状为单纯视物模糊(36.8%),和视物模糊伴眼前浮游物(21.1%)[19]。最常见的表现为局灶性坏死性视网膜炎,常伴有玻璃体炎和前葡萄膜炎。炎症可以为肉芽肿性(图 6-37),也可为非肉芽肿性[30]。玻璃体炎通常在活动性的脉络膜视网膜炎部位附近最为明显;间接检眼镜观察下的重度玻璃体炎,可见眼底呈"雾灯样"。玻璃体炎严重的患者,可以继发视网膜前膜和邻近部位的玻璃体视网膜牵引[30]。偶伴视乳头炎。前葡萄膜炎的炎症可轻可重,可以从轻度前房反应到重度前葡萄膜炎遮蔽后段观察不等[2]。位于黄斑区以外的脉络膜视网膜病灶,患者可无症状(图 6-38)。

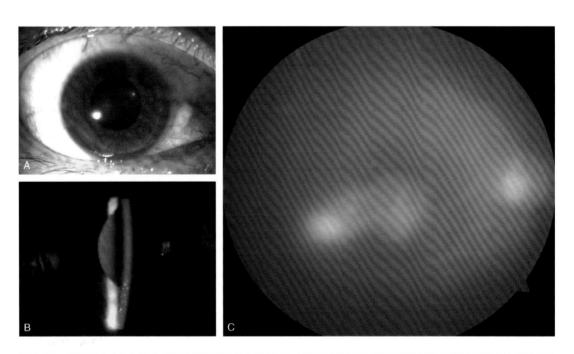

图 6-37 眼弓形虫病患者的肉芽肿性前葡萄膜炎表现(A、B,羊脂状 KP),可见黄斑区陈旧脉络膜视网膜病灶颞侧出现新鲜病灶(C,该患者男、33 岁,右眼反复发作全葡萄膜炎 1 年,玻璃体液弓形虫 DNA 阳性,弓形虫 IgG 935.21U/L,弓形虫抗体 Goldmann-Witmer 系数 3.26)

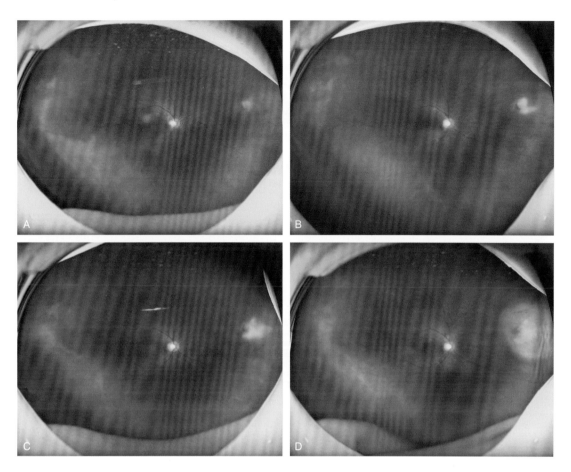

图 6-38　病灶位于鼻侧周边的眼弓形虫病患者的眼底相表现,可见鼻侧白色病灶在 2 个月的时间内不断扩大(A、B、C、D 为按照时间先后顺序的眼底照相)(该患者女,55 岁,玻璃体液弓形虫 DNA 790 拷贝 /mL,弓形虫 IgG 38.87IU/mL,弓形虫抗体 Goldmann-Witmer 系数 31.21)

眼弓形虫病的并发症包括慢性虹膜睫状体炎、白内障、继发性青光眼、角膜带状变性、黄斑囊样水肿、视网膜脱离,以及视神经萎缩。也有晚期继发脉络膜新生血管的报道。视网膜血管受累的表现包括节段性视网膜动脉闭塞、视网膜静脉周围炎[30]。弓形虫也可引起巩膜炎[31]。

【诊断标准】

眼弓形虫病的诊断通常是基于典型的临床表现。当眼部表现不能明确诊断,可能需要血清学检查,包括血清抗弓形虫 IgM 和 IgG 滴度支持诊断。眼内弓形虫抗体滴度或聚合酶链反应是可供选择的高灵敏度和特异度的新工具[32,33],用来确诊[34]。

【治疗】

眼弓形虫病的治疗目的是通过控制寄生虫的繁殖、减轻炎症程度来阻止视网膜的进一步损伤[35]。但迄今为止,还没有针对眼弓形虫病的药物治疗达成统一方案[36]。总体而言,对免疫力正常的眼弓形虫病患者,口服糖皮质激素和抗弓形虫药物是治疗主流[37]。20 世纪 50 年代发现乙胺嘧啶联合磺胺嘧啶可以起到干扰刚地弓形虫繁殖的协同效果[38,39],因此,联合乙胺嘧啶、磺胺嘧啶和糖皮质激素成为眼弓形虫病的"传统三联治疗"。治疗剂量:乙胺嘧啶首日 100mg 负荷剂量,之后 50mg/d;磺胺嘧啶 1g/6h(即总量 4g/d);泼尼松 40mg/d(第 3 天开始用,该剂量用一周),之后逐渐减量。同时使用亚叶酸 15mg/d(对抗乙胺嘧啶的叶酸拮抗剂副作用)[40,41]。通过监测眼部病变直至病变活动性消退后停药。药物治疗至少 1 个月[40]。在 Guaraldo L 等的研究中,治疗周期的中位数为 33 天[41]。

但是,传统治疗有一定局限性,包括药物毒副作用在内:147 例患者的回顾性研究结果显示,包括磺胺嘧啶、乙胺嘧啶、亚叶酸和糖皮质激素等在内的经典眼弓形虫病治疗药物方案可以导致 85% 的患者出现药物副反应,女性出现副作用的比例(95%)多于男性(77%),副作用中 82% 比较轻微,主要副作用包括胃肠道反应、皮肤和神经 / 精神系统异常,但也出现一例严重的 Stevens-Johnson 并发症。绝大多数副作用(90.3%)出现在治疗后的第二周[41]。出现以下副作用时,应及时停药:白细胞减少症、血小板计数低于 12 万 /μL、血肌酐升高超过 25%、血肝酶两倍于正常高限、皮疹或其他危及生命的并发症[40,42]。

因此,后续医疗工作者也尝试使用克林霉素、阿奇霉素、复方新诺明(甲氧苄啶、磺胺甲噁唑)、阿托伐醌等其他药物[43]。一项前瞻性随机对照研究,对比了阿奇霉素方案和传统治疗方案,结果发现阿奇霉素组较传统治疗组(两组均采用乙胺嘧啶首日 100mg 负荷剂量,之后 50mg/d;亚叶酸 15mg/d;泼尼松 40mg/d,从第三天开始用,维持一周后逐渐减量;但不同之处在于阿奇霉素组加用阿奇霉素 250mg/d,或 500mg 隔日口服一次;传统治疗组加用磺胺嘧啶 4g/d)的副作用显著更少($P<0.04$),而炎症活动性消退、视网膜脉络膜病变范围减小、以及最佳矫正视力等等在两组间没有显著不同[40]。最近发表的一篇网络荟萃分析(network meta-analysis)研究结果提示,复方新诺明(甲氧苄啶、磺胺甲噁唑)是诸多替代性药物中的最佳选择,因为眼弓形虫病的治疗复发率在这组最低:和传统的乙胺嘧啶 - 磺胺嘧啶组相比,眼弓形虫病复发率 OR(odds ratio)在阿奇霉素组为 0.61,在克林霉素组为 0.72,而在复方新诺明组最高,为 0.98,这意味着复方新诺明与传统的乙胺嘧啶 -

磺胺嘧啶组在降低眼弓形虫病的复发上疗效最为接近[43]。

近来,也有学者对联合糖皮质激素的使用有效性提出了质疑,因为没有发现任何确切证据证明联合糖皮质激素会比单纯抗弓形虫治疗更有效[44]。

采用玻璃体切割联合硅油填充术进行眼弓形虫病继发孔源性视网膜脱离的治疗效果良好,一次手术复位率68.2%,总体复位率90.9%。需要注意的是,术后高眼压是手术主要并发症,比例为22.7%[45]。

【眼内液检测】

迄今为止,通过检测眼内液和血清中弓形虫 IgG 与总 IgG,计算出来 Goldmann-Witmer 系数(Goldmann-Witmer coeifficient,GWC),是眼弓形虫病诊断的金标准[46]。但由于单一方法的局限性(敏感性不够高,不同研究发现其敏感性为39%~81%[47-53]),目前更多的学者倾向于联合多种检测手段,进行组合式检测,提高敏感性。例如,Mathis T 等的研究发现,可疑眼弓形虫病患者单纯依赖 GWC,阳性率仅为47.6%(但特异性100%),而采用免疫印迹法进行房水中弓形虫抗体 IgA 和 IgG 的同时检测,敏感性为71.4%,两种方法结合一起的敏感性提升为76.2%[46]。

采用单重 PCR 进行眼内液弓形虫 DNA 检测阳性率为58%,对检测阴性标本进一步用巢式 PCR 检测96bp 的 B1 基因,可将检测阳性率提升至71%[54]。

采用 PCR 检测弓形虫 DNA,玻璃体液(95.7%)要比房水(81.5%)更敏感[54]。

需要注意的是,在眼弓形虫病的早期(症状出现3周内),眼房水 GWC 检测的敏感性仅为23.5%,而3周以后,这一比例提升为64%[46]。

Rudzinski M 等的研究发现,眼弓形虫病患者房水 IFN-γ 水平和血清 IFN-γ 水平呈负相关($P<0.05$),房水 IFN-γ/IL-10 比值 <1 的患者,病程更长,并发症更严重[55]。

眼内液检测建议:

检测对象:房水即可,但玻璃体液更优。检测 Goldmann-Witmer 系数需加测血清。

检测指标:(1)首选检测眼内液弓形虫抗体、弓形虫抗体 Goldmann-Witmer 系数。

(2)次选检测眼内液 IFN-γ/IL-10 比值。

检测意义:(1)用于明确诊断眼弓形虫病诊断。

(2)通过检测眼内液 IFN-γ/IL-10 比值,判断眼弓形虫病预后及并发症。

· 参考文献 ·

[1] 蒲元华,张德林.弓形虫入侵宿主机制及免疫学研究进展.中国寄生虫学与寄生虫病杂志.2012.(06):480-485,490.

[2] 侯婧、陶勇.眼弓形体病.眼科学大查房.2014.1(4):216-221.

[3] 文希震.眼弓形体病.国外医学.眼科学分册.1980.(03):25-29.

[4] Frenkel JK,Ruiz A,Chinchilla M. Soil survival of toxoplasma oocysts in Kansas and Costa Rica. Am J Trop Med Hyg. 1975. 24(3):439-443.

[5] Dumètre A,Le BC,Baffet M, et al. Effects of ozone and ultraviolet radiation treatments on the infectivity of Toxoplasma gondii oocysts. Vet Parasitol. 2008. 153(3-4):209-213.

[6] Kijlstra A,Petersen E. Epidemiology,pathophysiology,and the future of ocular toxoplasmosis. Ocul Immunol Inflamm. 2014. 22(2):138-147.

[7] Dubey JP,Lago EG,Gennari SM,et al. Toxoplasmosis in humans and animals in Brazil:high prevalence,high burden of disease,and epidemiology. Parasitology. 2012. 139(11):1375-1424.

[8] Kamani J,Mani AU,Egwu GO,et al. Seroprevalence of human infection with Toxoplasma gondii and the associated risk factors,in Maiduguri, Borno state,Nigeria. Ann Trop Med Parasitol. 2009. 103(4):317-321.

[9] Swai ES,Schoonman L. Seroprevalence of Toxoplasma gondii infection amongst residents of Tanga district in north-east Tanzania. Tanzan J Health Res. 2009. 11(4):205-209.

[10] Hofhuis A,van Pelt W,van Duynhoven YT,et al. Decreased prevalence and age-specific risk factors for Toxoplasma gondii IgG antibodies in The Netherlands between 1995/1996 and 2006/2007. Epidemiol Infect. 2011. 139 (4):530-538.

[11] 华海涌,唐凤,刘一新,等.江苏省孕妇弓形虫感染情况调查.中国血吸虫病防治杂志.2013.(01):56-58,79.

[12] Xiao Y,Yin J,Jiang N,et al. Seroepidemiology of human Toxoplasma gondii infection in China. BMC Infect Dis. 2010. 10:4.

[13] Basavaraju A. Toxoplasmosis in HIV infection:An overview. Trop Parasitol. 2016. 6(2):129-135.

[14] Nissapatorn V. Toxoplasmosis in HIV/AIDS:a living legacy. Southeast Asian J Trop Med Public Health. 2009. 40(6):1158-1178.

[15] Pereira-Chioccola VL,Vidal JE,Su C. Toxoplasma gondii infection and cerebral toxoplasmosis in HIV-infected patients. Future Microbiol. 2009. 4(10):1363-1379.

[16] Jones LA,Alexander J, Roberts CW. Ocular toxoplasmosis:in the storm of the eye. Parasite Immunol. 2006. 28(12):635-642.

[17] Bosch-Driessen LE,Berendschot TT,Ongkosuwito JV,et al. Ocular toxoplasmosis:clinical features and prognosis of 154 patients. Ophthalmology. 2002. 109(5):869-78.

[18] Holland GN. Ocular toxoplasmosis:a global reassessment. Part I: epidemiology and course of disease. Am J Ophthalmol. 2003. 136(6):973-988.

[19] Huang PK,Jianping C,Vasconcelos-Santos DV,et al. Ocular Toxoplasmosis in Tropical Areas: Analysis and Outcome of 190 Patients from a Multicenter Collaborative Study. Ocul Immunol Inflamm. 2017:1-8.

[20] FMS S,Giampietro BV,Takiuti JT,et al. Clinical features of paediatric uveitis at a tertiary referral centre in São Paulo,SP,Brazil. Br J Ophthalmol. 2018.

[21] Schlaen A,Colombero D, Ormaechea S,et al. Regional Differences in the Clinical Manifestation of Ocular Toxoplasmosis between the Center and Northeast of Argentina. Ocul Immunol Inflamm. 2018:1-9.

[22] Gilbert RE,Dunn DT,Lightman S,et al. Incidence of symptomatic toxoplasma eye disease:aetiology and public health implications. Epidemiol

Infect. 1999. 123(2):283-289.

[23] Khan K,Khan W. Congenital toxoplasmosis:An overview of the neurological and ocular manifestations. Parasitol Int. 2018. 67(6):715-721.

[24] Vasconcelos-Santos DV, Machado ADO,Campos WR,et al. Congenital toxoplasmosis in southeastern Brazil:results of early ophthalmologic examination of a large cohort of neonates. Ophthalmology. 2009. 116(11):2199-205.e1.

[25] Mets MB,Holfels E,Boyer KM, et al. Eye manifestations of congenital toxoplasmosis. Am J Ophthalmol. 1997. 123(1):1-16.

[26] Kodjikian L,Wallon M,Fleury J, et al. Ocular manifestations in congenital toxoplasmosis. Graefes Arch Clin Exp Ophthalmol. 2006. 244(1):14-21.

[27] O'Neill JF. The ocular manifesta-tions of congenital infection:a study of the early effect and long-term outcome of maternally transmitted rubella and toxoplasmosis. Trans Am Ophthalmol Soc. 1998. 96:813-879.

[28] Rassi A,Todorich B,Faia LJ, et al. CONGENITAL TOXOPLASMOSIS ASSOCIATED WITH TRACTIONAL RETINAL DETACHMENT. Retin Cases Brief Rep. 2018.

[29] Cochereau-Massin I, LeHoang P,Lautier-Frau M,et al. Ocular toxoplasmosis in human immunodeficiency virus-infected patients. Am J Ophthalmol. 1992. 114(2):130-135.

[30] Park YH,Nam HW. Clinical features and treatment of ocular toxoplasmosis. Korean J Parasitol. 2013. 51(4):393-399.

[31] Schuman JS,Weinberg RS, Ferry AP,et al. Toxoplasmic scleritis. Ophthalmology. 1988. 95(10):1399-1403.

[32] Harper TW,Miller D,Schiffman JC,et al. Polymerase chain reaction analysis of aqueous and vitreous specimens in the diagnosis of posterior segment infectious uveitis. Am J

Ophthalmol. 2009. 147(1):140-147.e2.

[33] Rothova A,de Boer JH,Ten Dam-van Loon NH,et al. Usefulness of aqueous humor analysis for the diagnosis of posterior uveitis. Ophthalmology. 2008. 115(2):306-311.

[34] Ozgonul C,Besirli CG. Recent Developments in the Diagnosis and Treatment of Ocular Toxoplasmosis. Ophthalmic Res. 2017. 57(1):1-12.

[35] Matias M,Gomes A,Marques T,et al. Ocular toxoplasmosis:a very rare presentation in an immunocompetent patient. BMJ Case Rep. 2014: bcr2014205846.

[36] Borkowski PK,Brydak-Godowska J,Basiak W,et al. The Impact of Short-Term,Intensive Antifolate Treatment(with Pyrimethamine and Sulfadoxine) and Antibiotics Followed by Long-Term,Secondary Antifolate Prophylaxis on the Rate of Toxoplasmic Retinochoroiditis Recurrence. PLoS Negl Trop Dis. 2016. 10(8):e0004892.

[37] Bawdekar AC,Jindal A, Shah M,et al. Intravitreal triamcinolone acetonide in management of ocular toxoplasmosis in an HIV patient:a case report. Can J Ophthalmol. 2013. 48(4): e94-95.

[38] Eyles DE,Coleman N. Synergistic effect of sulfadiazine and daraprim against experimental toxoplasmosis in the mouse. Antibiot Chemother(Northfield). 1953. 3(5):483-490.

[39] Eyles DE,Coleman N. The effect of metabolites on the antitoxoplasmic action of pyrimethamine and sulfadiazine. Am J Trop Med Hyg. 1960. 9:277-283.

[40] Bosch-Driessen LH,Ver-braak FD,Suttorp-Schulten MS,et al. A prospective,randomized trial of pyrimethamine and azithromycin vs pyrimethamine and sulfadiazine for the treatment of ocular toxoplasmosis. Am J Ophthalmol. 2002. 134(1):34-40.

[41] Guaraldo L,BBF V,NMG D, et al. Ocular toxoplasmosis:adverse

reactions to treatment in a Brazilian cohort. Trans R Soc Trop Med Hyg. 2018. 112(4):188-192.

[42] Ben-Harari RR, Goodwin E, Casoy J. Adverse Event Profile of Pyrimethamine-Based Therapy in Toxoplasmosis:A Systematic Review. Drugs R D. 2017. 17(4):523-544.

[43] Zhang Y, Lin X, Lu F. Current treatment of ocular toxoplasmosis in immunocompetent patients:a network meta-analysis. Acta Trop. 2018. 185:52-62.

[44] Jasper S, Vedula SS, John SS, et al. Corticosteroids as adjuvant therapy for ocular toxoplasmosis. Cochrane Database Syst Rev. 2017. 1:CD007417.

[45] Moreira FV, Iwanusk AM, Ard A, et al. Surgical outcomes of rhegmatogenous retinal detachment associated with ocular toxoplasmosis. Arq Bras Oftalmol. 2018. 81(4):281-285.

[46] Mathis T, Beccat S, Sève P, et al. Comparison of immunoblotting (IgA and IgG) and the Goldmann-Witmer coefficient for diagnosis of ocular toxoplasmosis in immunocompetent patients. Br J Ophthalmol. 2018. 102 (10):1454-1458.

[47] Robert-Gangneux F, Binisti P, Antonetti D, et al. Usefulness of immunoblotting and Goldmann-Witmer coefficient for biological diagnosis of toxoplasmic retinochoroiditis. Eur J Clin Microbiol Infect Dis. 2004. 23(1):34-38.

[48] Fekkar A, Bodaghi B, Touafek F, et al. Comparison of immunoblotting, calculation of the Goldmann-Witmer coefficient, and real-time PCR using aqueous humor samples for diagnosis of ocular toxoplasmosis. J Clin Microbiol. 2008. 46(6):1965-1967.

[49] Talabani H, Asseraf M, Yera H, et al. Contributions of immunoblotting, real-time PCR, and the Goldmann-Witmer coefficient to diagnosis of atypical toxoplasmic retinochoroiditis. J Clin Microbiol. 2009. 47(7):2131-2315.

[50] Fawzy M, Mahmoud LA, El GAE, et al. Value of estimating intraocular antibody production in diagnosis of typical and atypical lesions of ocular toxoplasmosis. J Egypt Soc Parasitol. 1999. 29(3):735-743.

[51] De Marco R, Ceccarelli R, Frulio R, Palmero C, Vittone P. Retinochoroiditis associated with congenital toxoplasmosis in children:IgG antibody profiles demonstrating the synthesis of local antibodies. Eur J Ophthalmol. 2003. 13 (1):74-79.

[52] Garweg JG, Garweg SD, Flueckiger F, et al. Aqueous humor and serum immunoblotting for immunoglobulin types G, A, M, and E in cases of human ocular toxoplasmosis. J Clin Microbiol. 2004. 42(10):4593-4598.

[53] Ronday MJ, Ongkosuwito JV, Rothova A, et al. Intraocular anti-Toxoplasma gondii IgA antibody production in patients with ocular toxoplasmosis. Am J Ophthalmol. 1999. 127(3):294-300.

[54] Farhadi A, Haniloo A, Fazaeli A, et al. PCR-based Diagnosis of Toxoplasma Parasite in Ocular Infections Having Clinical Indications of Toxoplasmosis. Iran J Parasitol. 2017. 12(1):56-62.

[55] Rudzinski M, Argüelles C, Couto C, et al. Immune Mediators against Toxoplasma Gondii during Reactivation of Toxoplasmic Retinochoroiditis. Ocul Immunol Inflamm. 2018:1-9.

十、眼弓蛔虫病

【疾病简介】

眼弓蛔虫病是由弓蛔虫的蚴侵入眼部各组织引起的炎症性疾病，首次报道为 1937 年，由 Calhoun 发现一例 8 岁儿童眼前房内有蚴使晶状体脱位。本病可侵及各年龄组患者，但大部分为儿童，是白瞳症的主要原因之一[1]。男女性别无差异[2]。

弓蛔虫为蛔虫的一种，终宿主为猫（猫弓蛔虫）和狗（犬弓蛔虫）。人类之所以感染弓蛔虫病，原因在于粪口传播，误食了被弓蛔虫卵污染的食物[3]。密切接触猫犬、异食癖、不注意个人卫生及进食污染的食物，都可以引起感染。需要注意的是，临床很多眼弓蛔虫病患者并没有密切猫狗接触史，但是绝大部分眼弓蛔虫病患者生活在卫生条件较差的农村，因为生活所在地的土壤中有弓蛔虫卵，很容易污染他们的食物。Borg 和 Woodruff 曾收集全英国公园的 800 个土壤标本，发现 24.4% 有弓蛔虫卵[1]。即使在发达国家，例如美国，血清弓蛔虫抗体阳性的比例也高达 2.8%，可见弓蛔虫显性/隐性感染并非少见[4]。

第二期幼虫由肠入血流，转移至肺、心、肝和周围循环，当幼虫到达管径小于其身体的小动脉时，则穿过管壁进入其所在的器官，最常见为肺、肌肉和眼部。幼虫可在周围组织内保持安静的包囊状态而无症状，而在其移行时则可发生急性内脏蠕虫蚴移行症，大的器官（如肝）可耐受许多幼虫而无症状，然而单个幼虫则可引起视力丧失。幼虫可直接经过脉络膜、睫状体或视网膜中央动脉入眼，引起眼弓蛔虫病。

在人体内蛔虫不能通过肺完成经气管的移行，故其发育不超过第二期。所以不能在人体内繁殖或产卵，因此眼弓蛔虫病患者没有传染性。

眼弓蛔虫病占到葡萄膜炎的 1%，炎症主要表现为单侧（90.9%），美国每年至少新增750 例眼弓蛔虫病患者[5]。

【临床表现】

眼弓蛔虫病最常见的临床表现包括视力下降、白瞳症、玻璃体炎和斜视[5,6]。单眼受累[5-8]。眼底表现通常为周边或中央的脉络膜视网膜嗜酸性粒细胞肉芽肿，其他部位的后段局灶性病变，或者眼内炎症性改变[9]。

美国学者根据眼弓蛔虫病表现分为三类：周边视网膜肉芽肿（比例 50%，图 6-39），黄斑区肉芽肿（比例 25%，图 6-40）和假性眼内炎（玻璃体中重度浑浊，比例 25%，图 6-41）[5]。

引起视力损害的原因包括：玻璃体炎（52.6%，图 6-42），黄斑囊样水肿（47.4%）和牵引性视网膜脱离(36.8%,图6-43)[5]。大部分眼弓蛔虫病患者眼前段炎症较轻,可以存在瞳孔后粘连等表现,病变早期可以出现前房内浮游体,但病程较长的患者眼前段浮游体常不明显。

B 超提示玻璃体浑浊(图6-44),对本病的诊断有一定帮助。病程较长、年龄较小的儿童患者,B 超可能提示"分层征"。超声生物显微镜(ultrasound biomicroscopy,UBM)可以帮助临床发现周边部的肉芽肿和周边玻璃体的假性囊样改变,也可以对玻璃体的浓缩和不同构型的纤维膜结构有所了解[10]。

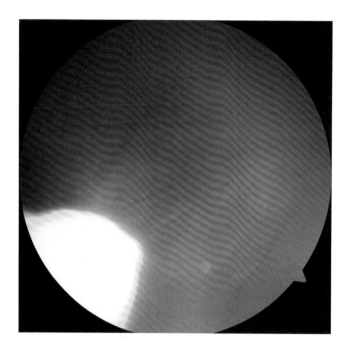

图 6-39　眼弓蛔虫病(周边视网膜肉芽肿)

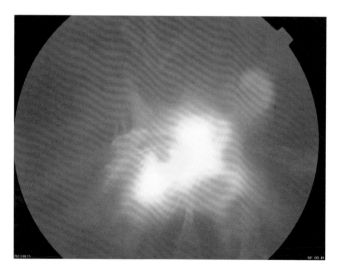

图 6-40　眼弓蛔虫病(后极部肉芽肿)

图 6-41 眼弓蛔虫病（假性眼内炎）

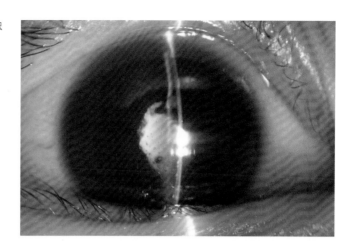

图 6-42 眼弓蛔虫病患者的玻璃体炎表现：玻璃体内大量白色颗粒样浑浊

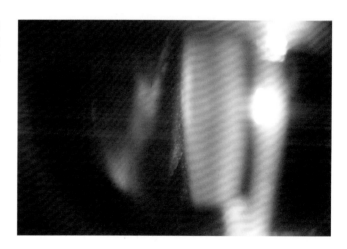

图 6-43 眼弓蛔虫病患者的鼻侧周边牵引性视网膜脱离

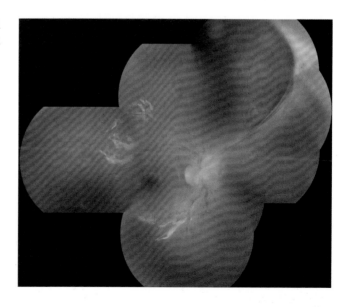

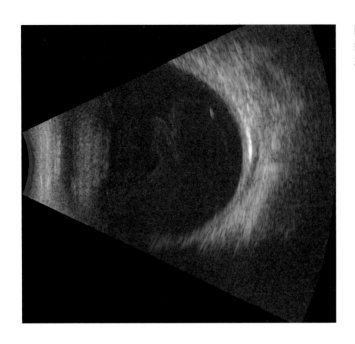

图 6-44　眼弓蛔虫病患者的 B 超显示玻璃体混浊

【诊断标准】

既往,眼弓蛔虫病的诊断主要依赖于血清实验室检查和临床表现:①典型的眼弓蛔虫体征,例如肉芽肿形成;②血清学阳性结果;③除外其他引起眼部肉芽肿性疾病,例如眼弓形虫病、结节病、眼结核和其他真菌感染。典型的眼弓蛔虫病表现包括周边肉芽肿(局灶、白色周边结节伴有色素性瘢痕或牵引性视网膜脱离)、后极部肉芽肿(局灶、白色结节伴或不伴后极部色素紊乱),或寄生虫性眼内炎(弥漫性眼内炎症和血清弓蛔虫抗体阳性)[8]。

病史在该病的诊断中起着重要的作用,很多患者汇报没有密切的猫狗接触史,但笔者所遇到的几乎所有确诊眼弓蛔虫病患者都生活在农村,或者至少部分时间在农村生活,接触到的该病患者以河南、陕西为多。农村生活史对该病的诊断和鉴别诊断意义重大。

【治疗】

眼弓蛔虫病患者是否全身使用抗寄生虫药物上没有达成共识[3]。被建议给予的药物包括噻苯咪唑和阿苯达唑。Despreaux R 等给所有诊断为眼弓蛔虫病的患者均安排口服阿苯达唑[11]。而韩国的 Ahn SJ 等人则根据血清 IgE 水平是否升高以及血嗜酸性粒细胞是否升高来决定是否给予抗寄生虫药(针对成人眼弓蛔虫病患者:阿苯达唑 400mg/ 次,一天两次,共两周)[8]。

糖皮质激素常被报道用于控制眼弓蛔虫病眼内炎症和预防眼内纤维膜增生的进展。

Ahn SJ 等人根据症状的严重程度、视网膜病变情况和炎症部位,选择性地使用口服糖皮质激素进行成人眼弓蛔虫病的治疗,方案为泼尼松起始剂量 0.5~1mg/(kg 体重·天),逐渐减量,同时 1% 醋酸泼尼松龙滴眼液一天四次点眼[8]。

玻璃体切割手术适应证包括:①尽管使用了糖皮质激素,但玻璃体内炎症仍比较严重和持续;②存在危及视力的黄斑前膜或牵引[11]。

眼弓蛔虫病的眼底肉芽肿附近的脉络膜新生血管,被报道可以采用玻璃体腔注射抗VEGF 药物进行治疗,注射后,脉络膜新生血管消退,视力提高[12]。

笔者在眼弓蛔虫病的治疗上,比较积极地采用玻璃体切割术。因为眼弓蛔虫病引起玻璃体及眼内炎症的主要原因在于弓蛔虫的蚴在眼内释放异体蛋白,被玻璃体的胶原纤维支架包裹,形成异体蛋白的缓释系统,因而炎症迁延不愈。蚴所在的部位被纤维包裹,持续释放蛋白的源头已经有所控制,及时去除玻璃体内的异体蛋白,对于缩短病程和减轻炎症的持续时间有积极意义。一定程度上,眼弓蛔虫病类似于化学性质活跃的有机物引起的异物性眼外伤。Despreaux R 等的研究发现,进行玻璃体切割手术治疗的成人眼弓蛔虫病患者平均视力显著更优($P=0.01$),平均黄斑中心凹厚度更低($P=0.017$)[11]。Frazier M 等报道了一例 7 岁男性儿童眼弓蛔虫病患者,采用口服阿苯达唑及糖皮质激素治疗,玻璃体炎症有所改善,但 2 年后,炎症再次复发,给予玻璃体切割手术后得到控制。由此可见玻璃体切割手术的重要性[13]。

对于弓蛔虫病患者应提醒注意预防,建议注意个人卫生,养猫、犬者更要注意,不要过于亲近。对于家养动物应当及时检疫。入口食物煮熟后再食用。

【眼内液检测】

血清学检测弓蛔虫抗体对于眼弓蛔虫病诊断有一定帮助,最新发表的一篇关于巴西人群的报道提示,临床表现提示可疑眼弓蛔虫病患者的血清弓蛔虫抗体平均值显著高于其他患者($P=0.000\ 1$)[14]。需要注意的是,在经济水平不发达、土壤暴露面积大的国家和地区,群体血清弓蛔虫抗体阳性的比例可以高达 37.3%(1 岁以下 18.2%,3 岁及以上 57.6%),所以单纯血清弓蛔虫抗体阳性不能肯定眼部病变是否眼弓蛔虫病,眼部表现符合眼弓蛔虫病改变必不可缺[15]。

血清学检测弓蛔虫抗体阴性不能除外眼弓蛔虫病:Inchauspe S 等发现在疑诊眼弓蛔虫病的 40 例患者中,有 6 例(15%)患者血清学阴性,但玻璃体液弓蛔虫抗体阳性[2];斯里兰卡的报道显示,250 例可疑眼部弓蛔虫病的患者中,155 例(62%)血清弓蛔虫抗体阳性[16];国内复旦大学眼耳鼻喉医院报道了72例眼弓蛔虫病患者,其中血清弓蛔虫抗体阳性率54.17%,眼内液弓蛔虫抗体阳性率84.72%(通过 Goldmann-Witmer 系数确定为原位产生的为83.33%),值得注意的是,有34.72%的患者仅表现为眼内液弓蛔虫抗体阳性,而血清弓蛔虫抗体阴性,这更加提示眼内液检测对该病诊断的重要性[17]。笔者在实践中发现,成人眼弓蛔虫病患者的房水弓蛔虫抗体滴度常较低,而玻璃体液的弓蛔虫抗体滴度显著升高,所以怀疑成人眼弓蛔虫病的时候,应尽量选择检测玻璃体液。

眼弓蛔虫病患者的玻璃体液中有76.92%可被检查到嗜酸性粒细胞[17]。

眼内液检测 IgE 的敏感性很高,对比眼内液和血清中的 IgE 滴度,可以更加证实眼内发生了寄生虫眼病,阳性率高达92.75%[17]。

尽管有一些研究者尝试通过 PCR 对眼内液进行弓蛔虫核酸检测,但均以阴性结果告终[18,19]。笔者也曾设计了7对引物进行尝试,但即使是通过 ELISA 法检测弓蛔虫抗体阳性的患者,也均表现为阴性结果。并且,这7对引物在弓蛔虫活虫实验上,均表现出阳性结果。由此可见,通过眼内液检测弓蛔虫核酸的方法不可行。原因分析上,有学者认为弓蛔虫虫体在视网膜内,并没有释放核酸入玻璃体[3];笔者认为临床上见到的弓蛔虫眼病患者已经是"死虫",弓蛔虫在眼内已经死亡,其引起炎症的原因在于释放的异体蛋白所引起的炎症,所以细胞内的核酸已经消失殆尽。

在笔者的检测经验中,炎症因子的检测对于眼弓蛔虫病的诊断有一定辅助价值,尤其是玻璃体浑浊明显,但临床很难判断是否眼内炎时,检测房水的炎症因子会有一定程度的升高,但升高的幅度较眼内炎轻,例如急性视网膜坏死或眼内炎时,IL-6 滴度常在10 000pg/mL 以上,IL-8 滴度常在1 000pg/mL 以上,而眼弓蛔虫病则一般低于这个值(IL-6 滴度正常在50pg/mL 以下,IL-8 滴度常在20pg/mL 以下)。

眼内液检测建议:

检测对象:房水即可,但对于成人眼弓蛔虫病患者,尽量选择玻璃体液进行检测。检测 Goldmann-Witmer 系数需加测血清。

检测指标:(1)首选检测眼内液弓蛔虫抗体、弓蛔虫抗体 Goldmann-Witmer 系数、眼内液及血清 IgE。

(2)次选检测眼内液 IL-6、IL-8。

检测意义:(1)用于明确诊断,尤其是对于成人不明原因玻璃体炎的患者,确定眼内炎症病原的价值尤为重要。

（2）通过检测 IL-6、IL-8 水平，可以大致反映眼内活动性炎症程度，与同样引起严重玻璃体浑浊的眼内炎、急性视网膜坏死等进行大致区别。

· 参考文献 ·

[1] Richard M. Ocular toxocariasis：a review of the literature. 1983. 15（3）：216-219,222-117,230-231.

[2] Inchauspe S,Echandi LV,Dodds EM. Diagnosis of ocular toxocariasis by detecting antibodies in the vitreous humor. Arch Soc Esp Oftalmol. 2018. 93（5）:220-224.

[3] Andrew J. Schneier MLD. Ocular toxocariasis：advances in diagnosis and treatment. Int Ophthalmol Clin. 2011. 51（4）:135-144.

[4] Schantz PM. Toxocara larva migrans now. Am J Trop Med Hyg. 1989. 41（3 Suppl）:21-34.

[5] Stewart JM,Cubillan LD,Cunningham ET. Prevalence,clinical features,and causes of vision loss among patients with ocular toxocariasis. Retina. 2005. 25（8）:1005-1013.

[6] Chieffi PP,Santos SV,Queiroz ML,et al. Human toxocariasis：contribution by Brazilian researchers. Rev Inst Med Trop Sao Paulo. 2009. 51（6）:301-308.

[7] Rubinsky-Elefant G,Hirata CE,Yamamoto JH,et al. Human toxocariasis：diagnosis,worldwide seroprevalences and clinical expression of the systemic and ocular forms. Ann Trop Med Parasitol. 2010. 104（1）:3-23.

[8] Ahn SJ,Woo SJ,Jin Y,et al. Clinical features and course of ocular toxocariasis in adults. PLoS Negl Trop Dis. 2014. 8（6）:e2938.

[9] Shields JA. Ocular toxocariasis. A review. Surv Ophthalmol. 1984. 28（5）:361-381.

[10] Liu J,Li S,Deng G,et al. Ultrasound biomicroscopic imaging in paediatric ocular toxocariasis. Br J Ophthalmol. 2017. 101（11）:1514-1517.

[11] Despreaux R,Fardeau C,Touhami S,et al. Ocular Toxocariasis：Clinical Features and Long-term Visual Outcomes in Adult Patients. Am J Ophthalmol. 2016. 166:162-168.

[12] Yoon DY,Woo SJ. Intravitreal Administration of Ranibizumab and Bevacizumab for Choroidal Neovascularization Secondary to Ocular Toxocariasis：A Case Report. Ocul Immunol Inflamm. 2018. 26（4）:639-641.

[13] Frazier M,Anderson ML,Sophocleous S. Treatment of ocular toxocariasis with albendazole：a case report. Optometry. 2009. 80（4）:175-180.

[14] Rubinsky-Elefant G,Yamamoto JH,Hirata CE,et al. Toxocariasis：critical analysis of serology in patients attending a public referral center for ophthalmology in Brazil. Jpn J Ophthalmol. 2018. 62（1）:77-83.

[15] Sowemimo OA,Lee YL,Asaolu SO,et al. Seroepidemiological study and associated risk factors of Toxocara canis infection among preschool children in Osun State,Nigeria. Acta Trop. 2017. 173:85-89.

[16] Iddawela D,Ehambaram K,Bandara P. Prevalence of Toxocara antibodies among patients clinically suspected to have ocular toxocariasis：A retrospective descriptive study in Sri Lanka. BMC Ophthalmol. 2017. 17（1）:50.

[17] Wang ZJ,Zhou M,Cao WJ,et al. Evaluation of the Goldmann-Witmer coefficient in the immunological diagnosis of ocular toxocariasis. Acta Trop. 2016. 158:20-23.

[18] Alabiad CR,Albini TA,Santos CI,Davis JL. Ocular Toxocariasis in a Seronegative Adult. Ophthalmic Surg Lasers Imaging. 2010:1-3.

[19] Tian JX,O'Hagan S. Toxocara polymerase chain reaction on ocular fluids in bilateral granulomatous chorioretinitis. Int Med Case Rep J. 2015. 8:107-110.

十一、莱姆病

【疾病简介】

莱姆病是最常见的蜱媒病[1]，以硬蜱为主要传播媒介，由伯氏疏螺旋体感染所致的自然疫源性疾病[2,3]。近年来，也有报道梅罗尼螺旋体、伽氏疏螺旋体、阿氏疏螺旋体可以是感染病原体[4,5]。美国疾病控制中心1994年报道43个州发病13 000例[6][2]。该病在亚、欧、美、非、大洋洲等的70多个国家的病例连年增加，估计年发病30万人左右，成为对人类危害最为严重的疾病之一，该病1992年被世界卫生组织（WHO）列入重点防治研究对象[2,7]。近年来，国内每年有万余病例报道[2,8]。

1991年，Smith JL等人首次报道了两例视网膜血管炎患者，合并伯氏疏螺旋体血清阳性，通过全身给予抗生素和糖皮质激素缓解[9]。20世纪90年代，芬兰学者报道莱姆病眼病的年发病率约为0.3例/10万人口[10]。

莱姆病是人兽共患传染病[2]，在莱姆病高发区域，动物例如马被伯氏疏螺旋体感染后，也可引起葡萄膜炎[11,12]。

【临床表现】

莱姆病临床表现多样，除有皮肤慢性游走性红斑、脑膜炎、脑神经炎、神经根炎、关节炎、慢性萎缩性肢皮炎等临床类型外，病原学、治疗学证实莱姆病螺旋体可引起人类精神异常，对人群危害严重[3,7,8]。但致死较罕见[1]。

莱姆病的眼部受累包括结膜炎、浅层巩膜炎、角膜炎、葡萄膜炎、神经视网膜炎、视网膜血管炎和脑神经麻痹[13]。莱姆病早期表现为感冒样病症、淋巴结病、游走性红斑，这个阶段眼部受累通常是无症状性的，或者是眼红、流泪等。不到11%的患者可以有滤泡性结膜炎、眶周水肿和轻度畏光[14]；播散期约发生在感染后3~10周。患者可能出现全身不适以及神经和心脏表现；晚期莱姆病发生在数月至数年后，可能包括反复发作的关节炎，通常影响膝盖，慢性肢端皮炎萎缩皮疹和神经疾病，如脑病和痴呆。结膜炎也可能发生，虽然神经眼科的发现更常见，例如脑神经麻痹，Horner综合征[15]和阿罗瞳孔[13,16]。视神经炎也有报告，与脑膜炎相关的乳头水肿比视神经炎更常见；伴或不伴神经视网膜炎的视乳头炎可能发生在颅内压正常的情况下[17,18]。在眼外肌肌炎、泪囊炎、眼睑水肿等病例中发现有直接的螺旋体浸润[19]。角膜炎在晚期莱姆病中也相对常见，虽然在角膜炎患者的角膜中已经检测到螺旋体，但免疫介导的间质性角膜炎可能是更常见的致病机制[19]。浅层巩膜炎，前[20]、后部巩膜炎[21]也有报道。

　　Mikkilä HO 等报道了 20 例莱姆病眼病患者,其中 4 位表现出神经眼病,5 位出现外眼炎症,10 位出现葡萄膜炎,8 位出现视网膜血管炎(图 6-45),1 位出现视网膜分支静脉阻塞,1 位出现浅层巩膜炎,1 位在感染后 2 个月出现外展神经麻痹[13]。

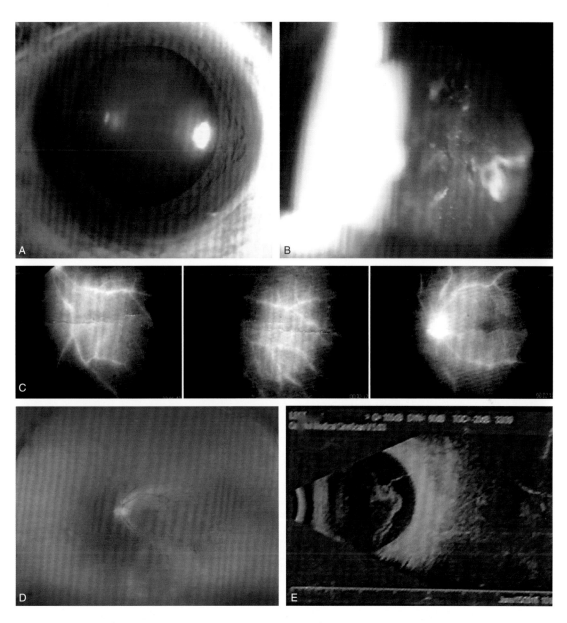

图 6-45　莱姆病葡萄膜炎患者眼部影像资料:女,57 岁,左眼视物模糊 3 个月。既往:曾出现皮肤红斑 3 年,关节炎病史 2 年。前节照相提示眼前段炎症反应不严重(A),前部玻璃体混浊明显(B),荧光素眼底血管造影提示视网膜血管管壁广泛荧光渗漏,视盘强荧光,提示视网膜血管炎(C),眼底照相可见下方玻璃体白色云雾样混浊(D),B 超提示玻璃体混浊(E)(西安市第四人民医院眼科马为梅医生供图)

【诊断标准】

诊断莱姆病葡萄膜炎需要基于病史、系统和眼部症状和表现、实验室检查结果、以及除外其他可能引起患者疾病表现的病因[22]。

需要了解的病史有转移性皮肤红斑史,蜱类暴露接触史、神经或关节症状病史,以及记录慢性萎缩性肢端皮炎病史。详细的眼科检查包括间接检眼镜和三镜检查。对存有脉络膜炎、视网膜炎、视神经炎或合并这些病症的患者进行荧光素血管造影、视网膜电图、视觉诱发反应和色觉检查。邀请神经科医师对神经性视网膜炎或视神经炎患者进行会诊,并对其进行脑脊液穿刺。对存在脑脊液异常和/或中枢神经系统症状的患有葡萄膜视网膜炎的患者进行脑部磁共振成像[10]。

梅毒用梅毒螺旋体血凝试验排除。此外,还进行血清学试验,以排除由弓形虫、弓蛔虫、人类免疫缺陷病毒、巨细胞病毒、EB病毒、单纯疱疹病毒和麻疹病毒引起的感染。通过胸部X光、结核菌素试验和测量血管紧张素转换酶水平来排除结节病[10]。

实验室检查包括采用蛋白质印迹法(Western blot)或ELISA对血清中伯氏疏螺旋体IgG、IgM检测;脑脊液与血清中伯氏疏螺旋体IgG滴度比值(>4为阳性)[10,23]。

【治疗】

伯氏疏螺旋体属于革兰氏染色阴性的细菌[24],治疗上需要使用抗生素。莱姆病眼部通常采用静脉注射头孢曲松或头孢噻肟治疗,但过度使用头孢曲松有引起胆道并发症可能[25]。其他常用的药物还有四环素、阿莫西林等,抗生素类药物的选择、剂量和用药时间的长短要根据患者的病程、临床症状和年龄而定。具体的用药方法由医生根据病人的情况而定[3]。

【眼内液检测】

一般莱姆病眼病的实验室诊断依赖于血清学伯氏疏螺旋体抗体检测阳性,但在流行地区,由于自然人群中感染伯氏疏螺旋体的比例较高,出现血清伯氏疏螺旋体抗体阳性的不在少数,这种方法特异性不强。法国Bernard A等进行了430例不明原因葡萄膜炎患者的血清学研究,发现34例患者(7.9%)血清伯氏疏螺旋体抗体阳性,而法国人群的群体调查发现,自然人群中6%~8.5%血清伯氏疏螺旋体抗体阳性。这就意味着,在伯氏疏螺旋体感染率比较高的地区,查血清伯氏疏螺旋体抗体的诊断辅助意义不大[26]。

血清学伯氏疏螺旋体抗体检测也可能出现假阳性反应,因为与梅毒螺旋体和口腔螺旋体感染后,或单核细胞增多症和某些自身免疫性疾病也可以导致检测阳性[27,28]。

此外,血清学伯氏疏螺旋体抗体检测也可能出现假阴性反应:部分患者并不出现血清伯氏疏螺旋体抗体,在 Karma A 等的报道中,有 3 例典型的莱姆病眼病患者血清伯氏疏螺旋体抗体阴性,2 例患者检测结果接近临界值[10]。

Steere AC[29] 和 Schubert HD[30] 等先后用细胞学分析的方法从疑诊莱姆病葡萄膜炎的患者玻璃体液中找出伯氏疏螺旋体存在的证据。Preac-Mursic V 等从疑诊莱姆病葡萄膜炎的患者虹膜中分离出伯氏疏螺旋体[31]。但是,大多数临床样本中的伯氏疏螺旋体数量非常少,这对直接检测形成障碍[32]。

采用 PCR 方法直接进行伯氏疏螺旋体的核酸检测,敏感性取决于方法学、测序片段和引物设计[32-36]。O'Rourke M 等的研究结果显示,PCR 法直接检测皮肤活检标本的阳性率(77.7%)比培养(55.1%)的阳性率高。[36] Mikkilä H 等对一名 40 岁男性,主要表现为玻璃体炎的可疑莱姆病葡萄膜炎患者的玻璃体液进行 PCR、ELISA 和免疫印迹法检测伯氏疏螺旋体,结果均阳性[22]。Karma A 等对一名因晚期莱姆病导致左眼视网膜色素变性眼底改变、右眼视神经病变以及大脑脱髓鞘病变的 15 岁女孩进行检测。采用 PCR 检测到玻璃体液和脑脊液中一个编码 41kD 内鞭毛蛋白基因的伯氏疏螺旋体特异性片段,证实了诊断。同时,血清和脑脊液中的疏螺旋体抗体检测结果呈阴性,故诊断延迟。然而,随后另一个实验室报告患者的预处理血清的抗体对伯氏疏螺旋体是阳性的。由此可见,PCR 对于抗体检测阴性的病例仍可能有效[37]。

眼内液检测建议:

检测对象:尽量选择玻璃体液进行检测。

检测指标:(1)首选 PCR 法检测伯氏疏螺旋体核酸。

　　　　　(2)次选 ELISA、免疫印迹法检测伯氏疏螺旋体抗体。

检测意义:用于明确可疑莱姆病葡萄膜炎的诊断。

· 参考文献 ·

[1] Sathiamoorthi S,Smith WM. The eye and tick-borne disease in the United States. Curr Opin Ophthalmol. 2016. 27(6):530-537.

[2] 牛庆丽,殷宏,罗建勋. 国内莱姆病研究进展. 动物医学进展. 2009. 30(10):89-93.

[3] 付钰广,罗建勋,殷宏. 莱姆病的研究进展. 中国兽医科学. 2011. 41(01):99-105.

[4] Stanek G,Wormser GP,Gray J,et al. Lyme borreliosis. Lancet. 2012.

379(9814):461-173.

[5] Pritt BS,Mead PS,Johnson D, et al. Identification of a novel pathogenic Borrelia species causing Lyme borreliosis with unusually high spirochaetaemia: a descriptive study. Lancet Infect Dis. 2016. 16(5):556-564.

[6] Steere AC,Sikand VK,Meurice F,et al. Vaccination against Lyme disease with recombinant Borrelia burgdorferi outer-surface lipoprotein A with adjuvant. Lyme Disease Vaccine Study Group. N Engl J Med. 1998. 339(4): 209-215.

[7] 孙毅,许荣满,郭天宇,等. 莱姆病传播生态学研究进展. 中国人兽共患病杂志. 2002.(05):90-93.

[8] 万康林. 中国莱姆病的研究现状与展望. 中国媒介生物学及控制杂志. 1998. (06):5-9.

[9] Smith JL,Winward KE,Nicholson DF,et al. Retinal vasculitis in Lyme borreliosis. J Clin Neuroophthalmol. 1991. 11(1):7-15.

[10] Karma A,Seppälä I,Mikkilä H,et al. Diagnosis and clinical characteristics of ocular Lyme borreliosis. Am J Ophthalmol. 1995. 119(2):127-135.

[11] Swinebroad EL. Borreliosis in Sport Horse Practice. Vet Clin North Am Equine Pract. 2018. 34(2):313-343.

[12] Divers TJ,Gardner RB,Madigan JE,et al. Borrelia burgdorferi Infection and Lyme Disease in North American Horses:A Consensus Statement. J Vet Intern Med. 2018. 32(2):617-632.

[13] Mikkilä HO,Seppälä IJ, Viljanen MK,et al. The expanding clinical spectrum of ocular lyme borreliosis. Ophthalmology. 2000. 107(3):581-587.

[14] Steere AC,Bartenhagen NH,Craft JE,et al. The early clinical manifestations of Lyme disease. Ann Intern Med. 1983. 99(1):76-82.

[15] Morrison C,Seifter A,Aucott JN. Unusual presentation of Lyme disease:Horner syndrome with negative serology. J Am Board Fam Med. 2009.

22(2):219-222.

[16] Berglöff J,Gasser R,Feigl B. Ophthalmic manifestations in Lyme borreliosis. A review. J Neuroophthalmol. 1994. 14(1):15-20.

[17] Träisk F,Lindquist L. Optic nerve involvement in Lyme disease. Curr Opin Ophthalmol. 2012. 23(6):485-490.

[18] Rothermel H,Hedges TR 3rd, Steere AC. Optic neuropathy in children with Lyme disease. Pediatrics. 2001. 108(2):477-481.

[19] Raja H,Starr MR,Bakri SJ. Ocular manifestations of tick-borne diseases. Surv Ophthalmol. 2016. 61(6): 726-744.

[20] Sainz de la Maza M,Hemady RK,Foster CS. Infectious scleritis: report of four cases. Doc Ophthalmol. 1993. 83(1):33-41.

[21] Krist D,Wenkel H. Posterior scleritis associated with Borrelia burgdorferi (Lyme disease) infection. Ophthalmology. 2002. 109(1):143-145.

[22] Mikkilä H,Karma A,Viljanen M,et al. The laboratory diagnosis of ocular Lyme borreliosis. Graefes Arch Clin Exp Ophthalmol. 1999. 237(3): 225-230.

[23] Seppälä IJ,Kroneld R,Schauman K,et al. Diagnosis of Lyme borreliosis:non-specific serological reactions with Borrelia burgdorferi sonicate antigen caused by IgG2 antibodies. J Med Microbiol. 1994. 40(4):293-302.

[24] Tilly K,Rosa PA,Stewart PE. Biology of infection with Borrelia burgdorferi. Infect Dis Clin North Am. 2008. 22(2):217-234,v.

[25] Karma A,Mikkilä H. Ocular manifestations and treatment of Lyme disease. Curr Opin Ophthalmol. 1996. 7(3):7-12.

[26] Bernard A,Kodjikian L, Abukhashabh A,et al. Diagnosis of Lyme-associated uveitis:value of serological testing in a tertiary centre. Br J Ophthalmol. 2018. 102(3):369-372.

[27] Magnarelli LA,Anderson

JF, Johnson RC. Cross-reactivity in serological tests for Lyme disease and other spirochetal infections. J Infect Dis. 1987. 156(1):183-188.

[28] Steere AC. Lyme disease. N Engl J Med. 1989. 321(9):586-596.

[29] Steere AC, Duray PH, Kauffmann DJ, et al. Unilateral blindness caused by infection with the Lyme disease spirochete, Borrelia burgdorferi. Ann Intern Med. 1985. 103(3):382-384.

[30] Schubert HD, Greenebaum E, Neu HC. Cytologically proven seronegative Lyme choroiditis and vitritis. Retina. 1994. 14(1):39-42.

[31] Preac-Mursic V, Pfister HW, Spiegel H, et al. First isolation of Borrelia burgdorferi from an iris biopsy. J Clin Neuroophthalmol. 1993. 13(3): 155-161; discussion 162.

[32] Marques AR. Laboratory diagnosis of Lyme disease: advances and challenges. Infect Dis Clin North Am. 2015. 29(2):295-307.

[33] Picken MM, Picken RN, Han D, et al. A two year prospective study to compare culture and polymerase chain reaction amplification for the detection and diagnosis of Lyme borreliosis. Mol Pathol. 1997. 50(4):186-193.

[34] Liveris D, Wang G, Girao G, et al. Quantitative detection of Borrelia burgdorferi in 2-millimeter skin samples of erythema migrans lesions: correlation of results with clinical and laboratory findings. J Clin Microbiol. 2002. 40(4): 1249-1253.

[35] Liveris D, Schwartz I, McKenna D, et al. Comparison of five diagnostic modalities for direct detection of Borrelia burgdorferi in patients with early Lyme disease. Diagn Microbiol Infect Dis. 2012. 73(3):243-245.

[36] O'Rourke M, Traweger A, Lusa L, et al. Quantitative detection of Borrelia burgdorferi sensu lato in erythema migrans skin lesions using internally controlled duplex real time PCR. PLoS One. 2013. 8(5):e63968.

[37] Karma A, Pirttilä TA, Viljanen MK, et al. Secondary retinitis pigmentosa and cerebral demyelination in Lyme borreliosis. Br J Ophthalmol. 1993. 77 (2):120-122.

十二、眼内炎

【疾病简介】

眼内炎是最严重的一种眼内感染,特指细菌和真菌在眼内引起的感染,不包括病毒等其他微生物所引起的,可以导致不可逆盲的发生,而且进展速度常很快,可以在症状出现的几个小时或几天内发生[1]。

眼内炎可以是外源性的,眼表或眼球外的微生物进入到眼内,或者是内源性的,由血行播散而来。外源性的因素包括白内障术后、外伤后、有眼内植入物[2]或者滤过泡相关等。内源性眼内炎的危险因素主要为糖尿病(60.0%~88.2%)[3-5]、其次为泌尿系感染(17.5%~29.4%)[3,4],还有艾滋病[6]、胆囊炎[7]、结肠镜检后[8]、泌尿生殖器手术后[9]、风湿病例如肉芽肿伴多血管炎[10]、感染性心内膜炎[11]、肝脓肿[12]等。在发达国家,眼内炎的主要原因为白内障术后和玻璃体腔药物注射后继发,比例如表6-3[1]:

表 6-3　主要引起眼内炎的原因及所占比例

类型	危险因素	占全部眼内炎的比例	主要病原
白内障术后	白内障手术	40%~80%	凝固酶阴性葡萄球菌(70% 病例)、金黄色葡萄球菌(10%)、链球菌(9%)
眼内注射后	玻璃体腔药物注射	0~50%	凝固酶阴性葡萄球菌、链球菌
外伤后	眼球穿通伤	2%~15%	凝固酶阴性葡萄球菌、芽孢杆菌、链球菌、革兰氏阴性杆菌、真菌
滤过泡相关	滤过手术(青光眼)	0~5%	肺炎链球菌和其他链球菌、肠球菌、流感嗜血杆菌
角膜炎相关	角膜感染	0~10%	真菌(曲霉、镰刀菌)占50%,金黄色葡萄球菌,链球菌,假单胞菌
内源性	菌血症、真菌血症	0~20%	肺炎克雷伯菌(尤其是在东亚国家)、链球菌、念珠菌、金黄色葡萄球菌、大肠杆菌

眼内炎引起眼内组织损伤的机制为多方面的,以金黄色葡萄球菌为例,眼内炎症来源于细菌对组织细胞的直接破坏、死亡细菌及细菌壁、以及分泌的毒素等,其中死亡细菌及细菌壁仅引起炎症,但对视网膜不直接造成损害,而毒素会对视网膜造成损害[13,14]。

【临床表现】

眼内炎最常见的症状为视物模糊,所有患者几乎都有该症状[1]。所有念珠菌所致眼内炎患者的初始症状均为视力下降,可以是突然发生的视力丧失,也可以是部分程度的视物模糊伴或不伴暗点[15]。于眼内炎而言,眼痛、眼部不适和眼红也很常见。内源性眼内炎患者还可能有发热的表现[16],但外源性的则基本没有。

眼部体征包括睫状充血、前房浮游细胞、房水闪辉、前房积脓(白内障术后约80% 患者)[17]、玻璃体混浊(图 6-46)等,常因屈光介质混浊而不能窥见视网膜血管[18]。内源性来源的眼内炎经脉络膜播散至眼内时,可能观察到视网膜下脓肿[19],或脉络膜视网膜病灶(图6-47)。细菌性眼内炎通常表现为急性,在诱发事件(如白内障手术)出现的数日内。真菌性眼内炎则为亚急性表现。房水或玻璃体内真菌性感染倾向于炎症混浊形成成簇改变(图6-48),而细菌性眼内炎则表现为弥散性改变(图6-49)。念珠菌所致眼内炎患者中,52%表现为全葡萄膜炎,30% 存在视网膜或视盘水肿[15]。

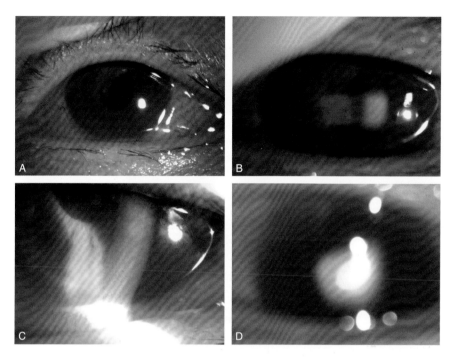

图6-46 女,48岁,因不明原因血小板减少在当地医院连续输液地塞米松一月后出现左眼红痛、视力下降;玻璃体液检测烟曲霉菌阳性,证实为内源性真菌性眼内炎。眼部体征:睫状充血(A)、房水闪辉(B)、前房积脓(C)和玻璃体混浊(D)

图6-47 男,62岁,糖尿病血糖控制不佳。左眼玻璃体液检测出白念珠菌,诊断为左眼内源性真菌性眼内炎。可见左眼玻璃体混浊,以及视盘下方的白色、边界欠锐利的脉络膜视网膜病变

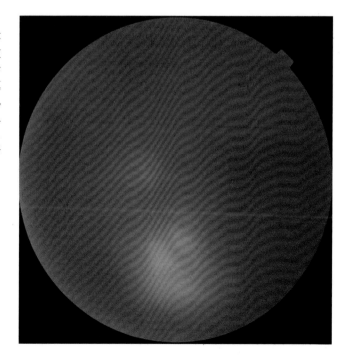

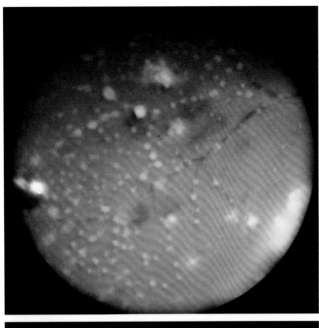

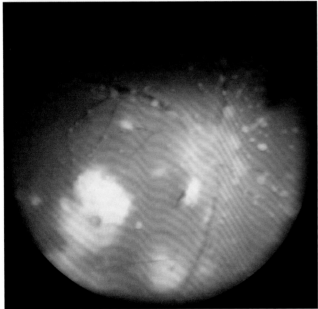

图6-48　男,54岁,右眼玻璃体内、视网膜前成簇改变的白色玻璃体混浊。经玻璃体液培养后鉴定为白念珠菌

　　不同病原微生物所致眼内炎的进展速度不同,一般来说,细菌进展速度快(常在15天以内发生),真菌进展速度慢(21~62天发生)[20]。不同种属细菌之间也有差别,例如距离眼外伤/开放性眼手术时,铜绿假单胞菌所致眼内炎时间1天[21],表皮葡萄球菌3天[22],嗜麦芽窄食单胞菌1~3天[23],奴卡菌所致眼内炎24.23天 ±17.15天[24]。

图 6-49 男,7 岁,发热 1 天后右眼红痛视物不清并出现前房积脓,取右眼房水鉴定为酿脓链球菌感染所致的细菌性眼内炎。玻璃体混浊表现为弥漫性

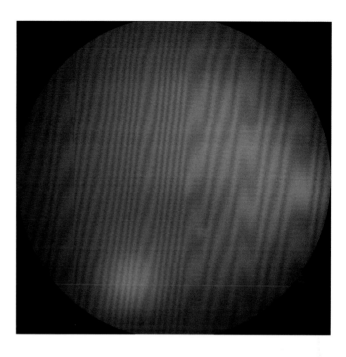

【诊断标准】

眼内炎为基于临床表现的临床诊断,通过玻璃体和/或房水的微生物培养、血培养(内源性眼内炎发生时)来帮助确定诊断[1]。当患者出现明显的眼内炎症性症状及体征,近期有开放性眼外伤或内眼手术史,或者有免疫力低下及引起内源性眼内炎的全身危险因素时,应考虑到眼内炎的可能。及时进行相关的实验室检查,但至少约 20%~30% 的眼内炎采用各类传统微生物鉴定的方法都显示为阴性[1],例如对于内源性眼内炎,微生物培养阳性率为 68.9%,其中血培养阳性为主(占 42.0%)[3]。

考虑到眼内炎进展速度快,预后差,即使微生物鉴定结果为阴性或暂时未出结果时,如果临床表现典型,仍应积极处理。分子手段或相关的辅助抗原/抗体检测手段,如实验室具备,可为临床医生在早期诊断提供证据。

【治疗】

眼内炎的预后与诸多因素有关,尤其是感染性病原的种类,例如内源性眼内炎患者中,革兰氏阴性菌所致的较革兰氏阳性菌所致的预后更差一些[3]。念珠菌所致眼内炎相对霉菌预后更好,视网膜渗出的消退是治疗最早期出现的表现,在用药 1~2 周即可出现[15]。

玻璃体腔注射抗生素治疗是治疗细菌性眼内炎的有效手段,对于革兰氏染色阳性菌

所致眼内炎,注射万古霉素的敏感性极高(97.14%,34/35)。如果眼内炎的感染菌群是口腔和上呼吸道菌群的话,预后更差[25]。在 2010 年的我国白内障术后急性细菌性眼内炎治疗专家共识中,给出了针对疑似病例、早期病例的玻璃体注射用药方案:①10g/L 万古霉素 0.1mL+20g/L 头孢他啶 0.1mL;②10g/L 万古霉素 0.1mL+4g/L 阿米卡星 0.1mL;③10g/L 万古霉素 0.1mL+22.5g/L 头孢他啶 0.1mL。建议每三天注射一次。[26]

细菌性眼内炎前房灌洗的建议方案为:使用万古霉素(0.02g/L)+ 头孢他啶(0.04g/L),分别吸入 1mL 注射器中,各 1mL 加入 500mL 眼用平衡盐液或其他眼用灌注液中,行前房灌洗[26]。

中华医学会眼科学分会白内障及人工晶状体学组于 2017 年发布专家共识,针对白内障摘除手术后的感染性眼内炎,提出应针对不同阶段的感染,采取不同的治疗方案:①第一阶段:仅前房炎症细胞 2+,未见前房积脓和玻璃体混浊,须密切观察,必要时可采用前房抗生素灌洗和 / 或辅助疗法。②第二阶段:出现前房积脓,B 超检查未见玻璃体混浊,可进行前房抗生素灌洗和玻璃体内注射联合辅助疗法。③第三阶段:前房积脓合并玻璃体混浊,直接采用玻璃体切除手术和玻璃体内注射联合辅助疗法。在临床实际应用中,每隔 4~6 小时观察 1 次病情。对于病情进展迅速者,需每隔 2 小时观察 1 次病情,并根据病情所处阶段,不断调整治疗方案[27]。

对于细菌性眼内炎,早期玻璃体切割手术被认为可以带来更好的预后,平均视力从基线时的 3.1 logMAR(相当于手动)提升至 1 年随访期的 1.02(约相当于 20/200),42% 患者获得最终视力优于 0.477 logMAR(20/60)[28]。在 Yoon YH 等的研究中,早期玻璃体切割手术可以提升 50% 的肺炎克雷伯菌引起的内源性眼内炎患者视力预后至手动或更佳,并且保存所有眼球的解剖完整[29]。一项包括 108 例内源性眼内炎在内的随机性研究结果显示,玻璃体切割联合硅油填充组的结果更佳,视力维持在数指 /1m 或更远,并且发生视网膜脱离的风险更小:采用硅油填充的眼,有 63.7% 的成功率,而单纯玻璃体切割组,则为 43.4%[30]。

同样,对于真菌性眼内炎,玻璃体切割手术也被认为很有必要:Celiker H 等的研究显示,玻璃体切割手术可以提升 85.7%(6/7)的患眼视力,有 28.6%(2/7)的患眼需要再次手术,但所有患眼在末次随访时均保持视网膜在位。没有患眼发生眼球痨[31];类似的研究结果也见于 Ghoraba HH 等的报道,泌尿系手术后的内源性真菌性眼内炎 10 眼,有 70%(7 眼)玻璃体切割手术后视力提升。所有患者保持视网膜在位,没有患眼出现眼球痨[32];Lee 等的研究结果液提示早期玻璃体切割手术带来更好的视力预后[33]。

Mithal K 等治疗真菌性眼内炎的方案为：所有丝状真菌（霉菌）所致真菌性眼内炎的患者接受玻璃体切割手术，联合玻璃体腔注射抗真菌药物伏立康唑（100μg/0.1mL）～隔日玻璃体腔注射两性霉素 B（5μg/0.1mL），然后再隔日注射伏立康唑，持续交替注射，直至玻璃体的渗出性病变消退[20]。在 Wykoff CC 等关于外源性真菌性眼内炎的病例治疗中，绝大多数都使用了至少 3 种不同的抗真菌药物，这是由于真菌的耐药性很强，组合不同的抗真菌药，可以增强治疗总体效果[34]。

总的来说，眼内炎虽然治疗预后总体不佳，但如果能够早期确诊，及早进行正确的干预，有相当一部分病例还是可以收获很好的效果的[33]。

【眼内液检测】

对于怀疑眼内炎的患者，取出房水或玻璃体液，进行涂片染色、显微镜下观察，以及后续的微生物培养，进行鉴定，是传统的实验室方法。采用 PCR 法鉴定眼内液中的病原微生物核酸序列，在不同国家的报道中，都显示出了较传统方法更有优势（表 6-4）。

表 6-4　不同国家报道采用 PCR 检测眼内液中病原微生物和微生物培养的比较

作者	报道年份 / 年	国家	病例数 / 例	PCR 阳性率	培养阳性率
Pongsachareonnont P 等[35]	2017	泰国	41	26.8%	11.2%
Bispo PJ 等[36]	2011	巴西	21	95.3%	47.6%
Sowmya P 等[37]	2009	印度	72	62.5%	37.5%
Seal D 等[38]	2008	英国	20	95.0%	70.0%
Chiquet C 等[39]	2007	法国	30	61%	32%
Anand AR 等[40]	2000	印度	57	91.2%	56.1%

由于细菌种类太多，因而采用 PCR 方法进行不同种类细菌的共有序列核酸——广谱细菌核酸进行检测，被不同学者进行研究。这个方法用于眼内炎于 1994 年被首次报道，但当时的结果并不令人十分满意：针对细菌 16S rRNA 基因的保守区域进行 PCR 检测，迟发性眼内炎患者中 74% 阳性，但正常对照组眼内液中也有 14% 阳性[41]。随着技术进步，后期的报道结果越来越佳：Mishra D 等采用广谱 PCR 检测眼内炎患者玻璃体液中细菌 16S rRNA，阳性率为 65.13%（127/195），而相比之下，传统的微生物培养以及自动微生物培养的阳性率仅为 8.7%（17/195）和 30.76%（60/195），差异有统计学意义（$P<0.000\ 1$）[42]。

此外,针对 16S rRNA 基因的广谱细菌核酸检测,还可以通过分析序列来判断细菌种属,研究显示,属级一致率为 96%,种级一致率为 87.5%[43]。针对真菌的广谱核酸序列进行检查,也被报道:Ogawa M 等针对真菌 28S rRNA 基因进行广谱检测,结果在 11 个真菌 28S rRNA 基因检测阳性的患者中,进一步检查证实有 10 例为真菌性眼内炎患者,其中有 1 个为假阳性,正确率 90.9%[44]。

近期,Budding AE 等开发了针对 16S-23S rRNA 基因广谱细菌检测的自动化方法——IS-pro,在 66 个标本中,IS-pro 和微生物培养在 20(30%)个标本中均检测阳性,此外,在 31(47%)个标本中,IS-pro 比微生物培养鉴定了更多的细菌种属,此外,在 5 个微生物培养阴性的样品中,IS-pro 鉴定阳性。可见,这种自动化的广谱细菌检测方法显示出优势,为未来的眼内炎细菌快速鉴定带来希望[45]。

采用现代化的仪器进行高通量测序,对眼内液标本种所有核酸序列进行分析,再比对基因库内的数据,从而获取微生物的信息,可能是未来实验室诊断的一个方向:Deshmukh D 等收集了 34 例可疑眼内炎患者的玻璃体,进行高通量测序(下一代测序,next generation sequencing,NGS),结果发现,传统培养仅在 44%(15/34)中的患者中获得阳性结果,而 NGS 则在 88%(30/34,细菌为 26/30,真菌为 2/30,混合感染为 2/30)的患者中获得阳性结果。而 30 例阴性对照的患者眼内液标本 NGS 检测均为阴性[46]。

虽然血液或组织培养和组织学检查是诊断系统性侵袭性真菌感染的金标准,但也有许多辅助检测被用来帮助诊断[47,48]。眼内液标本进行涂片,光镜下,用革兰氏染色法和甲基蓝染色法鉴定念珠菌属,印墨染色法鉴定隐球菌,是常规做法。进行微生物培养时,将样品接种在 Sabouraud 培养基上,在 37℃和 27℃下培养 7~10 天。每天检查培养皿,然后对菌落进行宏观和微观评估。其他诊断方法包括检测特定抗原,如念珠菌甘露聚糖抗原、曲霉半乳甘露聚糖抗原和隐球菌抗原[49]。

β-D- 葡聚糖(BDG,G 实验)是多种真菌中发现的多糖细胞壁成分,在侵袭性真菌感染期间释放出来[50]。念珠菌属、曲霉菌、镰刀菌,以及其他真菌感染时,可以定量检测血清中 BDG 含量[47],但是,并非所有致病性真菌产生 BDG(或者仅仅是很低水平的),因此这些真菌感染时,不适用 G 实验,包括隐球菌,接合菌,以及引起皮炎的芽生菌等。Fungitell 试剂盒(一种 G 实验检测试剂盒)诊断侵袭性真菌感染的总体敏感性、阳性预测值、特异性和阴性预测值分别为 64.3%、91.1%、86.6% 和 74.1%。[47] 尽管被报道在胸腔积液[51]、脑脊液[52]、支气管肺泡灌洗样本[53]和关节液体[54]中测量了 BDG 水平,但是眼内液 BDG 浓度的正常范围却还没有被确定[47]。Shimbo 等定量检测了 26 个患者的玻璃体液 BDG 水平,发现两例真菌性眼内炎患者的玻璃体液 BDG 水平显著升高,而其他患者的玻璃体液 BDG 水平则低于 10.0pg/mL[55]。笔者本人也进行了大量患者房水 / 玻璃体液的 BDG 水平检测,使用的试剂盒获国家食品药品监督管理总局认证,确实发现真菌性眼内炎患者眼内液 BDG 水平显著升高,但由于 G 实验容易受到污染,也发现有假阳性的情况,尤其是肺炎克雷伯菌引起眼内炎时。在 BDG 水平略升高(高于试剂盒给出的血清正常参考范围)时,临床容易迷惑,笔者所检测的典型真菌性眼内炎患者眼内液 G 实验,BDG 水平显著升高,常在参考范围高限的一倍以上。此外,由于 BDG 在送检时容易污染,在内科的部分侵袭性真菌感染疾病诊断指南中,要求血液标本 G 实验和 GM 实验连续 2 次阳性[56-58]。G 试验假阴性可见于:①曾经接受过抗真菌治疗;②接合菌(头霉菌、毛霉菌、根霉菌)感染。G 实验假阳性可见于:①血液透析;②静脉输注免疫球蛋白、白蛋白、输血;③使用 β- 内酰胺酶抑制剂;④链球菌血症;⑤操作者处理标本时存在污染。因此在进行 G 试验检测的过程中一定要注意无菌操作,严格按照操作标准进行,进行诊断时,也要将上述影响因素纳入考虑,这样可以减少抗真菌药物的不合理利用[59]。

半乳甘露聚糖(galactomannan,GM)是多数曲霉属组成细胞壁的多糖成分,在侵犯组织或血管时释放。GM 试验对肺曲霉病的诊断价值非常大,国内外的荟萃分析结果已经证实,其诊断的敏感度和特异度均高达 90% 左右[60]。目前文献检索尚未发现有关 GM 实验在眼内液检索中的报道,但笔者进行了 5 例霉菌感染(经传统方法证实)的真菌性眼内炎患者眼内液检测,发现 GM 数值显著升高。这提示眼内液 GM 实验可能为眼科医生早期鉴定眼内霉菌感染提供帮助。

脂多糖(lipopolysaccharide,LPS)为革兰氏阴性菌所释放的内毒素。在人视网膜色素上皮细胞系培养时加入 LPS 时,会引起 MCP-1 和 IL-6 的表达水平显著升高[61]。注射 LPS 于兔眼内即可制造眼内炎动物模型[62]。笔者曾对一例白内障术后眼内炎表现,最终培养结果确定为嗜麦芽窄食单胞菌(革兰氏阴性菌)的患者房水进行 LPS 检测,检测结果显著升高。

玻璃体腔内的细胞,尤其是视网膜成分相关的,可以在发生细菌感染时,会发生反应,分泌免疫相关细胞因子,包括:IL-1β、IL-6、CXCL1、CXCL2、SLPI、INFγ、MIP2、IL-17A、cathelicidin-related peptide(CRAMP)、hBD-1、hBD-2[14,63-65][66-70]。Deshmukh D 等对微生物培养呈阳性的眼内炎进行了玻璃体液 16 种细胞因子滴度的检测,包括 GCSF、GRO、IFN-γ、IL-1α、IL-1β、IL-1 RA、IL-6、IL-8、IP-10、MCP-1、MCP-3、MIP-1α、IL-1β、TGF-α、TNF-α。研究发现 IL-1RA、IL-6、IL-8、GRO 和 G-CSF 对于

眼内炎和非眼内炎疾病来说,是独立的预测指标。初始视力和眼内的 TGF-α、IL-1β 和 IL-8 滴度相关[71]。

对于眼内炎,取玻璃体标本较房水标本培养更加准确和可靠。在 Sandvig 等人的报道中,房水微生物培养阴性的眼内炎患者中,48% 的玻璃体液中有阳性的微生物生长[72]。同样,国人研究也重复了类似结果:3 例房水中未检测出微生物的眼内炎患者,玻璃体液却有阳性发现;而所有玻璃体液检测阴性的眼内液患者,却无一例有房水阳性结果[73]。为了确定病原,玻璃体抽液和诊断性玻璃体切割常被用于取材,但玻璃体切割的培养阳性率高于玻璃体抽液(92% vs 44%)[74]。可能的解释原因之一是玻璃体切割的标本更接近视网膜表面[75]。

眼内液检测建议:

检测对象:玻璃体液最佳,其次为房水。

检测指标:(1) 首选涂片染色、微生物培养。

(2) 其次选细胞学分析,应为中性粒细胞为主。

(3) 再次选 16S rRNA 基因、28S rRNA 基因、β-D- 葡聚糖、半乳甘露聚糖、脂多糖、高通量测序、基因芯片检测等。

(4) 再次选 IL-6、IL-8、MCP-1 等炎症相关因子。

检测意义:(1) 病原学检测用于辅助确定诊断。

(2) 细胞学、抗原、广谱基因、病原核酸等检测用于早期辅助临床判断。

(3) 细胞因子检测用于评价眼内炎症活跃程度。

· 参考文献 ·

[1] Durand ML. Bacterial and Fungal Endophthalmitis. Clin Microbiol Rev. 2017. 30(3):597-613.

[2] Colás-Tomás T, Pérez-Trigo S. Delayed-onset Endophthalmitis Following Implantation of a XEN45 Glaucoma Device: A Case Report. J Glaucoma. 2018. 27(10):936-938.

[3] Muda R, Vayavari V, Subbiah D, et al. Endogenous endophthalmitis: a 9-year retrospective study at a tertiary referral hospital in Malaysia. J Ophthalmic Inflamm Infect. 2018. 8(1):14.

[4] NDB M, Gunaseelan S, Tuan JTN, et al. Endogenous Endophthalmitis: A Five-year Review of Cases at the Raja Perempuan Zainab II Hospital, Kelantan, Malaysia. Cureus. 2018. 10 (7):e3066.

[5] Harvey JP. Endogenous bacterial endophthalmitis and subretinal abscess complicating diabetic ketoacidosis. BMJ Case Rep. 2018. 2018.

[6] Joseph J, Sharma S, Narayanan R. Endogenous Cryptococcus neoformans endophthalmitis with subretinal abscess in

a HIV-infected man. Indian J Ophthalmol. 2018. 66(7):1015-1017.

[7] Rubin U,Benson MD,Kulkarni S,et al. Endogenous endophthalmitis due to Klebsiella pneumoniae from an infected gallbladder. Can J Ophthalmol. 2018. 53(6):e258-e260.

[8] Armesto E,Cubillas M,Antón S. Bacterial endogenous endophthalmitis after colonoscopy. Rev Esp Enferm Dig. 2018. 110(9):601.

[9] Lei B,Jiang R,Gu R,et al. Endogenous Fungal Endophthalmitis Associated with Genitourinary Procedures. Ocul Immunol Inflamm. 2018:1-9.

[10] GMS A,AAD A,Gangadharan S,et al. Fungal endophthalmitis in a case of granulomatosis with polyangitis. Saudi J Ophthalmol. 2018. 32(3):261-265.

[11] Fernández-Ruiz M,Vargas JC,Ruiz-Ruigómez M. Bilateral endophthalmitis as the initial presentation of pneumococcal endocarditis. Enferm Infecc Microbiol Clin. 2019。37(7):480-491.

[12] Baekby M,Hegedüs N,Sandahl TD,et al. Hypervirulent Klebsiella pneumoniae K1 liver abscess and endogenous endophthalmitis in a Caucasian man. Clin Case Rep. 2018. 6(8):1618-1623.

[13] Callegan MC,Booth MC, Jett BD,et al. Pathogenesis of gram-positive bacterial endophthalmitis. Infect Immun. 1999. 67(7):3348-3356.

[14] O'Callaghan RJ. The Pathogenesis of Staphylococcus aureus Eye Infections. Pathogens. 2018. 7(1).

[15] Schmid S,Martenet AC,Oelz O. Candida endophthalmitis:clinical presentation,treatment and outcome in 23 patients. Infection. 1991. 19(1):21-24.

[16] Jackson TL,Eykyn SJ, Graham EM,et al. Endogenous bacterial endophthalmitis:a 17-year prospective series and review of 267 reported cases. Surv Ophthalmol. 2003. 48(4): 403-423.

[17] Lalwani GA,Flynn HW Jr,Scott IU,et al. Acute-onset endophthalmitis after clear corneal cataract surgery (1996-2005). Clinical features, causative organisms,and visual acuity outcomes. Ophthalmology. 2008. 115(3):473-476.

[18] Taban M,Behrens A,Newcomb RL,et al. Acute endophthalmitis following cataract surgery:a systematic review of the literature. Arch Ophthalmol. 2005. 123(5):613-620.

[19] Zafar S,Siddiqui M. Sub-retinal abscess as presenting feature of endogenous Candida endophthalmitis. BMC Res Notes. 2018. 11(1):598.

[20] Mithal K,Pathengay A, Bawdekar A,et al. Filamentous fungal endophthalmitis:results of combination therapy with intravitreal amphotericin B and voriconazole. Clin Ophthalmol. 2015. 9:649-655.

[21] Mota SH. Pseudomonas aeruginosa-induced bilateral endophthalmitis after bilateral simultaneous cataract surgery:case report. Arq Bras Oftalmol. 2018. 81(4):339-340.

[22] Rashaed SA,Rushood A. Acute bacterial endophthalmitis after intravitreal bevacizumab injection:Case report and literature review. Saudi J Ophthalmol. 2013. 27(1):55-57.

[23] Agarwal AK,Aggarwal K, Samanta R,et al. Cluster endophthalmitis due to Stenotrophomonas maltophilia following intravitreal bevacizumab: outcomes of patients from North India. Br J Ophthalmol. 2019. 103(9):1278-1283.

[24] Sridhar J,Albini TA,Flynn HW Jr, et al. Diagnosis,Clinical Presentations,and Outcomes of Nocardia Endophthalmitis. Am J Ophthalmol. 2019. 197:53-58.

[25] Simonett JM,Igelman A,Taylor SC,et al. Culture-Proven Endophthalmitis After Intravitreal Injection:A 10-Year Analysis. Ophthalmic Surg Lasers Imaging Retina. 2019. 50(1):33-38.

[26] 中华医学会眼科学分会白内障与人工晶状体学组. 我国白内障术后急性细菌性眼内炎治疗专家共识(2010年). 中华眼科杂志. 2010. (8):764-766.

[27] 中华医学会眼科学分会白内障及人工晶状体学组. 我国白内障摘除手术后感染性眼内炎防治专家共识(2017年). 中华眼科杂志. 2017. (11):810-813.

[28] Ho IV, Fernandez-Sanz G, Levasseur S, et al. Early Pars Plana Vitrectomy for Treatment of Acute Infective Endophthalmitis. Asia Pac J Ophthalmol (Phila). 2018. 8(1):3-7.

[29] Yoon YH, Lee SU, Sohn JH, et al. Result of early vitrectomy for endogenous Klebsiella pneumoniae endophthalmitis. Retina. 2003. 23(3):366-370.

[30] Do T, Hon DN, Aung T, et al. Bacterial endogenous endophthalmitis in Vietnam: a randomized controlled trial comparing vitrectomy with silicone oil versus vitrectomy alone. Clin Ophthalmol. 2014. 8:1633-1640.

[31] Celiker H, Kazokoglu H. The role of pars plana vitrectomy in the management of fungal endogenous endophthalmitis. Eur J Ophthalmol. 2018:1120672118815105.

[32] Ghoraba HH, Ellakwa AF, Elgemai EM, et al. Results of pars plana vitrectomy for the management of endogenous fungal endophthalmitis after urinary tract procedures. Retin Cases Brief Rep. 2017. 11(2):171-174.

[33] Lee S, Um T, Joe SG, et al. Changes in the clinical features and prognostic factors of endogenous endophthalmitis: fifteen years of clinical experience in Korea. Retina. 2012. 32(5):977-984.

[34] Wykoff CC, Flynn HW Jr, Miller D, et al. Exogenous fungal endophthalmitis: microbiology and clinical outcomes. Ophthalmology. 2008. 115(9):1501-7, 1507.e1-2.

[35] Pongsachareonnont P, Honglertnapakul W, Chatsuwan T. Comparison of methods for identifying causative bacterial microorganisms in presumed acute endophthalmitis: conventional culture, blood culture, and PCR. BMC Infect Dis. 2017. 17(1):165.

[36] Bispo PJ, de Melo GB, Hofling-Lima AL, et al. Detection and gram discrimination of bacterial pathogens from aqueous and vitreous humor using real-time PCR assays. Invest Ophthalmol Vis Sci. 2011. 52(2):873-881.

[37] Sowmya P, Madhavan HN. Diagnostic utility of polymerase chain reaction on intraocular specimens to establish the etiology of infectious endophthalmitis. Eur J Ophthalmol. 2009. 19(5):812-817.

[38] Seal D, Reischl U, Behr A, et al. Laboratory diagnosis of endophthalmitis: comparison of microbiology and molecular methods in the European Society of Cataract & Refractive Surgeons multicenter study and susceptibility testing. J Cataract Refract Surg. 2008. 34(9):1439-1450.

[39] Chiquet C, Lina G, Benito Y, et al. Polymerase chain reaction identification in aqueous humor of patients with postoperative endophthalmitis. J Cataract Refract Surg. 2007. 33(4):635-641.

[40] Anand AR, Madhavan HN, Therese KL. Use of polymerase chain reaction (PCR) and DNA probe hybridization to determine the Gram reaction of the infecting bacterium in the intraocular fluids of patients with endophthalmitis. J Infect. 2000. 41(3):221-226.

[41] Hykin PG, Tobal K, McIntyre G, et al. The diagnosis of delayed post-operative endophthalmitis by polymerase chain reaction of bacterial DNA in vitreous samples. J Med Microbiol. 1994. 40(6):408-415.

[42] Mishra D, Satpathy G, Chawla R, et al. Utility of broad-range 16S rRNA PCR assay versus conventional methods for laboratory diagnosis of

bacterial endophthalmitis in a tertiary care hospital. Br J Ophthalmol. 2019. 103(1):152-156.

[43] Srinivasan R, Karaoz U, Volegova M, et al. Use of 16S rRNA gene for identification of a broad range of clinically relevant bacterial pathogens. PLoS One. 2015. 10(2):e0117617.

[44] Ogawa M, Sugita S, Watanabe K, et al. Novel diagnosis of fungal endophthalmitis by broad-range real-time PCR detection of fungal 28S ribosomal DNA. Graefes Arch Clin Exp Ophthalmol. 2012. 250(12):1877-1883.

[45] Budding AE, Hoogewerf M, Vandenbroucke-Grauls CM, et al. Automated Broad-Range Molecular Detection of Bacteria in Clinical Samples. J Clin Microbiol. 2016. 54(4):934-943.

[46] Deshmukh D, Joseph J, Chakrabarti M, et al. New insights into culture negative endophthalmitis by unbiased next generation sequencing. Sci Rep. 2019. 9(1):844.

[47] Kolomeyer AM, Murphy KM, Traband A, Frank I, Kim BJ. Beta-d-glucan testing in patients with fungal endophthalmitis. Retina. 2018. 38(4): 650-659.

[48] Flynn HW Jr. The clinical challenge of endogenous endophthalmitis. Retina. 2001. 21(6):572-574.

[49] Słowik M, Biernat MM, Urbaniak-Kujda D, et al. Mycotic Infections of the Eye. Adv Clin Exp Med. 2015. 24(6): 1113-1117.

[50] Obayashi T, Yoshida M, Tamura H, et al. Determination of plasma (1-->3)-beta-D-glucan: a new diagnostic aid to deep mycosis. J Med Vet Mycol. 1992. 30(4):275-280.

[51] Yoshida K, Niki Y, Ohno M, et al. [Clinical significance of (1-->3)-beta-D-glucan in pleural effusion and liquor]. Kansenshogaku Zasshi. 1997. 71(12): 1210-1215.

[52] Myint T, Chow FC, Bloch KC, et al. Detection of (1,3)-β-d-Glucan in Cerebrospinal Fluid in Histoplasma Meningitis. J Clin Microbiol. 2018. 56 (10):e00663-18.

[53] Yasuoka A, Tachikawa N, Shimada K, et al. (1-->3) beta-D-glucan as a quantitative serological marker for Pneumocystis carinii pneumonia. Clin Diagn Lab Immunol. 1996. 3(2):197-199.

[54] Jeragh A, Ahmad S, Naseem J, et al. Candida lusitaniae arthritis in an intravenous drug user. Mycoses. 2007. 50(5):430-432.

[55] Shimbo M, Ito N, Kadonosono K. [Investigation of beta-D-glucan values in the vitreous]. Nippon Ganka Gakkai Zasshi. 2002. 106(9):579-582.

[56] 中华内科杂志编辑委员会. 侵袭性肺部真菌感染的诊断标准与治疗原则(草案). 中华内科杂志. 2006.(08):697-700,7.

[57] 中华医学会呼吸病学分会感染学组, 中华结核和呼吸杂志编辑委员会. 肺真菌病诊断和治疗专家共识. 中华结核和呼吸杂志. 2007. 30(11):821-834.

[58] De Pauw B, Walsh TJ, Donnelly JP, et al. Revised definitions of invasive fungal disease from the European Organization for Research and Treatment of Cancer/Invasive Fungal Infections Cooperative Group and the National Institute of Allergy and Infectious Diseases Mycoses Study Group (EORTC/MSG) Consensus Group. Clin Infect Dis. 2008. 46(12): 1813-1821.

[59] 李晓燕, 王超, 李鋆璐, 等. 1,3-β-D-葡聚糖检测对自身免疫性疾病合并侵袭性肺真菌病的诊断价值. 中国呼吸与危重监护杂志. 2017. 16(03):237-240.

[60] 朱光发. 侵袭性肺真菌病诊治指南解析. 心肺血管病杂志. 2012. 31(02): 137-140.

[61] Pollreisz A, Rafferty B, Kozarov E, et al. Klebsiella pneumoniae induces an inflammatory response in human retinal-pigmented epithelial cells. Biochem Biophys Res Commun. 2012. 418(1):33-37.

[62] Rossi EE, Pinheiro AL, Baltatu OC, et al. Differential diagnosis

between experimental endophthalmitis and uveitis in vitreous with Raman spectroscopy and principal components analysis. J Photochem Photobiol B. 2012. 107:73-78.

[63] Haynes RJ,Tighe PJ,Dua HS. Antimicrobial defensin peptides of the human ocular surface. Br J Ophthalmol. 1999. 83(6):737-741.

[64] Reviglio VE,Sambuelli RH, Olmedo A,et al. Secretory leukocyte protease inhibitor is an inducible antimicrobial peptide expressed in Staphylococcus aureus endophthalmitis. Mediators Inflamm. 2007. 2007:93857.

[65] Giese MJ,Sumner HL,Berliner JA,et al. Cytokine expression in a rat model of Staphylococcus aureus endophthalmitis. Invest Ophthalmol Vis Sci. 1998. 39(13):2785-2790.

[66] Singh PK,Kumar A. Retinal photoreceptor expresses toll-like receptors(TLRs)and elicits innate responses following TLR ligand and bacterial challenge. PLoS One. 2015. 10(3):e0119541.

[67] Kumar A,Pandey RK,Miller LJ,et al. Muller glia in retinal innate immunity:a perspective on their roles in endophthalmitis. Crit Rev Immunol. 2013. 33(2):119-135.

[68] Talreja D,Singh PK,Kumar A. In Vivo Role of TLR2 and MyD88 Signaling in Eliciting Innate Immune Responses in Staphylococcal Endophthalmitis. Invest Ophthalmol Vis Sci. 2015. 56(3):1719-1732.

[69] Rajamani D,Singh PK, Rottmann BG,et al. Temporal retinal transcriptome and systems biology analysis identifies key pathways and hub genes in Staphylococcus aureus endophthalmitis. Sci Rep. 2016. 6: 21502.

[70] Rosenzweig HL,Galster KT, Planck SR,et al. NOD1 expression in the eye and functional contribution to IL-1beta-dependent ocular inflammation in mice. Invest Ophthalmol Vis Sci. 2009. 50(4):1746-1753.

[71] Deshmukh D,Chakrabarti M, Jayasudha R,et al. Elevated cytokine levels in vitreous as biomarkers of disease severity in infectious endophthalmitis. PLoS One. 2018. 13 (10):e0205292.

[72] Sandvig KU,Dannevig L. Postoperative endophthalmitis:establi-shment and results of a national registry. J Cataract Refract Surg. 2003. 29(7):1273-1280.

[73] Ma WJ,Zhang H,Zhao SZ. Laboratory diagnosis of infectious endophthalmitis. Int J Ophthalmol. 2011. 4(1):100-102.

[74] Lingappan A,Wykoff CC, Albini TA,et al. Endogenous fungal endophthalmitis:causative organisms, management strategies,and visual acuity outcomes. Am J Ophthalmol. 2012. 153(1):162-166.e1.

[75] Sridhar J,Flynn HW Jr, Kuriyan AE,et al. Endogenous fungal endophthalmitis:risk factors,clinical features,and treatment outcomes in mold and yeast infections. J Ophthalmic Inflamm Infect. 2013. 3(1):60.

十三、眼内淋巴瘤

【疾病简介】

眼内淋巴瘤,包括原发性(primary intraocular lymphoma,PIOL)和继发性。原发性眼内淋巴瘤于 1951 年由 Cooper 和 Riker 首次描述[1],1955 年由 Givner 描述为葡萄膜的恶性淋巴瘤[2]。原发性眼内淋巴瘤是原发性中枢神经系统淋巴瘤的一种亚型,但仅发生于眼部,没有证据表明大脑或脑脊液受累,否则就不能称为是眼内原发[3]。继发性眼内淋巴瘤来源于中枢神经系统以外,转移至眼内[4,5]。

原发性玻璃体视网膜淋巴瘤(primary vitreoretinal lymphoma,PVRL)是原发性眼内淋巴瘤的主要类型[6],为原发性中枢神经系统淋巴瘤的一种亚型[7]。发病率约为 0.047/(10 万人·年)[8],通常患病人群为 50~60 岁[9-11],但也有少量病例是发生于儿童时期和青春期,尤其是免疫力低下人群,例如 HIV 感染者[9,12,13]。本病没有表现出明显的性别或种族发病差异[9],个别报道显示女性可能比男性更易患病,比例约为 2∶1 或更高[11,14-17]。

眼内淋巴瘤约占眼部恶性肿瘤的 1.86%[6]。主要病理类型为弥漫大 B 淋巴细胞瘤[18]。约三分之一的眼内淋巴瘤患者在就诊的同时就合并中枢神经系统淋巴瘤,42%~92% 的眼内淋巴瘤患者在未来的平均 8~29 个月会出现中枢神经系统淋巴瘤[19]。约占到脑部原发肿瘤的 4%~6%,占到结外淋巴瘤的 1%~2%[19-21]。

【临床表现】

眼内淋巴瘤的诊断常延迟,从出现眼部症状到最终确诊,平均需要 6 个月时间[19,22,23]。常见症状包括视物模糊(40%~50%)、视力下降(25%~30%)和眼前浮游物(20%~25%)[18,22,24]。

眼内淋巴瘤患者 64%~83% 为双眼受累,但初起时,可单眼先出现病变[10,11,16,25]。作为伪装综合征的一种,眼内淋巴瘤的表现具有迷惑性。例如,可以模拟成急性视网膜坏死的表现[26]。此外,眼内淋巴瘤在治疗初期对糖皮质激素有反应[19],但后期剂量依赖且最终发展为激素抵抗[27]。

眼内淋巴瘤患者主要出现的症状是视力模糊和 / 或眼前漂浮物,但检查视力通常比眼部体征反应得更好,医生往往觉得玻璃体混浊非常严重,但患者视力却比预期更好。这种症状与体征分离的情况,是怀疑眼内淋巴瘤的一个线索[10,15,28,29]。

眼前段常不受累[11]，但有时可见到 KP 和前房浮游细胞[30]。极少数患者可以表现为虹膜[31,32]或前房角受累[19]（淋巴细胞聚集在虹膜表面和房角，导致虹膜异色或继发房角关闭）[24]，或者表现为假性前房积脓[33-35]。

玻璃体炎是眼后段的主要受累表现，表现为轻微到中度的混浊[16,25,36,37]（图 6-50）。眼内淋巴瘤的玻璃体细胞较其他葡萄膜炎的玻璃体炎症细胞更大，通常不会聚集成簇，而是分布比较均匀（图 6-51），或者沿着玻璃体纤维形成"北极光"样改变[22,24]。细胞可以直接进入视网膜，并在局部生长，形成一个半透明的灰色斑点，在相干光断层扫描（OCT）上显示为均匀的。常见的晚期眼底表现为多个、小的、边界清楚的、圆形或椭圆形、黄白色、乳脂状、色素上皮下穹顶状肿块[11,25,36-39]（图 6-52）。病灶会产生一种典型的"豹皮"色素沉着，覆盖在肿块上[38]。有时合并渗出性视网膜脱离[11]。也可引起视神经浸润[40,41]。晚期或治疗后，脉络膜的淋巴瘤病灶萎缩形成局部脱色素病灶（图 6-53）。

对应眼底上的白色点状病灶，荧光素眼底血管造影上显示早期淋巴瘤患者在脉络膜层面的小圆簇样直径 50~250μm 的弱荧光病变，既可位于后极部，也可以为周边部，或弥漫存在（图 6-54）[42]。眼底自发荧光上显示轻微的低自发荧光和高自发荧光环的颗粒状图案（图 6-54）[43]。OCT 上显示视网膜色素上皮层面的结节样高反射（图 6-55）[42]。眼超声检查有助于观察玻璃体混浊、脉络膜增厚、视网膜脱离和视神经增宽[16]。

T 细胞来源引起的眼内淋巴瘤，在临床上表现不一，常伴全身其他器官受累，伴浆液性视网膜脱离，以及视网膜玻璃体受累[44]；可以在临床上表现为视网膜血管炎[45]，或者伪装成感染性眼内炎[46]。

中枢神经系统淋巴瘤可在发生玻璃体视网膜淋巴瘤之前、之后、或同时。中枢神经系统淋巴瘤可以是局灶性和 / 或弥漫性的，通常在额叶中观察到（图 6-56），导致行为改变，甚至新发作的癫痫发作[18,19,22,47]。可以观察到偏瘫（40%~50%）和大脑体征（15%~40%）[24]。

【诊断标准】

本病为恶性肿瘤，临床表现可疑本病时，应进行相关组织学检查以确定诊断，临床表现本身不能确诊。

玻璃体活检仍是确定原发性玻璃体视网膜淋巴瘤诊断的金标准，但如果出现任何诊断困难，脉络膜视网膜活检或视网膜下抽吸可同时或在后期进行[19,24]。脉络膜视网膜组织活检和脑组织活检的阳性率为最高（100%，表 6-5），其次为采用玻璃体切割手术的方式获取玻璃体液，进行细胞学检查（61.9%，表 6-5）。

图6-50 女,61岁,中枢神经系统淋巴瘤,双眼玻璃体视网膜淋巴瘤,病理证实为弥漫大B细胞淋巴瘤。裂隙灯下可见右眼前部玻璃体混浊(上图),眼底相上可见双眼玻璃体混浊,右眼严重(中图),左眼轻微(下图)

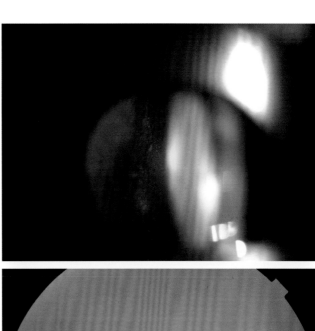

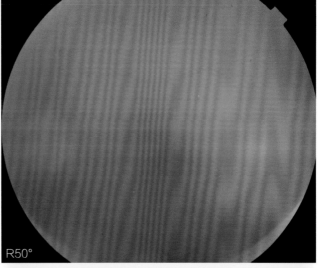

R50°

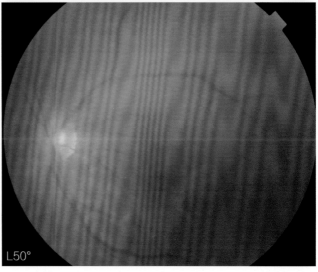

L50°

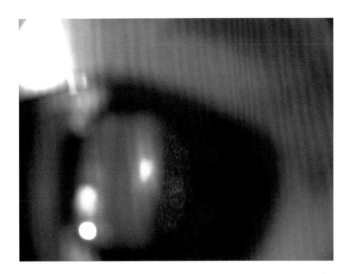

图6-51 女,38岁,右眼玻璃体视网膜淋巴瘤,半年后出现颅内病灶,后发现乳腺淋巴结转移,病理证实为弥漫大B细胞淋巴瘤。玻璃体混浊为弥漫白色颗粒样,较一般炎症细胞更大,分布均匀

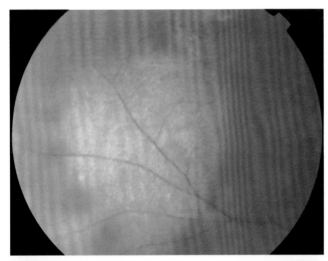

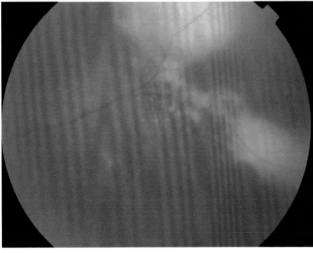

图6-52 女,40岁,中枢神经系统淋巴瘤,双眼玻璃体视网膜淋巴瘤。可见视网膜穹顶样黄白色病灶(上图)和乳脂样病灶(下图)

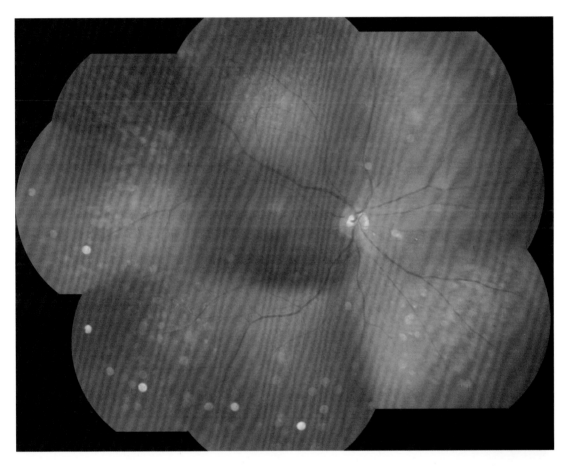

图 6-53　男,61岁,右眼玻璃体视网膜淋巴瘤。可见中周部视网膜下弥漫色素脱失瘢痕,为脉络膜淋巴瘤愈后遗留

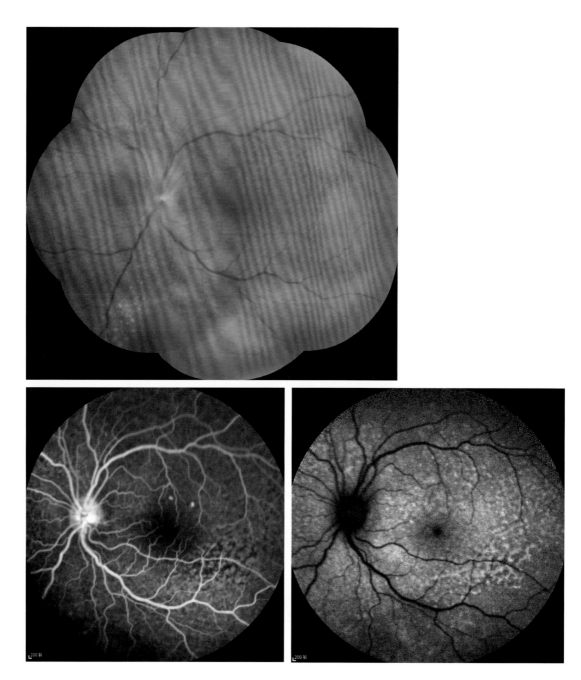

图 6-54　男,38 岁,左眼玻璃体视网膜淋巴瘤患者,对应弥漫的视网膜下黄白色点状病灶(上图),荧光素眼底血管造影上可见弥漫存在的脉络膜层面的小圆簇样弱荧光病变(左下图),自发荧光上显示轻微的弱自发荧光和强自发荧光环的颗粒状图案(右下图)

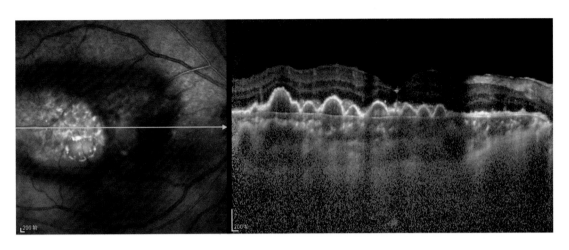

图 6-55　女,65 岁,右眼玻璃体视网膜淋巴瘤患者,OCT 显示多发的视网膜色素上皮层面的结节样高反射

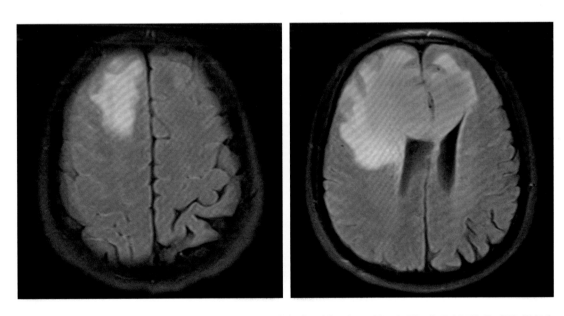

图 6-56　患者在因为眼部病变就诊后 7 个月,出现记忆力下降,对答不切题,继而加重至出现意识障碍、嗜睡,进行头颅核磁共振检查,T2 相可见额叶占位(左图),脑室受压(右图)

表6-5　采用不同方式收集标本进行眼内淋巴瘤组织病理学检查的阳性率比较[48]

	玻璃体切割	玻璃体抽液	房水抽液	腰穿	脉络膜视网膜活检	脑组织活检
阳性率(%)	61.9	50	25	31.6	100	100

Chan CC 教授[49] 在 *Primary intraocular lymphoma* 一书中,给出了可疑眼内淋巴瘤的建议诊断流程,如下:

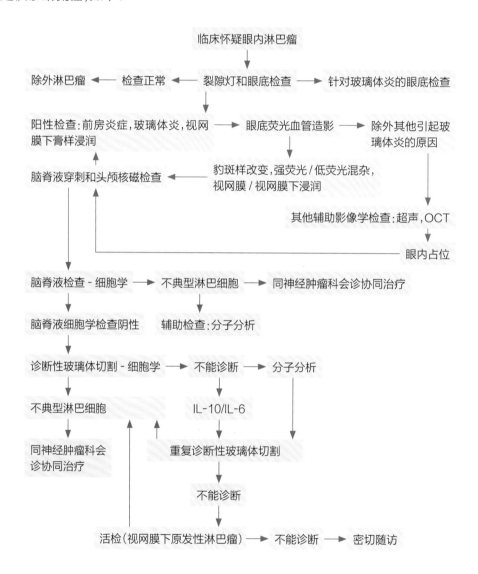

对于可疑原发性中枢神经系统性淋巴瘤的患者,临床眼科医生应注意如下事项[50]:

1. 遇到可疑原发性中枢神经系统性淋巴瘤患者,为最小化诊治延误,应及早与该领域专家讨论(1C)。

2. 需要通过组织学或细胞学诊断来确诊原发性中枢神经系统性淋巴瘤。单独使用头颅核磁检查是不够的。该病的诊断总是需要由血液肿瘤专家来确定的(1B)

3. 在组织活检前,尽可能避免使用糖皮质激素(1A)。

A. 对于已经使用糖皮质激素并且增强病灶仍然存在的情况下,应该在急诊组织活检之前停止继续使用糖皮质激素,以提高诊断效率(1B)。

B. 在糖皮质激素使用后,观察到可疑原发性中枢神经系统性淋巴瘤病灶减小。在病灶再次生长的区域,短期内重新进行头颅核磁共振成像检查及紧急活检,是有必要的(1B)。

4. 推荐使用脑组织立体定向活检进行组织学诊断。术中采用细胞学和冰冻切片来进行快速诊断,是被推荐采用的,这样可以规避不必要的手术切除(1B)。

5. 理想状态下,玻璃体活检应联合视网膜下抽吸或脉络膜视网膜活检,以确诊原发性眼内淋巴瘤(1B)。

6. 如果不允许进行组织活检,诊断原发性中枢神经系统性淋巴瘤,需要结合典型的头颅核磁共振成像表现、临床特征和通过多参数流式细胞仪发现脑脊液/玻璃体液内存在单克隆的大 B 细胞,和/或 PCR 检测 IgH 基因重排(1B)。

7. 在治疗前和进行治疗反应评估时,推荐采用对比增强磁共振成像(包括扩散序列)。应由专业的神经放射科医生进行神经轴成像(大脑和整个脊髓)的阅片(1B)。

8. 对所有患者进行眼科检查,包括裂隙灯检查,除外眼内受累(1B)。

9. 所有的患者都应进行平扫检查,除外系统性疾病(1A)。

A. 建议使用 18F 脱氧葡萄糖正电子发射断层扫描 - 计算机断层扫描(PET-CT)。如果不能进行 PET-CT,应进行颈部/胸部/腹部/骨盆的对比增强 CT 检查(1B)。

B. 男性应进行睾丸超声检查(1B)。

10. 所有确诊的原发性中枢神经系统淋巴瘤病例应在淋巴瘤多学科诊疗会上讨论。患者应尽快接受明确的治疗,最好在诊断后 14 天内,在一个有多学科 PCNSL 专业知识的中心进行治疗(1B)。

【治疗】

眼内淋巴瘤的治疗,需要眼科医生与内科医生合作共同完成。最近,美国 Rochester 大学血液科和眼科[51] 联合发表了一篇关于 72 例玻璃体视网膜淋巴瘤患者治疗回顾性研究,其中眼内局部治疗(n=19,27%)包括玻璃体腔注射利妥昔单抗、甲氨蝶呤、或糖皮质激素,以及利妥昔单抗联合甲氨蝶呤注射(n=9,13%),和局部放疗(n=10,14%);全身治疗包括高剂量全身甲氨蝶呤为主的方案（n=14,20%）、MTR 方案（高剂量甲氨蝶呤、替莫唑胺和利妥昔单抗）（n=7,10%）和伴或不伴利妥昔单抗的 CHOP 方案（环磷酰胺、阿霉素、长春新碱和泼尼松）（n=10,15%）。

2011 年 PCNSL 协作大会制定了原发性眼内淋巴瘤治疗原则[22,27]：①不伴有中枢神经系统受累：单眼发病以局部治疗为主，主要采用玻璃体腔注射甲氨蝶呤、利妥昔单抗，可辅以 30~35Gy 剂量的眼部放疗；双眼受累时仍推荐局部治疗，也可加用全身化疗。②伴有中枢神经系统受累：以大剂量甲氨蝶呤化疗为主，辅以全身利妥昔单抗及局部治疗；对于上述治疗效果不理想或者体质虚弱不能承受进一步化疗方案者，可以选用全脑联合局部放疗。

玻璃体腔注射甲氨蝶呤的剂量为 0.4mg/0.1mL[52-55]。Frenkel S 等[55]采用的治疗方案为：每周注射两次，连续 4 周；然后每周注射一次，连续 8 周；之后每月 1 次，连续 9 个月；共注射 25 次。这种方案的并发症最常见为角膜炎和白内障[27]。利妥昔单抗为一种嵌合鼠/人的单克隆抗体，靶细胞为 CD20+B 细胞。玻璃体腔注射利妥昔单抗的应用可以减少甲氨蝶呤的注射次数，对于甲氨蝶呤耐药的患者也是一种较好的治疗方案[22]，注射剂量为 1mg/0.1mL[56]，目前没有统一的用药频率方案，治疗的并发症包括白内障、高眼内压、玻璃体出血及视网膜脱离等[27]。如何进行甲氨蝶呤和利妥昔单抗眼内注射的精准用药，减少多次注射的副作用和患者不必要的就医次数，是临床医生思考的方向。可能的指标之一为根据房水 IL-10 的数值。此外，在临床上表现安静的眼睛中，眼内液 IL-10 水平的升高可能预示着疾病即将复发。玻璃体腔注射甲氨蝶呤和利妥昔单抗，可以监测到房水的 IL-10 水平下降。一旦眼内淋巴瘤被诊断出来，可以通过持续监测眼内液 IL-10 水平，以评估疾病活动和治疗反应[7]。

【眼内液检测】

如上所述，玻璃体活检、甚至脉络膜视网膜组织活检仍是确定原发性玻璃体视网膜淋巴瘤诊断的金标准，但临床上常遇到的一个矛盾在于，眼部进行组织学检查，创伤和并发症较大，对于医生而言，承担着巨大的心理压力，因为仅凭临床表现怀疑眼内淋巴瘤，就进行创伤较大的组织学取材手术，强行说服患者和家属去接受手术，难以有足够的说服力，并且结果阴性的话，患者和家属的质疑心理会比较严重。

因此，房水检测 IL-6 和 IL-10 就显得非常重要。眼内液 IL-10 的检测被推荐作为筛查实验，敏感性为 89%，特异性为 93%[57]。IL-10 为恶性 B 淋巴细胞生长和分化所需的细胞因子[58],在原发性眼内淋巴瘤 / 原发性玻璃体视网膜淋巴瘤患者眼内存在恶性 B 淋巴细胞时升高,而 IL-6 在炎症状态下升高[59-61]。在未稀释的房水 / 玻璃体液中 IL-10 的浓度高于 150pg/mL,在稀释的房水或玻璃体液中的浓度高于 50pg/mL,对临床考虑诊断眼内 B 细胞淋巴瘤有价值[62]。房水 IL-10 滴度高于 50pg/mL 对于眼内淋巴瘤的诊断敏感性和特异性分别为 0.89 和 0.93,房水 IL-10 滴度高于 400pg/mL,则为 0.99 和 0.89[57]。

眼内液中 IL-10:IL-6 的比值是否大于 1 被广泛采用,进行辅诊[60,61,63-65]。随着时间推移,检测方法的进步,眼内液 IL-10 和 IL-6 检测对于眼内弥漫大 B 淋巴瘤的诊断的敏感度和特异性在不断提升:2003 年,Wolf 等报道对 35 例原发性眼内淋巴瘤患者和 64 例葡萄膜炎患者进行研究,发现 IL-10:IL-6 比值对于诊断的灵敏度为 74%,特异性 75.0%[65];2011 年,Wang 等人对 80 例患者进行研究,发现其灵敏度为 88%,特异性 85%[63];2017年,Kuo DE 等的研究显示玻璃体液 IL-6 和 IL-10 同时检测的预测准确性可以达到95%±5%[66]。此外,IL-10/IFNγ 比值也有被报道可以用于辅助眼内淋巴瘤诊断[67]。

玻璃体液的细胞学分析,如果操作得当,也可以获得足够的诊断证据,避免进一步的脉络膜视网膜活检:Ranty ML 等[68]优化了细胞学诊断视网膜淋巴瘤的方法,玻璃体样品收集在含有 RPMI-1640 培养基的培养基中——内含胎牛血清和庆大霉素。运输和技术操作都在 4℃下进行。综合采用 May-Grünwald-Giemsa 染色、免疫细胞化学(主要是抗CD3、抗 CD20 和抗 CD68 抗体)、B 细胞克隆性、流式细胞术和白细胞介素(IL-10/IL-6)比进行测定值。结果 32 例患者的 38 个玻璃体细胞学样本中,除 1 例外,其他病例(97.4%)均能最终诊断,避免活检。

分子技术结合显微切割(microdissection)和 PCR 检测克隆扩增的淋巴细胞群是诊断玻璃体视网膜淋巴瘤的重要辅助手段[35,69]。免疫球蛋白重链(IgH;FR2、FR3 和 / 或CDR3 引物)是 B 细胞淋巴瘤的分子诊断标记,T 细胞受体基因重排(TCR-γ)是 T 细胞淋巴瘤的分子诊断标记[63,70]。Wang Y 等[63]的研究显示,115 个 IgH 基因重排阳性的患者中,114 个为 B 细胞淋巴瘤患者,仅 1 个为其他葡萄膜炎患者;85 个其他葡萄膜炎患者,均显示 IgH 基因重排阴性;计算下来,基因重排对于眼内淋巴瘤的诊断敏感性为 1.0,特异性为 0.99,阳性预测值为 0.99,阴性预测值为 1.0,检测效率为 0.995。如果不进行显微切割以选择相对纯的淋巴瘤细胞群,分子检测的敏感性和特异性会下降[35,69],例如日本眼内淋巴瘤研究小组的 IgH 基因重排检测阳性率为 80.6%[71]。需要注意的是,从显微解剖中取样的细胞太少可能导致假阳性结果[35,63,72]。

对细胞块标本进行 MYD88 L265P 突变检测,有助于帮助玻璃体视网膜淋巴瘤的诊断[51,73-75]。在原发性玻璃体视网膜淋巴瘤患者中,合并这一基因突变的比例为 86.7%[73]。MYD88 基因突变作为辅助诊断工具的好处在于病程的早期就可以起到提示作用[73],许多患者因为玻璃体炎进行了糖皮质激素治疗,这可以造成淋巴瘤细胞的裂解,从而给组织病理学诊断造成困难[76],而基因突变检查则不受影响。对于系统性弥漫大 B 淋巴瘤患者,合并 MYD88 L265P 突变的患者预后更差:生存期更短[77]。

通过诊断性玻璃体切割收集玻璃体液进行分析,在不同地区 / 医院所报道的阳性率和收益率相差较大(表 6-6,14.2%~83.3%),这充分说明上述所提及的眼内液检测方法对于眼内淋巴瘤的诊断价值和标本处理、分析经验、人员水平等因素有关。总的来看,随着发表年限的推移,技术不断进步,总体确诊率在提升。

表 6-6　诊断性玻璃体切割术对于眼内淋巴瘤的确诊率比较

作者	国家 / 地区	发表年限 / 年	总体收益率	
			总体确诊率(阳性发现病例数量 / 总的病例数)/ 例	百分比 /%
Akpek EK 等[37]	美国 波士顿	1999	11/34	32.4
Coupland SE 等[78]	德国 柏林	2003	12/84	14.2
Zaldivar RA 等[79]	美国 亚特兰大	2004	9/14	64.3
Davis JL 等[80]	美国 迈阿密	2005	48/78	61.5
Yeh S 等[81]	美国 贝塞斯达	2010	8/12	67
Kanavi MR 等[82]	伊朗 德黑兰	2014	12/15	83.3

眼内液检测建议:

检测对象:房水、玻璃体液。

检测指标:(1)首选检测 IL-6、IL-10、IgH/TCR 基因重排、细胞病理学分析 / 流式细胞仪。

　　　　(2)次选检测 MYD88 L265P 突变。

检测意义:(1)通过检测 IL-6、IL-10,帮助判断是否进行后续创伤相对更大的收集眼内细胞或组织标本的手术。

　　　　(2)细胞学检查和基因重排用于确定诊断。

　　　　(3)通过持续监测眼内液 IL-10 水平,以评估疾病活动和治疗反应。

· 参考文献 ·

[1] Cooper EL,Riker JL. Malignant lymphoma of the uveal tract. Am J Ophthalmol. 1951. 34(8):1153-1158.

[2] Givner I. Malignant lymphoma with ocular involvement;a clinico-pathologic report. Am J Ophthalmol. 1955. 39(1):29-32.

[3] Chan CC,Buggage RR,Nussenblatt RB. Intraocular lymphoma. Curr Opin Ophthalmol. 2002. 13(6):411-418.

[4] Karakawa A,Taoka K,Kaburaki T,et al. Clinical features and outcomes of secondary intraocular lymphoma. Br J Haematol. 2018. 183(4):668-671.

[5] Fredrick DR,Char DH,Ljung BM,et al. Solitary intraocular lymphoma as an initial presentation of widespread disease. Arch Ophthalmol. 1989. 107(3):395-397.

[6] Tang LJ,Gu CL,Zhang P. Intraocular lymphoma. Int J Ophthalmol. 2017. 10(8):1301-1307.

[7] Raja H,Snyder MR,Johnston PB, et al. Effect of intravitreal methotrexate and rituximab on interleukin-10 levels in aqueous humor of treated eyes with vitreoretinal lymphoma. PLoS One. 2013. 8(6):e65627.

[8] Levasseur SD,Wittenberg LA, White VA. Vitreoretinal lymphoma: a 20-year review of incidence,clinical and cytologic features,treatment,and outcomes. JAMA Ophthalmol. 2013. 131(1):50-55.

[9] Venkatesh R,Bavaharan B, Mahendradas P,et al. Primary vitreoretinal lymphoma:prevalence,impact,and management challenges. Clin Ophthalmol. 2019. 13:353-364.

[10] Hoffman PM,McKelvie P,Hall AJ,et al. Intraocular lymphoma:a series of 14 patients with clinicopathological features and treatment outcomes. Eye (Lond). 2003. 17(4):513-521.

[11] Cassoux N,Merle-Beral H, Leblond V,et al. Ocular and central nervous system lymphoma:clinical features and diagnosis. Ocul Immunol Inflamm. 2000. 8(4):243-250.

[12] Wender A,Adar A,Maor E,et al. Primary B-cell lymphoma of the eyes and brain in a 3-year-old boy. Arch Ophthalmol. 1994. 112(4):450-1.

[13] Sobrin L,Dubovy SR,Davis JL, Murray TG. Isolated,bilateral intraocular lymphoma in a 15-year-old girl. Retina. 2005. 25(3):370-373.

[14] Berenbom A,Davila RM,Lin HS,et al. Treatment outcomes for primary intraocular lymphoma:implications for external beam radiotherapy. Eye (Lond). 2007. 21(9):1198-1201.

[15] Buettner H,Bolling JP. Intravitreal large-cell lymphoma. Mayo Clin Proc. 1993. 68(10):1011-1015.

[16] Peterson K,Gordon KB, Heinemann MH,et al. The clinical spectrum of ocular lymphoma. Cancer. 1993. 72(3):843-349.

[17] Qualman SJ,Mendelsohn G, Mann RB,et al. Intraocular lymphomas. Natural history based on a clinicopathologic study of eight cases and review of the literature. Cancer. 1983. 52(5):878-886.

[18] Coupland SE,Damato B. Understanding intraocular lymphomas. Clin Exp Ophthalmol. 2008. 36(6):564-578.

[19] Sagoo MS,Mehta H,Swampillai AJ,et al. Primary intraocular lymphoma. Surv Ophthalmol. 2014. 59(5):503-16.

[20] Hochberg FH,Miller DC. Primary central nervous system lymphoma. J Neurosurg. 1988. 68(6):835-853.

[21] Freeman LN,Schachat AP, Knox DL,Michels RG,Green WR. Clinical features,laboratory investigations,and survival in ocular reticulum cell sarcoma. Ophthalmology. 1987. 94(12):1631-1639.

[22] Chan CC,Rubenstein JL, Coupland SE,et al. Primary vitreoretinal lymphoma:a report from an International Primary Central Nervous System Lymphoma Collaborative Group symposium. Oncologist. 2011. 16(11):1589-1599.

[23] Fend F,Ferreri AJ,Coupland SE. How we diagnose and treat vitreoretinal lymphoma. Br J Haematol.

2016. 173(5):680-692.

[24] Kalogeropoulos D,Vartholomatos G,Mitra A,et al. Primary vitreoretinal lymphoma. Saudi J Ophthalmol. 2019. 33(1):66-80.

[25] Char DH,Ljung BM,Miller T,et al. Primary intraocular lymphoma (ocular reticulum cell sarcoma) diagnosis and management. Ophthalmology. 1988. 95(5):625-630.

[26] Ryan ME,Shantha JG,Gross-niklaus HE,et al. Secondary Vitreoretinal Lymphoma Masquerading as Acute Retinal Necrosis. Ophthalmic Surg Lasers Imaging Retina. 2015. 46(10): 1048-1050.

[27] 张子璐,许宏,崔中光,等. 原发性眼内淋巴瘤诊疗进展. 临床血液学杂志. 2017. 30(02):245-248.

[28] Yasuoka A,Tachikawa N, Shimada K,Kimura S,Oka S.(1-->3)beta-D-glucan as a quantitative serological marker for Pneumocystis carinii pneumonia. Clin Diagn Lab Immunol. 1996. 3(2):197-199.

[29] Chan CC,Wallace DJ. Intraocular lymphoma:update on diagnosis and management. Cancer Control. 2004. 11(5):285-295.

[30] Buggage RR,Chan CC, Nussenblatt RB. Ocular manifestations of central nervous system lymphoma. Curr Opin Oncol. 2001. 13(3):137-142.

[31] Velez G,de Smet MD,Whitcup SM,et al. Iris involvement in primary intraocular lymphoma:report of two cases and review of the literature. Surv Ophthalmol. 2000. 44(6):518-526.

[32] Chan SM,Hutnik CM, Heathcote JG,et al. Iris lymphoma in a pediatric cardiac transplant recipient: clinicopathologic findings. Ophthalmology. 2000. 107(8):1479-1482.

[33] Lobo A,Larkin G,Clark BJ,et al. Pseudo-hypopyon as the presenting feature in B-cell and T-cell intraocular lymphoma. Clin Exp Ophthalmol. 2003. 31(2):155-158.

[34] Corriveau C,Easterbrook M,Payne D. Lymphoma simulating uveitis (masquerade syndrome). Can J Ophthalmol. 1986. 21(4):144-149.

[35] Zhou M,Xu G. Recent progress in the diagnosis and treatment of primary vitreoretinal lymphoma. Taiwan J Ophthalmol. 2016. 6(4):170-176.

[36] Augsburger JJ,Greatrex KV. Intraocular lymphoma:clinical presentations,differential diagnosis and treatment. Trans Pa Acad Ophthalmol Otolaryngol. 1989. 41:796-808.

[37] Akpek EK,Ahmed I,Hochberg FH,et al. Intraocular-central nervous system lymphoma:clinical features,diagnosis, and outcomes. Ophthalmology. 1999. 106(9):1805-10.

[38] Gass JD,Sever RJ,Grizzard WS,et al. Multifocal pigment epithelial detachments by reticulum cell sarcoma. A characteristic funduscopic picture. Retina. 1984. 4(3):135-143.

[39] Tsai T,O'Brien JM. Masquerade syndromes:malignancies mimicking inflammation in the eye. Int Ophthalmol Clin. 2002. 42(1):115-131.

[40] Hedayatfar A,Phaik Chee S. Presumptive primary intraocular lymphoma presented as an intraocular mass involving the optic nerve head. J Ophthalmic Inflamm Infect. 2012. 2(1): 49-51.

[41] Gill MK,Jampol LM. Variations in the presentation of primary intraocular lymphoma:case reports and a review. Surv Ophthalmol. 2001. 45(6): 463-471.

[42] Fardeau C,Lee CP,Merle-Béral H,et al. Retinal fluorescein, indocyanine green angiography,and optic coherence tomography in non-Hodgkin primary intraocular lymphoma. Am J Ophthalmol. 2009. 147(5):886-894,894.e1.

[43] Egawa M,Mitamura Y, Hayashi Y,et al. Changes of fundus autofluorescence and spectral-domain optical coherence tomographic findings after treatment of primary intraocular lymphoma. J Ophthalmic Inflamm Infect. 2014. 4(1):7.

[44] Chaput F, Amer R, Baglivo E, et al. Intraocular T-cell Lymphoma: Clinical Presentation, Diagnosis, Treatment, and Outcome. Ocul Immunol Inflamm. 2017. 25(5):639-648.

[45] Brown SM, Jampol LM, Cantrill HL. Intraocular lymphoma presenting as retinal vasculitis. Surv Ophthalmol. 1994. 39(2):133-140.

[46] Abedi F, Borovik AM, Waring D, Hariz S, Francis IC. Primary intraocular natural killer/T-cell lymphoma unmasked with infective endophthalmitis after an intravitreal injection of bevacizumab. Clin Exp Ophthalmol. 2019. 47(8): 1088-1089.

[47] Araujo I, Coupland SE. Primary Vitreoretinal Lymphoma-A Review. Asia Pac J Ophthalmol (Phila). 2017. 6(3): 283-289.

[48] Dalal M, Casady M, Moriarty E, et al. Diagnostic procedures in vitreoretinal lymphoma. Ocul Immunol Inflamm. 2014. 22(4):270-276.

[49] Chi-Chao Chan JAG. Chapter 9. Diagnostic Approaches. Primary intraocular lymphoma. 2007. 154.

[50] Fox CP, Phillips EH, Smith J, et al. Guidelines for the diagnosis and management of primary central nervous system diffuse large B-cell lymphoma. Br J Haematol. 2019. 184 (3):348-363.

[51] Castellino A, Pulido JS, Johnston PB, et al. Role of systemic high-dose methotrexate and combined approaches in the management of vitreoretinal lymphoma: A single center experience 1990-2018. Am J Hematol. 2019. 94 (3):291-298.

[52] de Smet MD, Vancs VS, Kohler D, Solomon D, Chan CC. Intravitreal chemotherapy for the treatment of recurrent intraocular lymphoma. Br J Ophthalmol. 1999. 83(4):448-451.

[53] de Smet MD, Stark-Vancs V, Kohler DR, et al. Intraocular levels of methotrexate after intravenous administration. Am J Ophthalmol. 1996. 121(4):442-444.

[54] Wang JK, Yang CM, Lin CP, et al. An Asian patient with intraocular lymphoma treated by intravitreal methotrexate. Jpn J Ophthalmol. 2006. 50(5):474-478.

[55] Frenkel S, Hendler K, Siegal T, et al. Intravitreal methotrexate for treating vitreoretinal lymphoma: 10 years of experience. Br J Ophthalmol. 2008. 92(3):383-388.

[56] Larkin KL, Saboo US, Comer GM, et al. Use of intravitreal rituximab for treatment of vitreoretinal lymphoma. Br J Ophthalmol. 2014. 98(1):99-103.

[57] Cassoux N, Giron A, Bodaghi B, et al. IL-10 measurement in aqueous humor for screening patients with suspicion of primary intraocular lymphoma. Invest Ophthalmol Vis Sci. 2007. 48(7):3253-3259.

[58] Banchereau J, Brière F, Liu YJ, et al. Molecular control of B lymphocyte growth and differentiation. Stem Cells. 1994. 12(3):278-288.

[59] Chan CC, Whitcup SM, Solomon D, et al. Interleukin-10 in the vitreous of patients with primary intraocular lymphoma. Am J Ophthalmol. 1995. 120 (5):671-673.

[60] Buggage RR, Whitcup SM, Nussenblatt RB, et al. Using interleukin 10 to interleukin 6 ratio to distinguish primary intraocular lymphoma and uveitis. Invest Ophthalmol Vis Sci. 1999. 40(10):2462-2463.

[61] Ohta K, Sano K, Imai H, et al. Cytokine and molecular analyses of intraocular lymphoma. Ocul Immunol Inflamm. 2009. 17(3):142-147.

[62] Merle-Béral H, Davi F, Cassoux N, et al. Biological diagnosis of primary intraocular lymphoma. Br J Haematol. 2004. 124(4):469-473.

[63] Wang Y, Shen D, Wang VM, et al. Molecular biomarkers for the diagnosis of primary vitreoretinal lymphoma. Int J Mol Sci. 2011. 12(9): 5684-5697.

[64] Whitcup SM, Stark-Vancs V, Wittes RE, et al. Association of

interleukin 10 in the vitreous and cerebrospinal fluid and primary central nervous system lymphoma. Arch Ophthalmol. 1997. 115(9):1157-1160.

[65] Wolf LA, Reed GF, Buggage RR, et al. Vitreous cytokine levels. Ophthalmology. 2003. 110(8):1671-1672.

[66] Kuo DE, Wei MM, Armbrust KR, et al. Gradient Boosted Decision Tree Classification of Endophthalmitis Versus Uveitis and Lymphoma from Aqueous and Vitreous IL-6 and IL-10 Levels. J Ocul Pharmacol Ther. 2017. 33(4):319-324.

[67] Fisson S, Ouakrim H, Touitou V, et al. Cytokine profile in human eyes: contribution of a new cytokine combination for differential diagnosis between intraocular lymphoma or uveitis. PLoS One. 2013. 8(2):e52385.

[68] Ranty ML, Laurent C, Aziza J, et al. Improving the cytological diagnosis of intraocular lymphoma from vitreous fluid. Histopathology. 2015. 67(1):48-61.

[69] White VA, Gascoyne RD, Paton KE. Use of the polymerase chain reaction to detect B- and T-cell gene rearrangements in vitreous specimens from patients with intraocular lymphoma. Arch Ophthalmol. 1999. 117(6):761-765.

[70] Shen DF, Zhuang Z, LeHoang P, et al. Utility of microdissection and polymerase chain reaction for the detection of immunoglobulin gene rearrangement and translocation in primary intraocular lymphoma. Ophthalmology. 1998. 105(9):1664-1669.

[71] Kimura K, Usui Y, Goto H, Japanese Intraocular Lymphoma Study Group. Clinical features and diagnostic significance of the intraocular fluid of 217 patients with intraocular lymphoma. Jpn J Ophthalmol. 2012. 56(4):383-389.

[72] Davis JL. Intraocular lymphoma: a clinical perspective. Eye (Lond). 2013. 27(2):153-62.

[73] Raja H, Salomão DR, Viswanatha DS, et al. Prevalence of myd88 l265p mutation in histologically proven, diffuse large b-cell vitreoretinal lymphoma. Retina. 2016. 36(3):624-628.

[74] Pulido JS, Raja H, Vile RG, et al. Mighty MyD88 in Health and Disease. Retina. 2016. 36(3):429-431.

[75] Coupland SE. Molecular pathology of lymphoma. Eye (Lond). 2013. 27(2):180-189.

[76] Gametchu B. Glucocorticoid receptor-like antigen in lymphoma cell membranes: correlation to cell lysis. Science. 1987. 236(4800):456-461.

[77] Fernández-Rodríguez C, Bellosillo B, García-García M, et al. MYD88(L265P) mutation is an independent prognostic factor for outcome in patients with diffuse large B-cell lymphoma. Leukemia. 2014. 28(10):2104-2106.

[78] Coupland SE, Bechrakis NE, Anastassiou G, et al. Evaluation of vitrectomy specimens and chorioretinal biopsies in the diagnosis of primary intraocular lymphoma in patients with Masquerade syndrome. Graefes Arch Clin Exp Ophthalmol. 2003. 241(10):860-870.

[79] Zaldivar RA, Martin DF, Holden JT, et al. Primary intraocular lymphoma: clinical, cytologic, and flow cytometric analysis. Ophthalmology. 2004. 111(9):1762-7.

[80] Davis JL, Miller DM, Ruiz P. Diagnostic testing of vitrectomy specimens. Am J Ophthalmol. 2005. 140(5):822-829.

[81] Yeh S, Weichel ED, Faia LJ, et al. 25-Gauge transconjunctival sutureless vitrectomy for the diagnosis of intraocular lymphoma. Br J Ophthalmol. 2010. 94(5):633-638.

[82] Kanavi MR, Soheilian M, Hosseini SB, et al. 25-gauge transconjunctival diagnostic vitrectomy in suspected cases of intraocular lymphoma: a case series and review of the literature. Int J Ophthalmol. 2014. 7(3):577-581.

十四、其他疾病

1. 视网膜母细胞瘤　从怀疑视网膜母细胞瘤患者的眼内取活检进行分析,有存在促进肿瘤播散的风险,但是房水取出进行液态活检,寻找相关标志物,有可能减少眼球摘除的比率[1]。Ghiam BK 等对 336 篇相关文献进行回顾性分析,总结潜在的眼内视网膜母细胞瘤相关标志物如表 6-7[1]:

表 6-7　眼内视网膜母细胞瘤相关标志物

标志物	视网膜母细胞瘤患者数量 / 例	对照组数量 / 例	视网膜母细胞瘤组检测范围	对照组检测范围
乳酸脱氢酶 LDH(lactic acid dehydrogenase)[2-13]	245	206	10~15 920U/L	0~420U/L
神经特异性烯醇化酶 NSE(Neuron-specific enolase)[14-18]	67	19	83~60 000ng/mL	5ng/mL ± 7.7ng/mL
Survivin[5,19]	109	97	17.63~52.70pg/mL	6.5~38pg/mL
TGF-β[5]	88	80	40.54~166.86pg/mL	11.22~52.14pg/mL
Uric acid[20]	38	17	4.72~31μg/mL	6.91~8.43μg/mL
Xanthine[20]	38	17	0.27~8.03μg/mL	0.37~0.49μg/mL
蛋白成分 Protein content[15,21-23]	55	40	0.89~6.9mg/mL	0~0.24mg/mL
Nucleic acid (cfDNA)[24,25]	32	3	0.084~56ng/μL	0.05~0.16ng/μL

在上表所列的标志物中,房水 LDH 可能与前房肿瘤侵犯、肿瘤持续时间延长和晚期(Reese Ellsworth 分级Ⅳ级和Ⅴ级)有关;房水 NSE 与前房肿瘤浸润($t=2.5$,$P=0.05$)和炎症($t=2.7$,$P=0.05$)有显著的组织病理学相关性;房水 Survivin 和肿瘤视神经浸润有显著相关性($P=0.003$);房水 TGF-β1 在未分化肿瘤的患者眼内滴度显著更高($P<0.000\,6$);包括 IL-6、IL-7、IL-8、IFN-γ、PlGF-1、VEGF-A、β-NGF、HGF、EGF 和 FGF-2 在内的蛋白成分(细胞因子)在视网膜母细胞瘤患者眼房水中的滴度显著更高($P<0.05$)[1]。

2. 青光眼　分位数回归分析显示,不同年龄和性别分布的开角型青光眼患者房水硒含量的分位数存在差异,尽管青光眼患者和对照组相比,房水硒含量没有显著差异(白内障组:6.90μg/L±1.03μg/L、开角型青光眼组:6.74μg/L±1.14μg/L、囊膜剥脱性青光眼组:8.25μg/L±1.18μg/L)[26]。与白内障患者相比,急性闭角型青光眼患者房水 MCP-3、MDC 和 VEGF 水平升高,而 MCP-1 和 MIP-1β 水平降低;然而,两组间的 G-CSF、IL-6 和 IL-8 水平相似[27]。此外,房水检测对于评价青光眼手术有一定参考价值:在青光眼患者中,房水 TNF-α 和 IL-6 水平越高,青光眼手术预后越差[28]。

3. 玻璃体切割术后白内障　Ji Y 等[29]采用气相色谱结合飞行时间质谱仪对玻璃体切割术后白内障患者的房水进行代谢组学分析,结果发现戊酸(glutaric acid)和壬酸(pelargonic acid)等涉及氧化应激和炎症反应的调节分子存在显著差异(表 6-8),这些有助于解释玻璃体切割术后白内障进展的机制。

表 6-8　在玻璃体切割术后白内障与年龄相关性白内障患者房水中存在显著差异的代谢物[29]

分类	成分	滞留时间 / 分钟	比值(玻璃体切割术后白内障 / 年龄相关性白内障)/ 例	P 值
氨基酸	4-Acetamidobutyric acid 1	9.96	0.34	0.034 7
脂类	Glutaric Acid	9.31	0.43	0.037 1
	Pelargonic acid	9.05	0.67	0.017 3
其他	3-(2-Hydroxyphenyl) propionic acid	11.16	2.04	0.001 9
	Analyte 389	14.16	0.59	0.045 7
	未知成分 029	9.64	1.55	0.018 3
	未知成分 037	10.39	0.70	0.019 8
	未知成分 056	13.85	0.60	0.014 2

4. 飞秒激光辅助白内障手术　飞秒激光辅助白内障手术的患者,术中取房水进行细胞因子检测,结果发现,其值较常规白内障组,显著更高(IL-1β、IL-6 和 PGE2 的平均值在两组中,分别为 25.6pg/mL、24.6pg/mL 和 64.2pg/mL;17.1pg/mL、15.2pg/mL 和 45.7pg/mL;P 值均 <0.01)。这可能是飞秒激光辅助白内障手术更容易在术中发生瞳孔缩小的原因。[30]

5. 葡萄膜黑色素瘤　Zonis S 等在 3 例原发性脉络膜黑色素瘤患者中的 1 例患者房水中检测出升高的癌胚抗原(carcinoembryonic antigen,CEA),其血浆 CEA 却并未升高[31]。

IL-6、IL-8、IFN-γ 和 MCP-1 在葡萄膜黑色素瘤患者眼房水中高表达,IL-2、IL-10 和 TNF-α 则低表达。肿瘤高度与 IL-8 水平呈正相关(P=0.020)。在黑色素瘤眼中,血管内皮生长因子倾向于高表达(P=0.056)。在平均 117 小时 ±38 小时的近距离放疗和辅助 TTT 后,房水 IL-6、IL-8 和 IL-1β 水平升高,肿瘤尖端剂量为 61Gy±28Gy,巩膜接触剂量为 786Gy±226Gy。升高的房水 IL-6 水平(P=0.003)和 IL-8 水平(P=0.046)与巩膜接触剂量呈正相关[32]。

类似的结果也被 Cheng Y 等报道,多种促炎、促血管新生和趋化因子在葡萄膜黑色素瘤患者房水中升高(表 6-9)[33]。

表 6-9　葡萄膜黑色素瘤患者房水内多种促炎、促血管新生和趋化因子滴度升高[33]

细胞因子	葡萄膜黑色素瘤患者 /pg·mL^{-1}	对照组(白内障)/pg·mL^{-1}	P 值
IL-6	37.58±3.63	7.35±1.37	0.006
IL-8	50.67±8.83	17.90±9.02	0.018
IP-10	24.93±1.13	1.52±3.26	0.004
PIGF1	12.63±3.75	1.00±0.85	0.010
RANTES	13.50±0.21	3.35±2.69	0.008
MCP-1	16.81±1.37	10.00±8.81	0.020
NGF-b	19.23±2.21	5.97±3.16	0.013
EGF	1.93±2.26	0.66±0.22	<0.001
bFGF	38.41±7.58	21.67±3.85	0.016
VEGF-A	6.91±2.29	1.35±3.66	0.017

这些发现为鉴别葡萄膜黑色素瘤与色素痣等良性病变提供了参考依据,也为精准设计葡萄膜黑色素瘤的治疗方案提供了参考。

6. 慢性眼表疾病　临床上,角膜病变可以引起前房反应,严重情况下还可以出现前房积脓,这是熟知的现象。Aketa N 等对临床上的慢性眼表疾病患者(4 例眼瘢痕性类天疱疮,5 例化学烧伤,2 例热烧伤,2 例 Stevens Johnson 综合征,1 例有暴露性角膜炎)房水进行分析,发现房水 IL-6(1 696pg/mL±804pg/mL vs 6.36pg/mL±0.94pg/mL;P=0.001)、IL-10(4.0pg/mL±1.0pg/mL vs 1.68pg/mL±0.04pg/mL;P=0.000 6)、IL-17A(24.3pg/

mL±9.8pg/mL vs 3.7pg/mL±0.2pg/mL；P=0.008）、GM-CSF（26.0pg/mL±18.3pg/mL vs 2.7pg/mL±0.3pg/mL；P=0.007）、E-selectin（5 150±1 232pg/mL vs 2 093pg/mL±37pg/mL；P=0.000 1）、P-selectin（13 122pg/mL±7 219pg/mL vs 3 658pg/mL±137pg/mL；P=0.000 1）、s-ICAM（7 914pg/mL±2 813pg/mL vs 1 397pg/mL±119pg/mL；P=0.008）滴度较单纯白内障患者显著升高。和角膜瘢痕的患者相比，存在眼表疾病的患者房水 IL-6（44.1pg/mL±15.0pg/mL；P=0.007 7）、IL-17A（4.1pg/mL±0.7pg/mL；P=0.034）、E-selectin（2 439pg/mL±302pg/mL；P=0.039）、P-selectin（5 673pg/mL±1 553pg/mL；P=0.017）滴度显著升高[34]。这个研究为眼表病变引起前房反应做了很好的解释，这也提示临床，在收集对照组房水时，必须很好地进行眼表检查。

· 参考文献 ·

[1] Ghiam BK, Xu L, Berry JL. Aqueous Humor Markers in Retinoblastoma, a Review. Transl Vis Sci Technol. 2019. 8(2):13.

[2] Dias PL. Correlation of aqueous humour lactic acid dehydrogenase activity with intraocular pathology. Br J Ophthalmol. 1979. 63(8):574-577.

[3] Dias PL, Shanmuganathan SS, Rajaratnam M. Lactic dehydrogenase activity of aqueous humour in retinoblastoma. Br J Ophthalmol. 1971. 55 (2):130-132.

[4] Dias PL. Prognostic significance of aqueous humour lactic dehydrogenase activity. Br J Ophthalmol. 1979. 63(8): 571-573.

[5] Shehata HH, Abou Ghalia AH, Elsayed EK, et al, Mahmoud SS. Clinical significance of high levels of survivin and transforming growth factor beta-1 proteins in aqueous humor and serum of retinoblastoma patients. J AAPOS. 2016. 20(5):444.e1-444.e9.

[6] Kabak J, Romano PE. Aqueous humour lactic dehydrogenase isoenzymes in retinoblastoma. Br J Ophthalmol. 1975. 59(5):268-269.

[7] Piro PA Jr, Abramson DH, Ellsworth RM, et al. Aqueous humor lactate dehydrogenase in retinoblastoma patients. Clinicopathologic correlations. Arch Ophthalmol. 1978. 96(10):1823-1825.

[8] Abramson DH, Piro PA, Ellsworth RM, et al. Lactate dehydrogenase levels and isozyme patterns. Measurements in the aqueous humor and serum of retinoblastoma patients. Arch Ophthalmol. 1979. 97(5):870-871.

[9] Das A, Roy IS, Maitra TK. Lactate dehydrogenase level and protein pattern in the aqueous humour of patients with retinoblastoma. Can J Ophthalmol. 1983. 18(7):337-339.

[10] Dayal Y, Goyal JL, Jaffery NF, et al. Lactate dehydrogenase levels in aqueous humor and serum in retinoblastoma. Jpn J Ophthalmol. 1985. 29(4):417-422.

[11] Singh R, Kaurya OP, Shukla PK, et al. Lactate dehydrogenase(LDH) isoenzymes patterns in ocular tumours. Indian J Ophthalmol. 1991. 39(2):44-47.

[12] Mukhopadhyay S, Ghosh S, Biswas PN, et al. A cross-sectional study on aqueous humour lactate dehydrogenase level in retinoblastoma. J Indian Med Assoc. 2008. 106(2):99-100.

[13] Dias PL. Electrolyte imbalan-

ces in the aqueous humour in retinoblastoma. Br J Ophthalmol. 1985. 69(6):462-463.

[14] Wu Z,Yang H,Pan S,et al. Electrophoretic determination of aqueous and serum neuron-specific enolase in the diagnosis of retinoblastoma. Yan Ke Xue Bao. 1997. 13(1):12-16.

[15] Comoy E,Roussat B,Henry I,et al. [Neuron-specific enolase in the aqueous humor. Its significance in the differential diagnosis of retinoblastoma]. Ophtalmologie. 1990. 4(3):233-235.

[16] Shine BS,Hungerford J,Vaghela B,et al. Electrophoretic assessment of aqueous and serum neurone-specific enolase in retinoblastoma and ocular malignant melanoma. Br J Ophthalmol. 1990. 74(7):427-430.

[17] Abramson DH,Greenfield DS,Ellsworth RM,et al. Neuron-specific enolase and retinoblastoma. Clinicopathologic correlations. Retina. 1989. 9(2):148-152.

[18] Nakajima T,Kato K,Kaneko A,et al. High concentrations of enolase, alpha- and gamma-subunits,in the aqueous humor in cases of retinoblastoma. Am J Ophthalmol. 1986. 101(1):102-106.

[19] Shehata HH,Abou Ghalia AH,Elsayed EK,et al,Mohamed SS. Detection of survivin protein in aqueous humor and serum of retinoblastoma patients and its clinical significance. Clin Biochem. 2010. 43(4-5):362-366.

[20] Mendelsohn ME,Abramson DH,Senft S,et al. Uric acid in the aqueous humor and tears of retinoblastoma patients. J AAPOS. 1998. 2(6):369-371.

[21] Cheng Y,Meng Q,Huang L,et al. iTRAQ-based quantitative proteomic analysis and bioinformatics study of proteins in retinoblastoma. Oncol Lett. 2017. 14(6):8084-8091.

[22] Dias PL. Postinflammatory and malignant protein patterns in aqueous humour. Br J Ophthalmol. 1979. 63(3):161-164.

[23] Cheng Y,Zheng S,Pan CT,et al. Analysis of aqueous humor concentrations of cytokines in retinoblastoma. PLoS One. 2017. 12(5):e0177337.

[24] Berry JL,Xu L,Kooi I,et al. Genomic cfDNA Analysis of Aqueous Humor in Retinoblastoma Predicts Eye Salvage:The Surrogate Tumor Biopsy for Retinoblastoma. Mol Cancer Res. 2018. 16(11):1701-1712.

[25] Berry JL,Xu L,Murphree AL,et al. Potential of Aqueous Humor as a Surrogate Tumor Biopsy for Retinoblastoma. JAMA Ophthalmol. 2017. 135(11):1221-1230.

[26] Jünemann A,Michalke B, Lucio M,et al. Aqueous humor selenium level and open-angle glaucoma. J Trace Elem Med Biol. 2018. 50:67-72.

[27] Wang Y,Chen S,Liu Y,et al. Inflammatory cytokine profiles in eyes with primary angle-closure glaucoma. Biosci Rep. 2018. 38(6):BSR20181411.

[28] Cvenkel B,Kopitar AN,Ihan A. Inflammatory molecules in aqueous humour and on ocular surface and glaucoma surgery outcome. Mediators Inflamm. 2010. 2010:939602.

[29] Ji Y,Rong X,Lu Y. Metabolic characterization of human aqueous humor in the cataract progression after pars plana vitrectomy. BMC Ophthalmol. 2018. 18(1):63.

[30] Wang L,Zhang Z,Koch DD, et al. Anterior chamber interleukin 1β, interleukin 6 and prostaglandin E2 in patients undergoing femtosecond laser-assisted cataract surgery. Br J Ophthalmol. 2016. 100(4):579-582.

[31] Zonis S,Bartal A,Navon D, et al. Carcinoembryonic antigen in aqueous humor of patients with primary malignant choroidal melanoma. Ann Ophthalmol. 1979. 11(9):1345-1377.

[32] Lee CS,Jun IH,Kim TI,et al. Expression of 12 cytokines in aqueous humour of uveal melanoma before and after combined Ruthenium-106 brachytherapy and transpupillary

thermotherapy. Acta Ophthalmol. 2012. 90(4):e314-320.

[33] Cheng Y,Feng J,Zhu X,et al. Cytokines concentrations in aqueous humor of eyes with uveal melanoma. Medicine(Baltimore). 2019. 98(5): e14030.

[34] Aketa N,Yamaguchi T,Asato T,et al. Elevated Aqueous Cytokine Levels in Eyes With Ocular Surface Diseases. Am J Ophthalmol. 2017. 184:42-51.

第七章

眼内液检测案例汇编

案例 7-1　急性视网膜坏死

【主诉及相关病史】

主诉:患者女性,26岁,右眼红伴视物模糊2周。

现病史:1周前开始自觉轻度胀痛,外院查体发现右眼眼压40mmHg,诊为青光眼睫状体炎综合征。

予妥布霉素地塞米松眼水4次/d点眼及局部降眼压治疗,眼压控制可,但患者自觉视物模糊及眼红无明显好转。

【眼科检查】　就诊时检查如下:

	右眼	左眼
视力	0.32	1.0
眼压/mmHg	15	18
结膜	轻度睫状充血	—
角膜	清	清
KP	灰白色	—
房水闪辉(Tyn)	+	—
虹膜,瞳孔,晶状体	—	—

1. 眼前节相［图 7-1(1)］

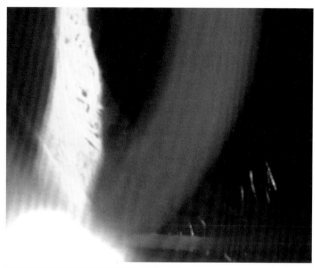

图 7-1(1)　眼前节
相示轻度前房炎症反
应,前部玻璃体浑浊

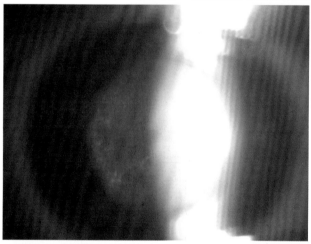

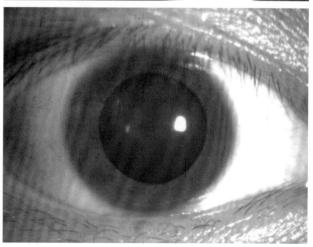

2. 眼底相 + 自发荧光（AF）[图 7-1（2）]

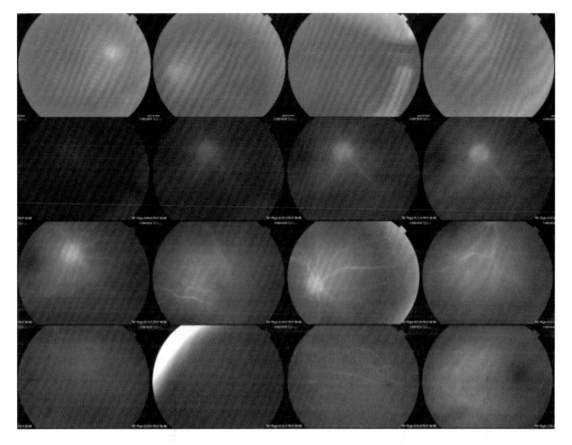

图 7-1（2） 眼底相 +AF 示玻璃体浑浊明显、未见明确坏死灶、晚期视盘强荧光

【眼内液检测】 房水：水痘带状疱疹病毒（varicella zoster virus, VZV）核酸强阳性 3.73×10^5 拷贝 /mL。

【诊断】 急性视网膜坏死（acute retinal necrosis）

【治疗效果】

随着眼底病变好转，IL-8 滴度不断下降，具体变化如下：

取房水日期	IL-8 滴度 /pg·mL^{-1}	取房水日期	IL-8 滴度 /pg·mL^{-1}
2012.6.5（治疗前）	160.36	2012.6.26（治疗后 3 周）	84.4
2012.6.12（治疗后 1 周）	146.81	2012.7.12（治疗后 5 周）	81.51
2012.6.19（治疗后 2 周）	95.59		

【预后】

随访 3 年,右眼视力 0.8,眼压 19mmHg,FA 显示颞侧周边陈旧病变 [图 7-1(3)]。

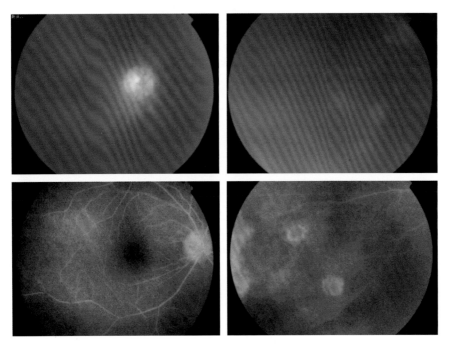

图 7-1(3) 眼底相及 FA 显示颞侧周边陈旧病变

【提示】

(1) 急性视网膜坏死早期诊断并及时治疗可以得到很好效果。

(2) 眼内液检测病毒核酸可以在早期急性视网膜坏死表现不典型的时候,帮助确诊。

(3) 治疗过程中,监测眼内液 IL-8 可以间接判断治疗是否有效。

案例 7-2 眼弓形虫病

【主诉及相关病史】

主诉:患者女性,18 岁,左眼视物不清 4 年。1 周前外院给予左眼球旁注射曲安奈德,4 天前外院检测左眼眼压 30.3mmHg,给予降眼压眼水点眼后下降至正常。

既往史:体健;4 年外院诊断为左眼葡萄膜炎,给予泼尼松口服,由 40mg/d 起始,后持续 2 月,无好转。

个人史：家中曾养猫和狗，目前家中养狗。

【外院资料】 如图 7-2(1)

图 7-2(1) OCT 及 B 超示左眼玻璃体混浊，黄斑区可见局限性隆起，层间可见高反射信号

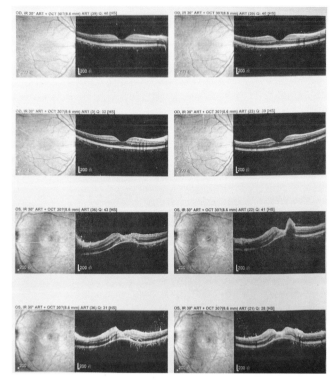

4 个月前

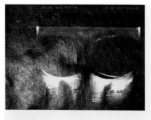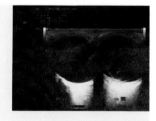

超声所见：
右眼玻璃体内偶见点状及条带状弱回声。
左眼玻璃体内可探及点状及连续条带状弱回声，与黄斑部及周边眼球壁回声相连，动度（+），后运动（+）。并于黄斑部探及球壁回声局限隆起。

超声所得：
双眼玻璃体内异常回声性质（？），请结合临床！
右眼玻璃体混浊
左眼玻璃体混浊性质？不完全玻璃体后脱离、黄斑部球壁回声局限隆起性质？
（请散瞳详查眼底、条带牵拉）

4 天前

【眼科检查】 就诊时检查如下：

眼别	右眼	左眼
视力	1.2	0.01
眼压 /mmHg	15	12
角膜	—	脂状 KP 多
前房	—	房水闪辉(+++),浮游细胞 >30/ 视野
虹膜	—	—
瞳孔	—	—
晶状体	—	—
玻璃体	—	大量浮游细胞,浑浊明显
视网膜	—	视盘充血、黄斑区白色病变

1. 眼前节相 [图 7-2(2)]

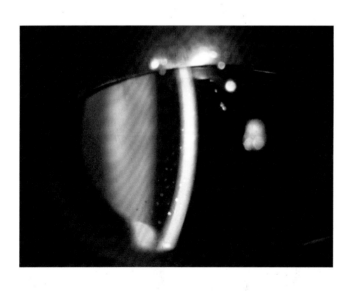

图 7-2(2) 左眼前节相可见角膜后脂状 KP,前部玻璃体混浊

2. 眼底相［图 7-2（3）］

图 7-2（3）　左眼眼底相拼图示左眼后极部白色,脉络膜视网膜病变

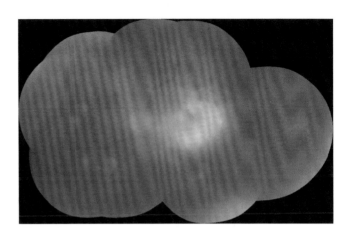

【眼内液检测】

（1）房水弓形虫 DNA（−）。

（2）房水弓形虫 IgG 127.02U/L,总 IgG 1 176.2ng/mL。

（3）血清弓形虫 IgG 85U/L,总 IgG 12 015.0ng/mL。

（4）弓形虫 Goldmann-Witmer 系数 15.26。

【诊断】　左眼弓形虫病

【治疗】

（1）口服磺胺甲噁唑 0.48g bid,罗红霉素 150mg bid（每日两次）;

（2）左眼结膜下注射曲安奈德（TA）8mg;

（3）左眼盐酸左布诺洛尔滴眼液 bid,布林佐胺 tid（每日三次）,泰普罗斯 qn（每晚一次）。

【治疗效果】

1 个月后眼前段炎症完全消退［图 7-2（4）］,仅玻璃体内仍有少许浮游细胞。

左眼视力 0.05,左眼眼压 16mmHg。

生化检查和血常规大致正常（口服抗生素 1 个月）。

【预后】

3 个月后左眼眼内未见活动性炎症,黄斑区可见视网膜前膜及玻璃体牵引［图 7-2（5）］。

左眼视力 0.04,左眼眼压 17mmHg。

预约左眼玻璃体切割手术。

生化检查大致正常,白细胞数量轻度减少（口服抗生素 3 个月,给予停药）。

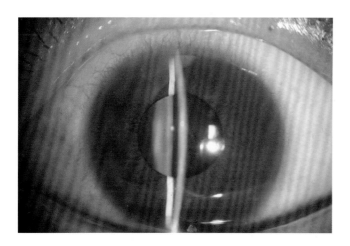

图 7-2(4) 眼前段
炎症完全消退

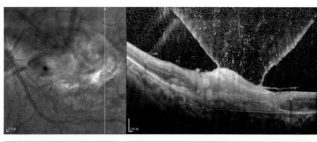

图 7-2(5) OCT 及
眼底相拼图 黄斑
区可见视网膜前膜
及玻璃体牵引

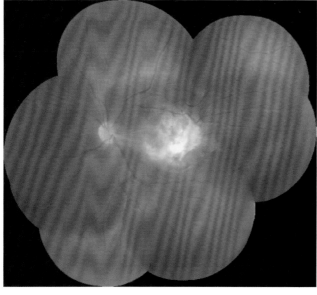

【提示】

（1）该病例葡萄膜炎病史 4 年，误诊的原因主要因为眼弓形虫病早期眼部表现没有特异性。

（2）有养猫病史、肉芽肿性葡萄膜炎、青光眼、玻璃体浑浊及眼底黄白色病灶需警惕眼弓形虫病可能。

（3）眼内液检测弓形虫核酸、抗体及 Goldmann-Witmer 系数有助于诊断。

（4）免疫力低下的患者中，眼内液弓形虫核酸检测的阳性率可达 75%，但免疫力正常的眼弓形虫病患者，单纯检测眼内液弓形虫核酸的阳性率低（<50%）。

（5）检测眼内液弓形虫抗体的敏感性达 63%~95%。

（6）Goldmann-Witmer 系数的意义在于当眼内液弓形虫抗体阳性时，排除因血眼屏障破坏，发生血清弓形虫抗体渗漏至眼内造成假阳性的可能。

案例 7-3　眼弓蛔虫病

【主诉及相关病史】

主诉：患者女性，6 岁，主因"右眼视物模糊 6 个月"就诊于我院门诊。

现病史：6 个月前患儿无明显诱因出现右眼眼红、眼痛、视物模糊，就诊于外院，曾给予泼尼松口服治疗，视力无明显改善。后就诊于我院门诊。

既往史：既往体健。足月顺产，否认吸氧史，否认手术史外伤史及其他全身病史。否认相关疾病家族史。

个人史：宠物狗接触史。

【眼科查体】 就诊时检查如下：

眼别	右眼	左眼
视力	远：0.02 近：Jr7 不见	远：1.0 近：Jr1
眼压 /mmHg	12	13
结膜	无充血	无充血
角膜	清	清
前房	不浅，KP（-），Tyn（-）	不浅，KP（-），Tyn（-）

眼别	右眼	左眼
瞳孔区	瞳孔圆,对光反射正常	瞳孔圆,对光反射正常
晶状体	清	清
玻璃体	明显混浊	清
眼底	隐约可见下方可见局部白色团块样混浊位于视网膜下	视盘界清色可,视网膜在位

1. 眼前节相 [图 7-3(1)]

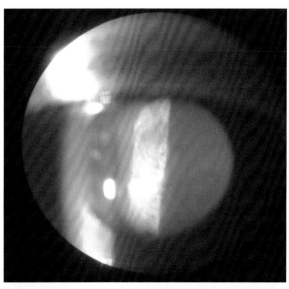

图 7-3(1) 眼前节相示前房炎症反应不明显,玻璃体前界膜机化

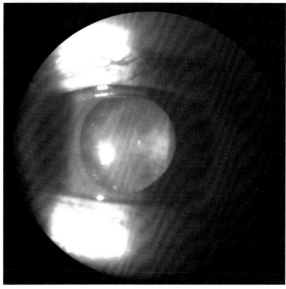

2. 眼底相 +B 超［图 7-3(2)］

图 7-3(2) 眼底相及 B 超示玻璃体浑浊明显、玻璃体增生性纤维条索、牵引性视网膜脱离

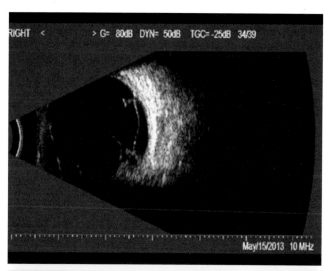

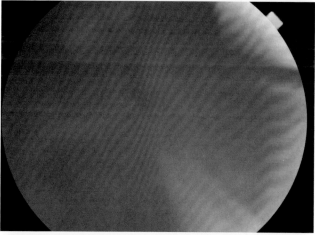

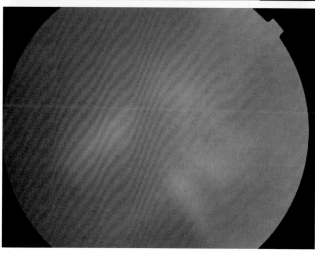

【初步诊断】

右眼玻璃体混浊(眼弓蛔虫病可能性大),拟行右眼诊断性玻璃体切割,术中玻璃体液行眼内液检测。

【术前检查】

(1) 感染四项、胸片未见异常。

(2) 血常规:单核细胞绝对值 0.68×10^9/L(>0.6),余均在正常值范围内。

(3) 结核抗体(TB-Ab)(−)

【眼内液检测】

诊断性玻璃体切割 [图 7-3(3)],玻璃体液术中取玻璃体标本行弓蛔虫 IgG 检测(ELISA 法):阳性,28.261 Units(正常值 <3 Units)。

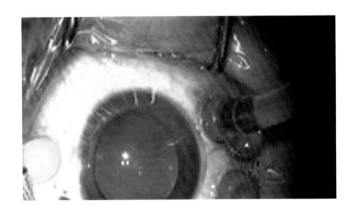

图 7-3(3) 对患者行诊断性玻璃体切割

【诊断】 眼弓蛔虫病

【预后】

随访 1 年半,右眼视力 0.8、眼压 12mmHg。

眼底相提示病灶位于鼻上方 [图 7-3(4)]。

【提示】

(1) 眼弓蛔虫病的炎症可以得到很好控制。

(2) 眼内液检测弓蛔虫抗体可以帮助确诊。

图 7-3(4) 眼底相拼图 鼻上方可见黄白色病灶,可见局限性网膜纤维条索牵拉

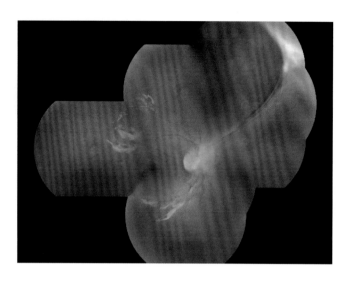

案例 7-4　眼弓蛔虫病前葡萄膜炎

【主诉及相关病史】

主诉:患儿女性,5 岁,家长发现其左眼反复红 5 个月。

既往史:当地诊断为"左眼前葡萄膜炎",给予泼尼松 20mg qd(每日一次)口服。

个人史:无猫狗接触史,农村生活。

【眼科检查】

	右眼	左眼
视力	1.0	0.8
眼压 / mmHg	18	19
结膜	—	—
角膜	透明	透明
KP	—	—
房水闪辉	—	±
前房	—	下方 6 点周边房角白色肉芽肿位于角膜后
虹膜、瞳孔、晶状体	—	—
玻璃体	—	—

1. 眼前节相 [图 7-4(1)]

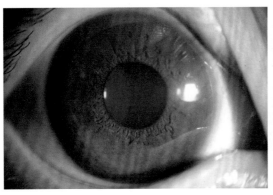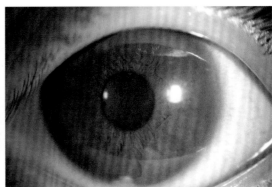

图 7-4(1)　患儿眼前节相检查
双眼角膜透明,左眼下方 6 点周边房角白色肉芽肿位于角膜后

2. 眼底相 [图 7-4(2)]

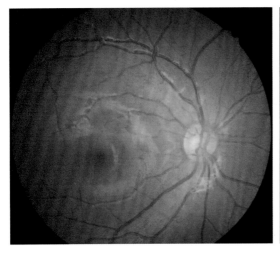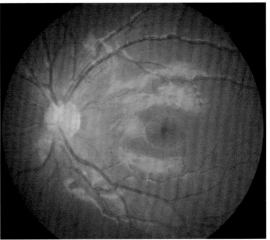

图 7-4(2)　眼底相未见异常

【眼内液检测】

左眼房水

房水弓蛔虫 IgG 9.68U/L

房水总 IgG 154.65ug/mL

血清弓蛔虫 IgG 9.43U/L

血清总 IgG 16 282.5ug/mL

Goldmann-Witmer 系数 108.08

房水基因芯片检测（－）

【诊断】 左眼弓蛔虫病，仅累及前段。

【分析】

（1）眼弓蛔虫病主要累及眼后段，但该病例仅累及眼前段，引起前段炎症。

（2）眼内液检测在该病例中的作用为辅助确诊，因为仅凭临床表现无法肯定患儿眼内炎症的原因。确定是弓蛔虫病之后，可以知道该病的预后，是可以治愈的葡萄膜炎，并且无需全身使用糖皮质激素。

案例 7-5 细菌性眼内炎 -1

【主诉及相关病史】

主诉：患者男性，7 岁，上呼吸道感染、发热后右眼红、疼、畏光，视物不清 5 天，渐加重。

既往史：平素体健；发热 1 天，体温 39.7 度，2 天后右眼红、疼、畏光，5 天后就诊我院。

【眼科检查】 就诊时检查如下：

	右眼	左眼
视力	HM（手动）眼前	1.0
眼压 /mmHg	37	18
结膜	睫状充血	—
角膜	清	清
KP	尘状	
前房	积脓	—
晶状体	表面纤维素渗出膜	—

1. 眼前节相 [图 7-5(1)]

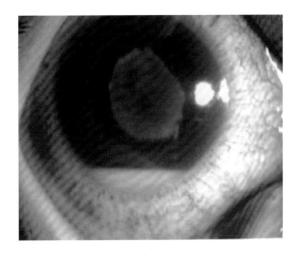

图 7-5(1) 眼前节相示右眼前房积脓,剧烈炎症反应,前部玻璃体浑浊

2. 眼底相 +B 超 [图 7-5(2)]

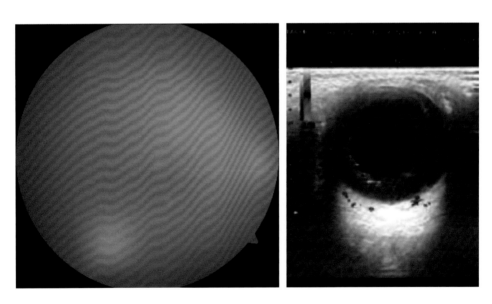

图 7-5(2) 眼底相(左)及 B 超(右)示右眼玻璃体浑浊明显

【眼内液检测】

房水基因芯片检测:酿脓链球菌(+)[图 7-5(3)]。

【诊断】 右眼内源性细菌性眼内炎。

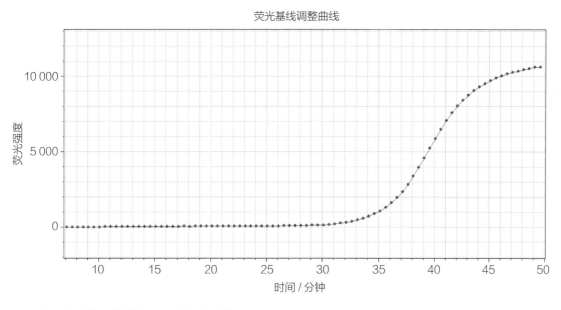

荧光基线调整曲线

图 7-5(3)　房水基因芯片检测出酿脓链球菌峰值

【治疗及预后】

玻璃体腔注射万古霉素 1mg×2 次(间隔 4 天)。

视力逐渐恢复,1 个月后恢复至 1.5。

眼部体征恢复 [图 7-5(4)]。

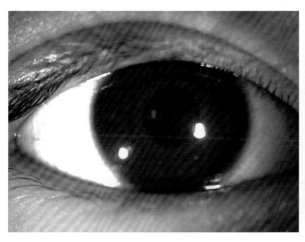 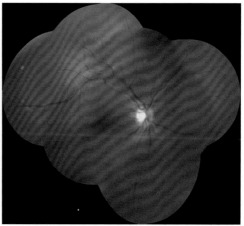

图 7-5(4)　眼前节相(左)及眼底相(右)检查提示眼前节及玻璃体腔炎症完全吸收

【提示】

（1）眼内炎可以通过基因芯片检测寻找病原。

（2）细菌性眼内炎可以通过及时的抗生素治疗获得很好的效果。

案例 7-6　细菌性眼内炎 -2

【主诉及相关病史】

主诉：患者女性，66 岁、左眼眼红、眼痛、视物模糊 2 天。

既往史：10 天前左眼白内障超声乳化吸除 + 人工晶状体植入术，平素体健。

【眼科检查】

眼别	右眼	左眼
视力	1.2	HM/33cm
眼压 /mmHg	15	13
角膜	—	尘状 KP，狄氏膜皱褶
前房	—	房水闪辉 +++，浮游细胞 >50/ 视野，下方少许积脓
虹膜	—	—
瞳孔	—	—
晶状体	NC1	IOL
玻璃体	—	轻度浑浊
视网膜	—	窥不清

1. 眼前节相 [图 7-6(1)]

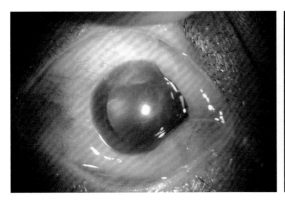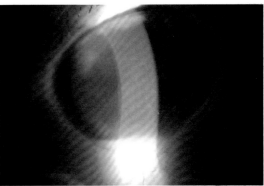

图 7-6(1)　左眼前节相示前房积脓

2. B 超 [图 7-6(2)]

眼内液检测

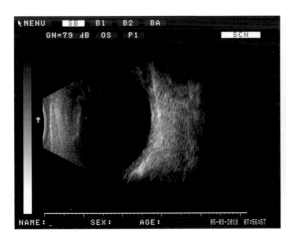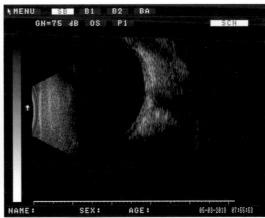

图 7-6(2)　左眼 B 超示玻璃体浑浊不明显

【眼内液检测】

左眼房水：

(1) 基因芯片检测(-)（包括大肠杆菌、铜绿假单胞菌、金黄色葡萄球菌、肺炎克雷伯氏菌、酿脓链球菌、表皮葡萄球菌、鲍曼不动杆菌、屎肠球菌、粪肠球菌、痤疮丙酸杆菌、白色念珠菌、烟曲霉菌、弓形虫、梅毒螺旋体、伯氏疏螺旋体、巨细胞病毒、EB 病毒、水痘带状疱疹病毒、单纯疱疹病毒Ⅰ型、单纯疱疹病毒Ⅱ型）。

(2) IL6：186.8pg/mL。

(3) G 实验：<10pg/mL。

(4) LPS（脂多糖）：>2.5（正常值 <0.053，0.053 ≤灰区≤0.109，阳性 >0.109）。

左眼房水培养结果：5 天后，检验科细菌培养回报：嗜麦芽窄食单胞菌 [图 7-6 (3)]。

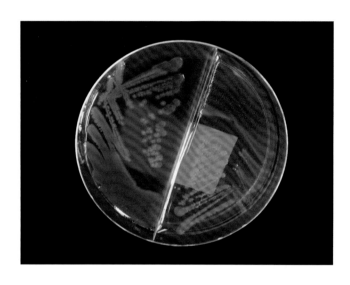

图 7-6(3)　眼内液细菌培养回报：嗜麦芽窄食单胞菌

【诊断】　左眼细菌性眼内炎

【治疗】

(1) 前房盥洗，玻璃体腔注射头孢他啶 2mg。

(2) 左氧氟沙星滴眼液 q0.5h，醋酸泼尼松龙滴眼液 qid（每日三次）。

(3) 头孢呋辛钠静脉滴注 750mg bid。

【预后】

7 天后，左眼视力恢复至 0.5，矫正视力 1.0，眼压 15mmHg，眼内活动性炎症不明显。

左眼前节相 [图 7-6 (4)]。

图 7-6（4） 左眼前节相可见炎症完全吸收

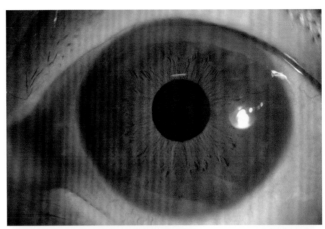

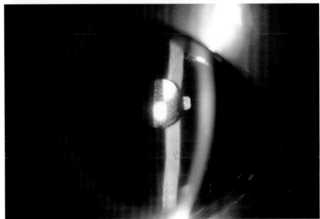

【分析】

（1）脂多糖（lipopolysaccharides，LPS）是革兰氏阴性细菌细胞壁中的一种成分，脂多糖对宿主是有毒性的。脂多糖只有当细菌死亡溶解或用人工方法破坏菌细胞后才释放出来，所以叫内毒素。

（2）本例患者尽管细菌培养在发生眼内炎后才报告，但因为房水 LPS 强阳性，所以临床医生可以迅速判断是革兰氏阴性菌引起的眼内炎，及时选用对革兰氏阴性菌敏感的头孢他啶进行眼内注射。

案例 7-7　巨细胞病毒性视网膜炎

【主诉及相关病史】

主诉:患者女性,45 岁、左眼前黑影飘动 1 周。

既往史:白血病(M2)骨髓移植术后半年

术后血清巨细胞病毒核酸反复阳性,曾输液或口服更昔洛韦,目前口服阿昔洛韦 0.4g 每日两次。

【眼科检查】　就诊时检查如下:

眼别	右眼	左眼
视力	1.0	1.0
眼压 /mmHg	10	17
角膜	—	灰白 Kp
前房	—	—
虹膜	—	—
瞳孔	—	—
晶状体	—	—
玻璃体	—	轻度浑浊
视网膜	—	鼻上方周边白色环形病变

1. 眼前节相 [图 7-7(1)]

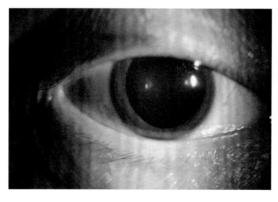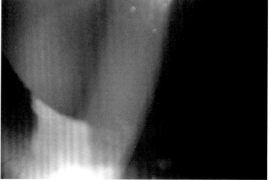

图 7-7(1)　眼前节相示左眼前段炎症反应轻微

2. 眼底相 [图 7-7(2)]

图 7-7(2) 眼底相拼图示左眼玻璃体轻度浑浊,鼻上方白色环形病变

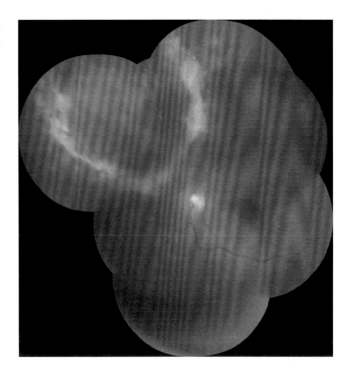

【眼内液检测】

房水:巨细胞病毒核酸 CMV $4.68×10^4$ 拷贝 /mL,VZV-DNA(−),IL8 76.1pg/mL

【诊断】 左眼巨细胞病毒性视网膜炎

【治疗效果】

玻璃体腔注射更昔洛韦 3mg,每周一次,共 5 次。

每次注射时监测房水巨细胞病毒核酸载量及 IL-8 滴度。

活动性病变消退。

眼底病变明显减轻 [图 7-7(3)],视力保持 1.0,眼压 10mmHg。

【提示】

(1) 巨细胞病毒性视网膜炎治疗预后好。

(2) 玻璃体腔注射更昔洛韦安全性高。

(3) 眼内液检测巨细胞病毒核酸有助于确诊。

(4) 监测巨细胞病毒核酸及 IL-8 水平有助于判断治疗是否有效。

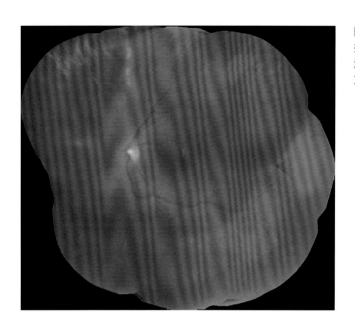

图 7-7(3) 眼底相拼图示左眼玻璃体混浊完全吸收,鼻上方病灶明显减轻

案例 7-8 眼内淋巴瘤

【主诉及相关病史】

主诉:患者女性,61 岁,双眼视物模糊数月,逐渐加重。

既往史:"风湿"病史十余年(当地诊断),具体不详。

【眼科检查】 就诊时检查如下:

眼别	右眼	左眼
视力	CF/10cm	0.3
眼压 /mmHg	13	36
结膜	—	—
角膜	清	清
KP	—	—
房水闪辉	—	—
虹膜,瞳孔,晶状体	晶状体 NC2	晶状体 NC2
玻璃体	明显浑浊	轻度浑浊

1. 眼前节相 [图 7-8(1)]

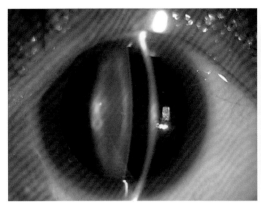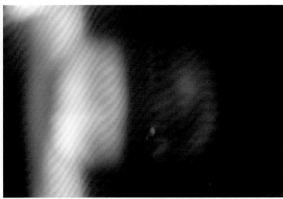

图 7-8(1) 眼前节相示眼前段炎症反应(-),前部玻璃体浑浊

2. OCT[图 7-8(2)]

图 7-8(2) OCT 示
双眼黄斑水肿(-),
右眼:脉络膜层弥漫
小突起;左眼(-)

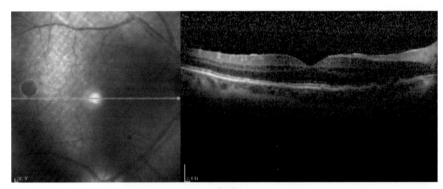

右眼

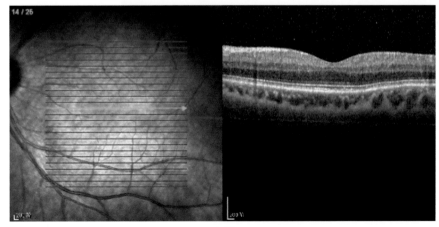

左眼

3. 眼底相 [图 7-8(3)]

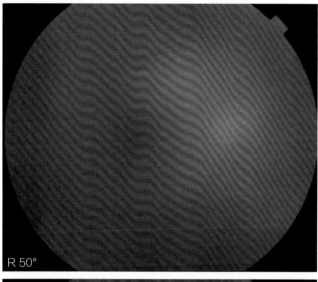

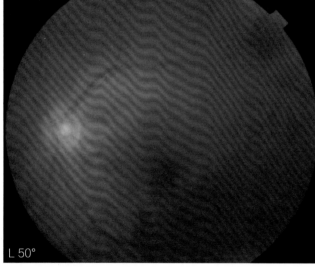

图 7-8(3) 眼底相示右眼玻璃体浑浊明显,左眼玻璃体轻度浑浊

4. 视野(外院资料)[图7-8(4)]

图7-8(4)　右眼视力差视野损害参考意义不大,左眼颞下方视野缺损

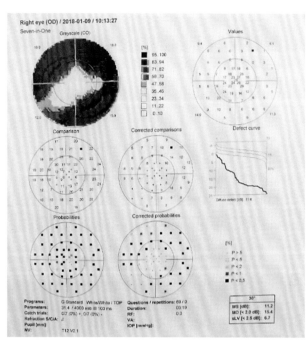

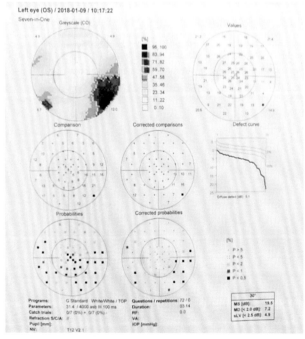

【眼内液检测】

（1）右眼房水：

病毒核酸检测均阴性：CMV（－），EB（－），HSV（－），VZV（－）。

细胞因子组合（IL10/IL6>1）：VEGF 47.1pg/mL，TGF 51.5pg/mL，IL6 55.1pg/mL，IL10 287.1pg/mL，VCAM 1 856.6pg/mL，IL8 47.0pg/mL。

（2）左眼房水：

细胞因子组合（IL10/IL6>1）：VEGF 55.1pg/mL，TGF 17pg/mL，IL6 26.6pg/mL，IL10 79.5pg/mL，VCAM 282.5pg/mL，IL8 21.9pg/mL。

【诊断】 双眼原发性眼内淋巴瘤

【进一步检查及治疗】

进一步检查头颅 MRI [图 7-8(5)]：脑白质内多发病灶。

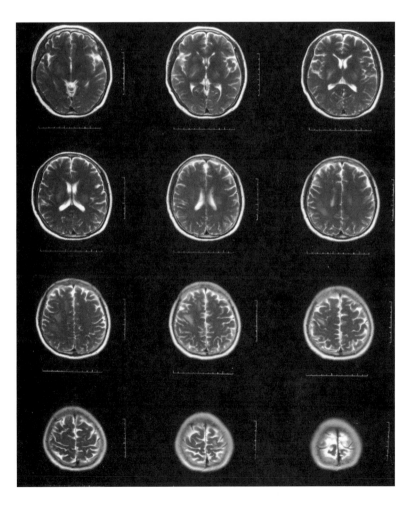

图 7-8(5) 头颅 MRI
示脑白质内多发病灶

双眼玻璃体腔注射甲氨蝶呤 400μg。

建议肿瘤科就诊,考虑化疗。

【预后】

注药两月后:右眼视力由 CF/10cm 提升至 0.6,左眼视力由 0.3 提升至 0.8。

双眼玻璃体浑浊消失。

右眼房水细胞因子:IL6 26.8pg/mL,IL10 0.9pg/mL。

左眼房水细胞因子:IL6 17.2pg/mL,IL10 3.0pg/mL。

【提示】

(1) 中老年人玻璃体炎性浑浊需警惕眼内淋巴瘤可能。

(2) OCT 检查脉络膜层小突起可以进一步提示病变位于脉络膜层(淋巴瘤所在部位)。

(3) IL10/IL6 是否大于 1 可以帮助临床判断是否眼内 B 细胞来源淋巴瘤(弥漫大 B)。

案例 7-9 内源性真菌性眼内炎

【主诉及相关病史】

主诉:患者男性,62 岁,左眼视物不清 5 天。

外院怀疑急性视网膜坏死,给予醋酸泼尼松龙滴眼液、更昔洛韦眼用凝胶点眼,口服泛昔洛韦 0.25g 每日三次。

既往史:近期发现餐后血糖 18mmol/L,尚未进行血糖的规范控制。

【眼科检查】 就诊时检查如下:

眼别	右眼	左眼
视力	0.6	0.15
眼压 /mmHg	19	13
角膜	—	尘状 KP
前房	—	浮游细胞(++),Tyndall(++)
晶状体	NC2	NC2,表面色素沉着
玻璃体	—	浑浊
视网膜脉络膜	—	视盘颞下方局限白色病灶,视网膜下,边界模糊

1. 眼前节相［图 7-9(1)］

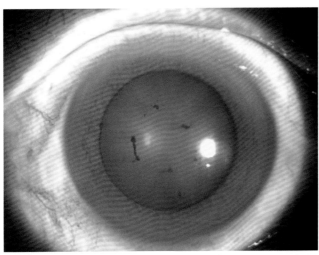

图 7-9(1) 眼前节相示左眼眼前段活动性炎症反应明显，前部玻璃体浑浊

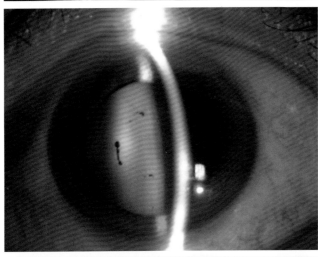

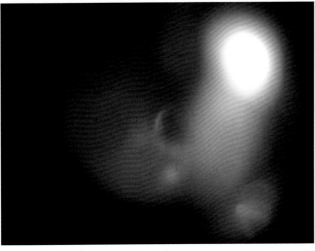

2. 眼底相 +OCT[图 7-9(2)]

图 7-9(2)　黄斑水肿(−),视盘颞下方可见白色病灶

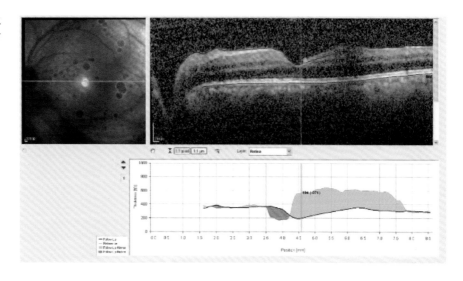

【眼内液检测】　抽左眼房水检测:

房水基因芯片检测:白念珠菌阳性

房水 PCR:HSV(−),VZV(−)

房水细胞因子

	VEGF	TGF	IL6	IL10	VCAM
单位(pg/mL)	35 501.1	338.1	20 688.2	36.7	50 282.1
参考范围	0~40.0	<1.0	1.0~50.0	0~5.0	200~1 000

【诊断】　左眼内源性真菌性眼内炎

【治疗】

静脉输液伏立康唑 150mg 静脉点滴 Q12h(每 12 小时一次)×7 天;

玻璃体腔注射伏立康唑 100μg q4d(每 4 小时一次)×2 次;

玻璃体切割;

口服氟康唑 0.15 qd×3 周;

内分泌科会诊,给予降糖药、降脂药、抗凝药治疗。

【预后】

眼底活动性病变逐渐消退 [图 7-9（3）]。

7 个月后行白内障手术治疗，术后复查，视力 0.8。

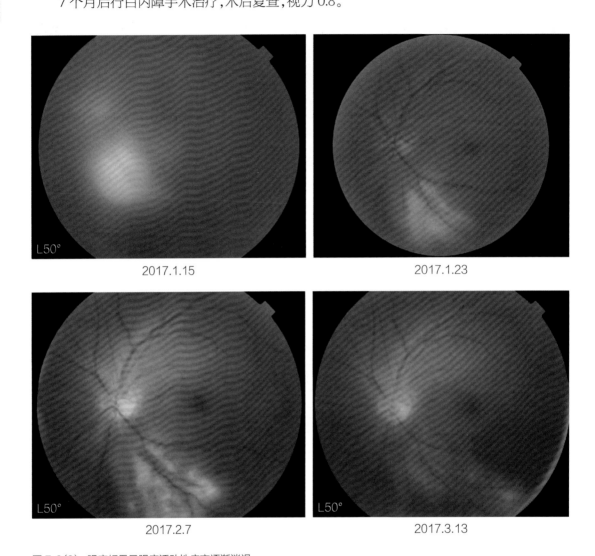

图 7-9（3） 眼底相显示眼底活动性病变逐渐消退

【提示】

（1）眼内液检测基因芯片检测有助于早期确诊真菌性眼内炎。

（2）糖尿病血糖控制欠佳患者免疫力低下，是内源性眼内炎发生的高危人群。

（3）真菌性眼内炎治疗棘手，需结合全身 + 局部抗真菌药物以及玻璃体切割手术。

案例 7-10　外源性真菌性眼内炎

【主诉及相关病史】

主诉:患者女性,51 岁,右眼白内障术后 2 个月开始视物模糊,逐渐加重,伴畏光眼红。

既往史:6 个月前行右眼白内障手术,否认药物过敏史。

【眼科检查】

视力数指 / 眼前,眼压 13mmHg,右眼睫状充血,下方积脓,角膜清,尘状 KP(+)、Tyn(+)、浮游细胞 >50 个 / 视野,IOL 表面蛋白附着,玻璃体明显浑浊。

1. 前节相 [图 7-10(1)]

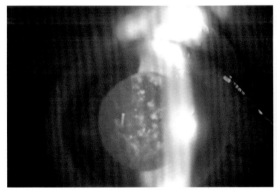

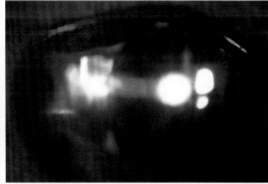

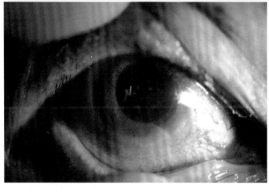

图 7-10(1)　前节相示右眼睫状充血,下方积脓,角膜后可见尘状 KP(+)、Tyn(+)、浮游细胞 >50 个 / 视野,IOL 表面蛋白附着

2. 眼底相 [图 7-10(2)]

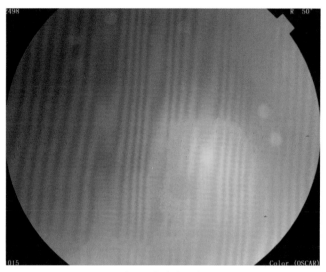

右眼:玻璃体浑浊

图 7-10(2) 眼底相
示右眼玻璃体明显
混浊

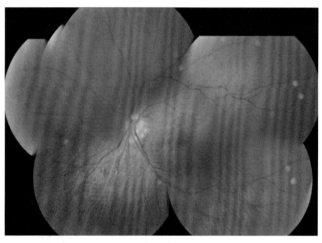

左眼:(-)

3. B 超(外院)[图 7-10(3)]

图 7-10(3) 外院 B
超示右眼玻璃体浑浊

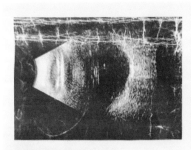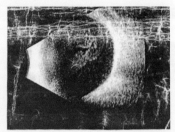

常规超声所见

眼　　轴：右眼约27.44mm
晶状体：居中 IOL回声
玻璃体：点状、带状、团状回声、活动度大
视网膜：球后壁回声未见异常
眶　　内：回声未见异常

超声提示：右眼人工晶状体眼；
　　　　　右眼玻璃体混浊（点团状）。

【眼内夜检测】 抽取房水检测：

右眼房水送检涂片 + 培养均(−)

IL6:3 345.6pg/mL(1.0~50.0)

[(1,3)-β-D- 葡聚糖检测] G 实验：701.3pg/mL(<100.5pg/mL 阴性、>151.5pg/mL 阳性)↑

曲霉菌半乳甘露聚糖检测 1.10(<0.5 阴性、>0.5 阳性)↑

【治疗过程】

静脉输液伏立康唑 100mg bid；

玻璃体腔注射伏立康唑 100ug；隔日玻璃体腔注射两性霉素 10ug，交替注射，共注射 10 次；

玻璃体切割，前房灌洗。

【预后】

2个月后右眼视力提高至 0.05，前房炎症及玻璃体浑浊完全消失 [图 7-10(4)]。

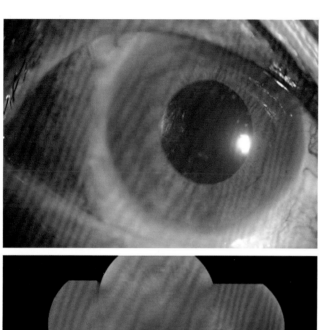

图 7-10(4) 前房炎症及玻璃体浑浊完全消失

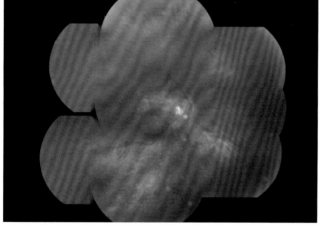

【提示】

（1）外源性真菌性眼内炎占内眼手术后眼内炎的比例约为 10%。

（2）丝状真菌（霉菌）在液体中的分子检测及培养阳性率低，和生长特点有关系（依附于有形物体生长），真菌破壁提核酸相对更难、真菌生长缓慢等等均有关系。

（3）G 实验（（1,3）-β-D- 葡聚糖检测）被用于侵袭性曲霉病、侵袭性念珠菌病以及耶氏肺孢子菌肺炎的检测。

（4）GM 实验检测的是半乳甘露聚糖，主要适于侵袭性曲霉菌感染的早期诊断。曲霉菌特有的细胞壁多糖成分是 β（1-5）呋喃半乳糖残基，菌丝生长时，半乳甘露聚糖从薄弱的菌丝顶端释放，是最早释放的抗原。GM 释放量与菌量成正比，可以反映感染程度。连续检测 GM 可作为治疗疗效的监测。

（5）该例患者房水及玻璃体液的各种常规微生物检查均阴性，G 实验和 GM 实验早期给临床医师提示曲霉菌眼内感染，早期确诊对及时的积极抗真菌治疗至关重要。

案例 7-11 青光眼睫状炎综合征

【主诉及相关病史】

主诉：患者男性，21 岁，左眼反复视物轻度模糊 4 年。

外院诊为左眼前葡萄膜炎，使用妥布霉素地塞米松滴眼液后好转。

既往史：既往体健。

【眼科检查】 就诊时检查如下：

眼别	右眼	左眼
视力	0.6	0.4
眼压 /mmHg	14	35
角膜	—	下方数个灰白脂状 Kp
前房	—	—
虹膜	—	—
瞳孔	—	—
晶状体	—	—
玻璃体	—	—
视网膜	—	—

眼前节相 [图 7-11]

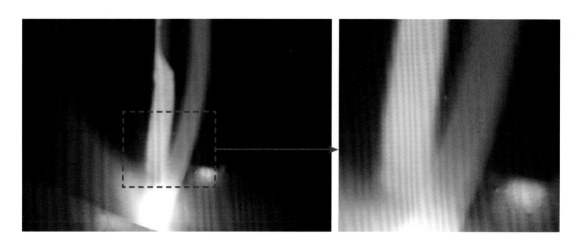

图 7-11　眼前节相示下方角膜可见数个脂状 KP

【眼内液检测】

左眼房水：

IL-8 171.9pg/mL

CMV 6.52×10^2/mL

CMV-IgG 11.5U/mL, HSV-IgG 0.11U/mL, VZV-IgG 1.61U/mL

EBV-IgG 0.13ng/mL, 风疹 IgG（-）

【诊断】　左眼青光眼睫状体炎综合征（CMV 前葡萄膜炎）

【治疗效果】

氟米龙滴眼液左眼 tid, 盐酸左布诺洛尔滴眼液左眼 bid, 布林佐胺滴眼液左眼 tid。

2 周后复查左眼 0.8, 眼压 13mmHg, 角膜 KP 消失。

【文献研究】

青睫综合征患者房水内多项炎症因子和炎症趋化因子（包括 CXCL8, 即 IL-8）升高[1],提示青睫综合征患者眼内活动性炎症程度（轻度）。

眼内巨细胞病毒核酸阳性且病程 5 年以上的患者更倾向于需要青光眼手术治疗（P=0.024, log-rank test）——评估青光眼睫状体炎综合征患者接受青光眼手术治疗的倾向性[2]。

眼内液 CMV 核酸阳性可以作为使用抗病毒药物的指征[3]。

【提示】

（1）越来越多的证据表明 CMV 参与了青光眼睫状体炎的发病机制。

（2）眼内液 CMV 核酸阳性,对于使用抗病毒药物是一项证据。

（3）眼内液 CMV 核酸阳性的患者未来接受青光眼手术的可能性增加。

（4）眼内液炎症因子的检测对于评估眼内炎症活动的程度有一定定量的提示作用。

【个人体会】 眼内液 CMV 抗体的检测也有一定意义,尤其是 CMV 核酸阴性(非眼压升高时,CMV 核酸检测常阴性)。

案例 7-12　Fuchs 葡萄膜炎综合征

【主诉及相关病史】

主诉:患者女性,16 岁,右眼视物模糊 3 个月。

既往史:反复口腔溃疡发作 >3 次 /y,不伴阴部溃疡和皮肤红斑改变。

外院诊为白塞病,给予沙利度胺 25mg qn(每晚一次),右眼球旁注射甲泼尼龙 40mg,醋酸泼尼松龙滴眼液频点。

【眼科检查】

眼别	右眼	左眼
视力	0.2	0.8
眼压 /mmHg	24	19
角膜	Kp 星形	—
前房	+,前房激光闪辉测定仪数值 14.8,浮游细胞 +	−,前房激光闪辉测定仪数值 5
虹膜	—	—
瞳孔	—	—
晶状体	后囊下明显浑浊	—
玻璃体	—	—
视网膜	—	—

1. 眼前节相 [图7-12(1),图7-12(2)]

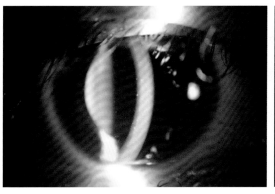 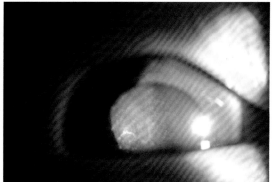

图7-12(1) 眼前节相示角码星形Kp,晶状体后囊下浑浊

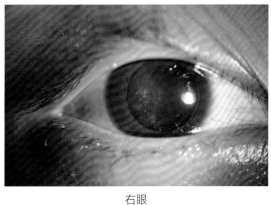 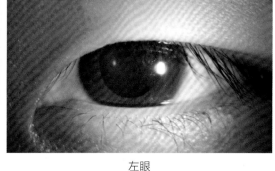

右眼　　　　　　　　　　　　　　　　左眼

图7-12(2) 眼前节相示双眼虹膜色泽对比,未见明显差别

2. 角膜内皮(外院检查) [图7-12(3)]

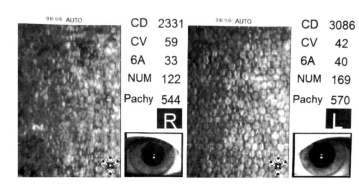

图7-12(3) 右眼角膜内皮计数下降

3. UBM（外院检查）[图 7-12（4）]

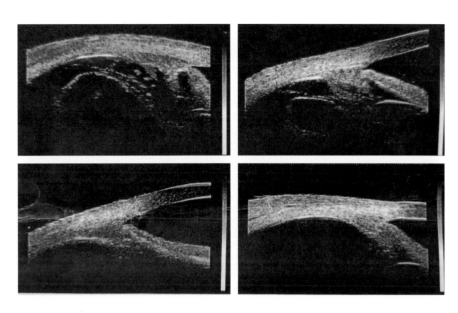

图 7-12（4） UBM 示房角开放

4. B 超（外院检查）[图 7-12（5）]

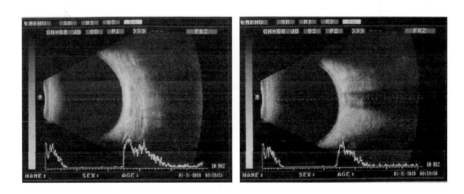

图 7-12（5） B 超未见严重玻璃体浑浊

5. FFA(外院检查)[图 7-12(6)]

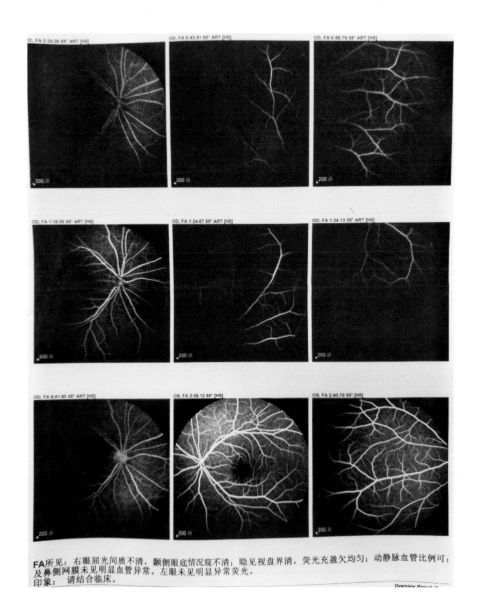

FA所见：右眼屈光间质不清，颞侧眼底情况窥不清；隐见视盘界清，荧光充盈欠均匀；动静脉血管比例可；及鼻侧网膜未见明显血管异常。左眼未见明显异常荧光。

印象： 请结合临床。

图 7-12(6)　FFA 未见明显异常荧光

【血清学检测】

外院检查：

梅毒抗体(−)

HBsAg(−)

丙肝抗体(−)

HIV 抗体(−)

T-Spot(结核分枝杆菌 T 细胞斑点实验)(−)

ESR(血沉)13.0mm/h(0~20mm/h)

CRP(C 反应蛋白)71.0mg/L(0~10mg/L)↑

【眼内液检测】

右眼房水:CMV-DNA(−)

风疹病毒 IgG(+),CMV IgG 3.13U/mL(<9U/mL),HSV-IgG 0.04U/mL(<9U/mL),VZV IgG 0.1U/mL(<16U/mL),EBV-IgG 0.17ng/mL(<7.5ng/mL)

VEGF 6.2pg/mL(0~40pg/mL),TGF<1pg/mL(<1pg/mL),IL6 113.9pg/mL(1~50pg/mL),IL10 13.1pg/mL(0~5pg/mL)↑,VCAM 2 573.5pg/mL(200~1 000pg/mL)↑,IL8 173.9pg/mL(0~20pg/mL)↑

【HLA-B 检测】

血液检测:HLA-B15 阳性

【诊断】

右眼 Fuchs 葡萄膜炎综合征(风疹病毒相关性葡萄膜炎)

【分析】

(1)该患者尽管自述有反复口腔溃疡,并且 CRP 升高,但眼部表现及其他辅助检查完全不支持白塞病诊断(肉芽肿性前葡萄膜炎,星形 KP,眼内液风疹病毒抗体阳性)。

(2)此外,白塞病患者 HLA-B51 阳性报道比例高,有一定参考检测价值(大样本研究结果显示:4 800 例白塞病患者与 16 289 例对照,*HLA-B5/B51* 阳性率分别为 55.0%~63.5% 和 16.8%~21.7%)[4]。

【提示】

(1)当临床症状、体征以及辅助检查不典型,疾病诊断有疑义时,眼内液病毒检测有助于 Fuchs 葡萄膜炎综合征判断;

(2)房水/玻璃体液检测指标:

(3)首选检测风疹病毒 IgG;

(4)次选检测风疹病毒 RNA、CMV-DNA、CMV-IgG、HSV-IgG、VZV-IgG;

(5)参考检测基孔肯亚病毒 RNA、弓形虫 IgG 的 Goldmann-Witmer 系数、弓形虫 DNA、IL-6。

案例 7-13　视网膜色素变性

【主诉及相关病史】

患者女,17 岁,双眼视物不清半年,逐渐加重。

既往史:体健,双眼近视,约 −0.5DS。

【查体】

眼别	右眼	左眼
视力	0.15　矫正不提高	0.15　矫正不提高
眼压 /mmHg	12	14
结膜	—	—
角膜	清	清
KP	—	—
房水闪辉	—	—
虹膜,瞳孔,晶状体	—	—

1. FFA(外院检查)[图 7-13(1)]

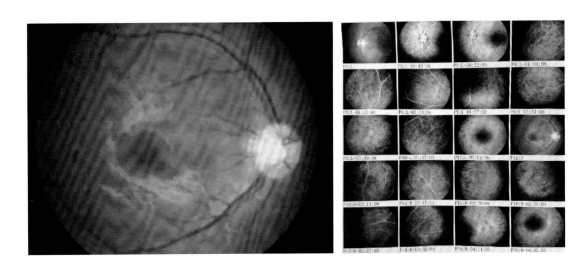

图 7-13(1)　外院 FFA 可见眼底局灶性脉络膜色素脱失

2. OCT（外院检查）[图 7-13（2）]

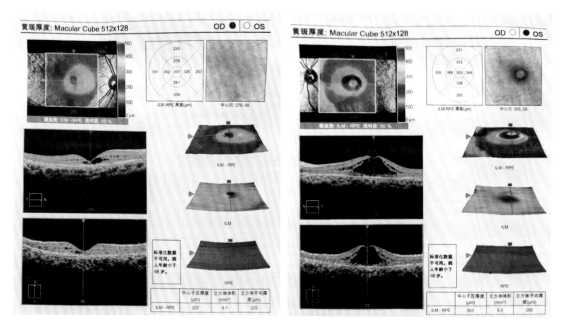

图 7-13（2） 外院 OCT 示双眼黄斑区椭圆体带断裂，可见液性暗区与囊腔改变

【眼内液检测】 右眼前房穿刺取房水检测

细胞因子	右眼房水 / pg·mL^{-1}	参考范围 /pg·mL^{-1}
VEGF	<1.0	0~40
TGF	<1.0	<1.0
IL-6	1. 0	1~50
IL-10	<1.0	0~5
VCAM	154.3	200~1 000
IL-8	<1.0	0~20

3.【ERG】[图 7-13（3）]

波形平坦

b 波下降

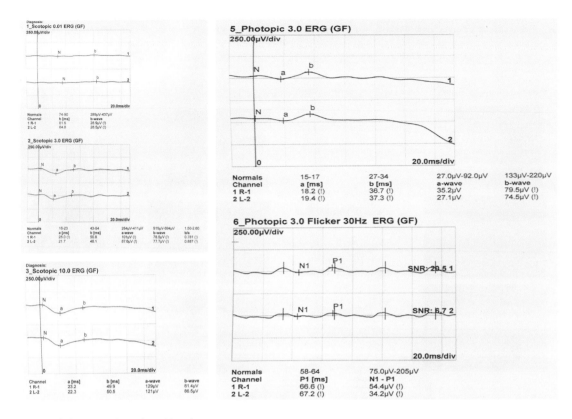

图 7-13(3) ERG 波形平坦,b 波下降

【追问病史】 夜盲症状

【基因检测】 [图 7-13(4)]

【诊断】 视网膜色素变性 44 型

【治疗及效果】 口服醋甲唑胺 1 周,黄斑水肿无变化,等待基因治疗。

【提示】

(1) 该病患者初来就诊时最显著的体征为双眼黄斑水肿,临床医生常常习惯的做法是玻璃体腔注射抗 VEGF 药物或曲安奈德试验性治疗,对于该患者显然是不合适的。

(2) 该患者眼内液检测各项细胞因子的滴度值都很低,这提示眼内分泌细胞因子的组织处于萎缩状态(RPE 细胞主要分泌 VEGF),这也进一步提示临床没有必要去使用抗炎药物和抗 VEGF 药物,因为眼内炎症因子滴度和 VEGF 滴度本来就低。

(3) 基因检测可以帮助确诊视网膜色素变性,为优生优育提供指导。

受检者位点详细信息					
基因	转录版本 Exon 编号	突变信息	测序深度	Hom/Hex	正常人群携带率
RGR	ENST00000359452 exon7	c.877C>T chr10-86018384 p.Arg293*	104/99 (0.49)	hex	0

解汝（HY17092323）,chr10:86018384 存在 c.877C>T 的杂合突变

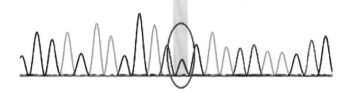

GG AGAAGGACTG AACCAAGTG

图 7-13(4)　基因检测 提 示 RGR 基 因 c.877C>T

案例 7-14　外源性真菌性眼内炎

【主诉及相关病史】

主诉:患者女性,58 岁,右眼视物模糊 2 个月。

既往史:体健,4 个月前行双眼白内障手术,否认药物过敏史

【眼科检查】　视力数指 /20cm,眼压 18mmHg,右眼结膜充血,角膜清,灰白 KP(+)、Tyn(+)、浮游细胞 5 个 / 视野,玻璃体白色混浊,以前部为主 [图 7-14(1)]。

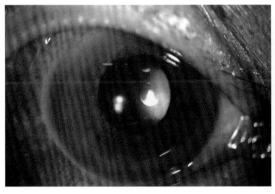
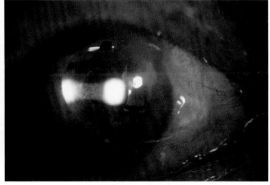

图 7-14(1)　右眼结膜充血,角膜清,灰白 KP(+)、Tyn(+)、浮游细胞 5 个 / 视野,玻璃体白色混浊,以前部为主

【眼内液检测】

右眼房水：

房水基因芯片检测（－），涂片、培养（－）

细胞因子检测：

VEGF<1pg/mL（正常 0~40pg/mL）

TGF 56pg/mL（正常 <1pg/mL）↑

IL6 1 745.7pg/mL（正常 1~50pg/mL）↑

IL10 14.2pg/mL（正常 0~5pg/mL）

VCAM 11 316.3pg/mL（正常 200~1 000pg/mL）↑

IL8 4 676.8pg/mL（正常 0~20pg/mL）↑

【治疗过程】

结膜下 TA 注射，口服沙利度胺，环孢素，甲氨蝶呤。视力提高［图 7-14（2）］，眼前段炎症减轻［图 7-14（3）］。

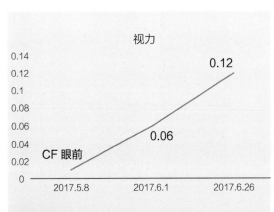

图 7-14（2） 患者视力提高

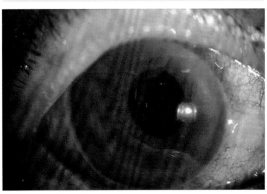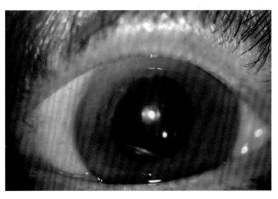

图 7-14（3） 眼前段炎症减轻

但 3 个月后视力急剧下降至光感 [图 7-14(4) A];明显混合性结膜充血;前房可见大量纤维素性渗出,大量浮游细胞 [图 7-14(4) B]。

虹膜可见多发白色肉芽肿 [图 7-14(5) A]。行 IOL 取出,玻璃体切割术中可见虹膜背面白色改变 [图 7-14(5) B]。

上方虹膜部分切除送检 [图 7-14(6)]

【眼内液检测】

房水 / 玻璃体液涂片(−)

房水 / 玻璃体液微生物培养(−)

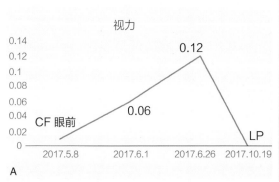
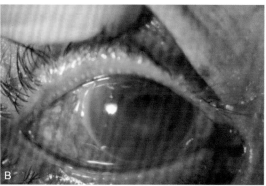

图 7-14(4) A. 患者视力急剧下降 B. 结膜混合性充血明显,前房可见大量纤维素性渗出,大量浮游细胞

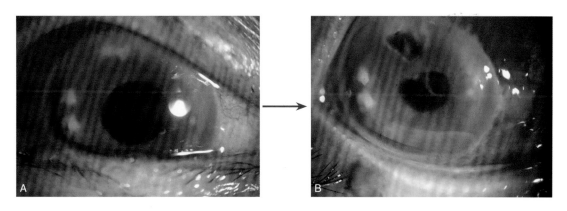

图 7-14(5) A. 虹膜可见多发白色肉芽肿 B. IOL 表面可见大量白色渗出物

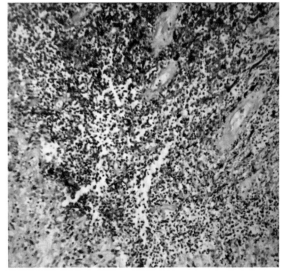 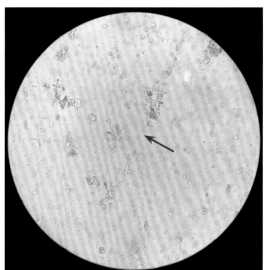

虹膜纤维间质内可见大量淋巴细胞、
中性粒细胞浸润,脓肿形成

丝状真菌

图 7-14(6) 虹膜组织检测结果

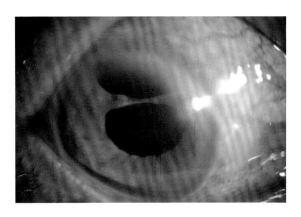

图 7-14(7) 虹膜白
色结节消失,眼内炎
症反应消失

G 实验阳性（来自两个不同厂家的试剂盒）

| | | | （参考范围：
<100.5 阴性、
>151.5 阳性） | | （参考范围：
<70 阴性、
>95 阳性） | |
| | **G 实验** | | **试剂盒 1** | | **试剂盒 2** | |
序号	姓名	检测值 pg/mL	检测结果	检测值 pg/mL	检测结果
2		859	+	128.06	+

玻璃体腔多次注射两性霉素 B、伏立康唑、氟康唑,静脉输液氟康唑 10 天,虹膜白色结节消失,眼内安静 [图 7-14（7）]。

【提示】

（1）外源性真菌性眼内炎占内眼手术后眼内炎的比例约为 10%。

（2）丝状真菌（霉菌）在液体中的分子检测及培养阳性率低,和生长特点有关系（依附于有形物体生长）、真菌破壁提核酸相对更难、真菌生长缓慢等等均有关系。

（3）G 实验 [（1,3）-β-D- 葡聚糖检测] 被用于侵袭性曲霉病、侵袭性念珠菌病以及耶氏肺孢子菌肺炎的检测,之前未有用于眼内液检测的报道,但我们的检测结果支持该项检查用于真菌性眼内炎的辅助诊断（见该页幻灯后的幻灯结果展示）。

该例患者房水及玻璃体液的各种常规微生物检查均阴性,是诱导首诊错误的主要原因,如一开始就进行 G 实验,可能避免走弯路。

案例 7-15　眼结核病

【主诉及相关病史】

主诉:患者男性,49 岁,左眼视物模糊 7 月,视物不见 7 天。

既往史:银屑病 3 年,外院诊断为左眼葡萄膜炎,反复给予曲安奈德球后注射,曾好转,但反复发作。

【就诊前外院检查资料】

1. 发病初期　我院就诊 7 个月前 FFA[图 7-15(1)]

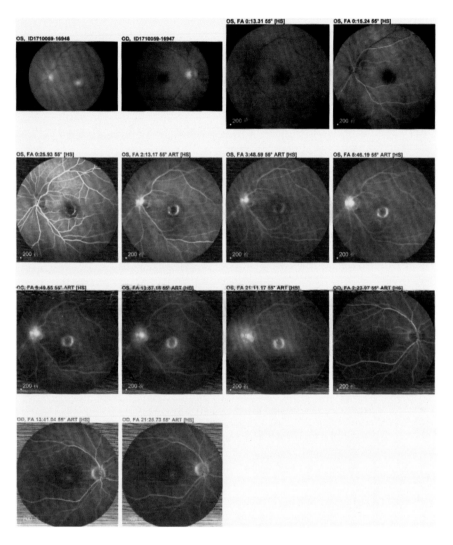

图 7-15(1)　FFA 提示双眼视盘强荧光, 左眼为重, 晚期左眼视盘及后极部染料积存

2. 我院就诊 2 个月前 OCT[图 7-15（2）]

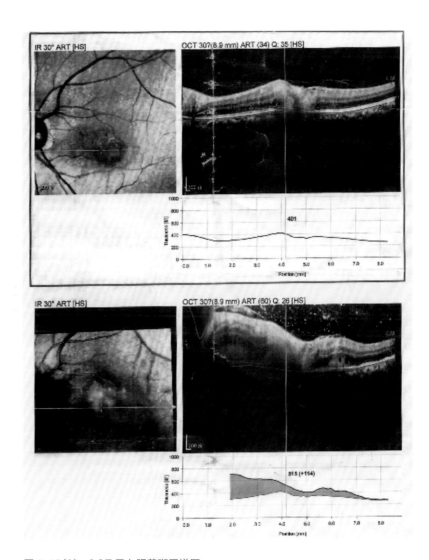

图 7-15（2） OCT 示左眼黄斑区增厚

3. 我院就诊前 1 个月 B 超 [图 7-15(3)]

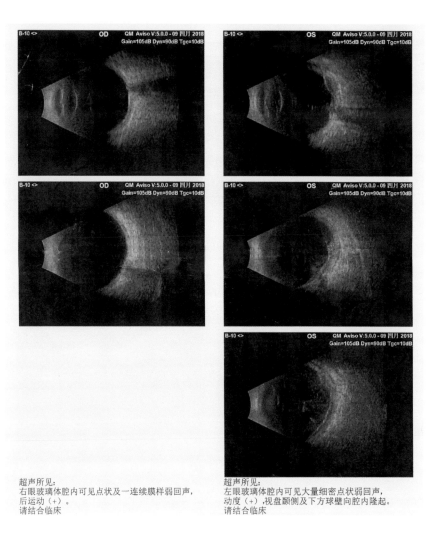

超声所见:
右眼玻璃体腔内可见点状及一连续膜样弱回声,
后运动（+）。
请结合临床

超声所见:
左眼玻璃体腔内可见大量细密点状弱回声,
动度（+）,视盘颞侧及下方球壁向腔内隆起。
请结合临床

图 7-15(3)　1 个月前 B 超示左眼玻璃体明显混浊

4. 我院就诊前 1 个月眼底相 [图 7-15(4)]

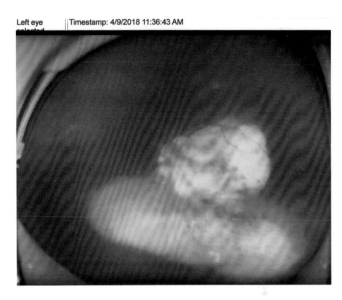

图 7-15(4) 左眼眼底相可见后极部大片黄白色病灶伴视网膜点片状出血

【眼科检查】 患者就诊时情况如下

眼别	右眼	左眼
视力	1.5	NLP（无光感）
眼压 /mmHg	15	12
角膜	—	脂状 Kp
前房	—	房水闪辉(+++),浮游细胞 >50/ 视野
虹膜	—	—
瞳孔	—	—
晶状体	NC2	NC2
玻璃体	—	大量浮游细胞,浑浊明显
视网膜	—	视网膜大片白色改变

1. 前节相 [图 7-15(5)]

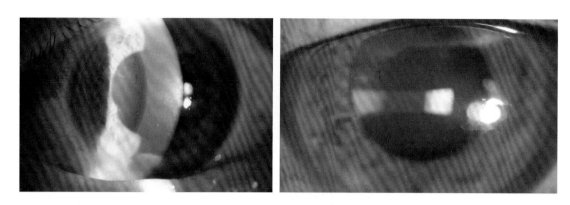

图 7-15(5)　左眼前节相可见角膜后脂状 Kp, 房闪 +++, 浮游细胞 >50/ 视野

2. 眼底相 [图 7-15(6)]

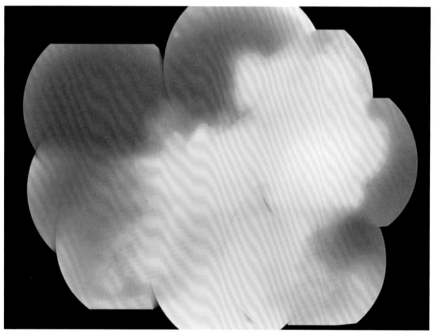

左眼

图 7-15(6)　左眼眼底相可见玻璃体明显混浊, 大片网膜白色病变

3. FFA+ICGA[图7-15(7)]

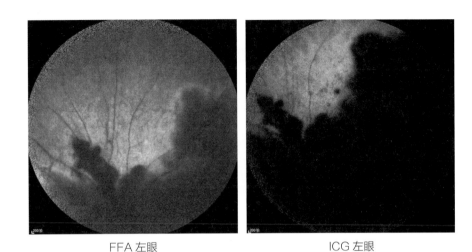

FFA 左眼　　　　　　　　　　　ICG 左眼

图 7-15(7)　FFA+ICGA 未见明显荧光渗漏,ICG 可见局灶性荧光缺失

【眼内液检测】

左眼玻璃体液

结核分枝杆菌核酸 PCR 9.42×10^5/mL

细菌 rDNA 扩增阳性

【诊断】　左眼结核性葡萄膜炎

【治疗】　利福平 300mg qd,异烟肼 300mg qd,乙胺丁醇 250mg tid,吡嗪酰胺 250mg tid,泼尼松 30mg qd。

【提示】

(1) 结核性葡萄膜炎早期表现可以不典型,当病变的发展与一般感觉中的"葡萄膜炎"表现不同时,需要考虑结核的可能性。

(2) 仅当眼内存有大量浮游细胞时,检测眼内液结核分枝杆菌核酸才有意义,因为结核的免疫属于细胞免疫。

案例 7-16　病毒性角膜内皮炎

【主诉及相关病史】

主诉:患者男性,62 岁,左眼红痛视物模糊 40 天,曾 2 年内反复发作 2 次。

既往史:左耳听力下降 6 年。

无其他全身病史。

【眼科检查】

眼别	右眼	左眼
视力	0.6	0.01
眼压 /mmHg	16	Tn(指测正常)
角膜	—	—
前房	房水闪辉 –,浮游细胞 –	房水闪辉 +,浮游细胞 –
虹膜	—	—
瞳孔	—	—
晶状体	NC2	NC2
玻璃体	—	不入
视网膜	—	不入

1. 眼前节相 [图 7-16(1)、图 7-16(2)]

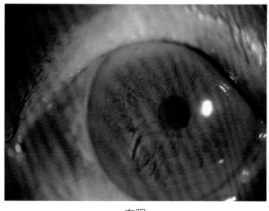
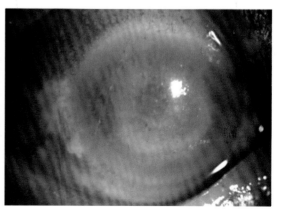

右眼　　　　　　　　　　　　左眼

图 7-16(1)　左眼睫状充血,角膜盘状水肿,后弹力层皱褶

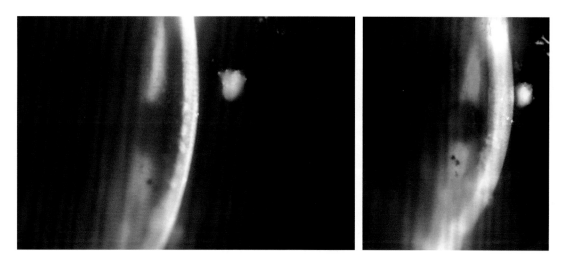

图 7-16(2)　左眼角膜 Kp 弥漫分布

2. UBM [图 7-16(3)]

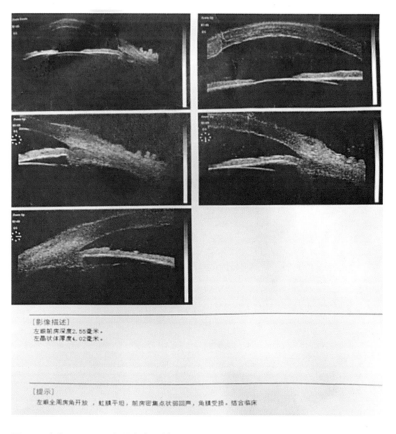

图 7-16(3)　UBM 示左眼房角开放

3. B 超 [图 7-16(4)]

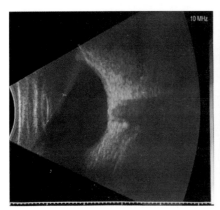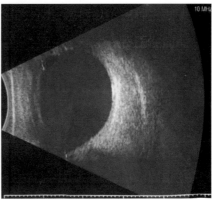

图 7-16(4) B 超示双眼视网膜在位,无明显玻璃体混浊

【眼内液检测】

房水 HSV 核酸阳性,具体如下

序号	病毒核酸	测量值 / 拷贝·mL^{-1}	正常范围 / 拷贝·mL^{-1}
1	CMV	0	$<1 \times 10^3$
2	HSV	5 530	$<1 \times 10^3$
3	VZV	0	$<5 \times 10^2$
4	EBV	0	$<5 \times 10^2$

房水 HSV 抗体强阳性,具体如下

序号	病毒核酸	测量值	正常范围
1	CMV-IgG /U·mL^{-1}	23.04	<9
2	HSV-IgG/U·mL^{-1}	335.13	<9
3	VZV-IgG/U·mL^{-1}	12.53	<16
4	EBV-IgG/ng·mL^{-1}	5.03	<7.5
5	风疹 -IgG/IU·mL^{-1}	1.02	<10

房水炎症因子滴度显著升高:IL-8 3 804.9pg/mL(正常 0~20.0pg/mL)

【诊断】 左眼病毒性角膜内皮炎(HSV 引起)

【文献回顾】

(1) Cheng 等报道了 1 例 HSV 感染可导致感觉性神经性聋患者伴角膜内皮炎,而局部及全身应用阿昔洛韦所取得的明显疗效更进一步支持了 HSV 在角膜内皮炎病因学中的作用[5]。

(2) 角膜内皮炎是原发于角膜内皮的炎症导致角膜功能障碍。临床上常以角膜水肿、角膜后沉着物和轻度前房反应为特点[6]。

(3) 角膜内皮炎的诊断缺乏特异性指标[6]。

(4) 目前,其诊断主要依据病史、临床表现和眼部体征、实验室检查。患者视力有显著下降,伴有角膜刺激症状。大多数患眼角膜有深基质水肿,内皮混浊,有时伴有上皮小泡,角膜后有羊脂状或色素样沉着物,大多数房水反应轻,部分病例眼压增高,瞳孔大小正常,无虹膜粘连。临床上常需与青光眼睫状体炎综合征、前葡萄膜炎、基质性角膜炎、虹膜睫状体炎、内眼手术引起的内皮损伤等疾病相鉴别[6-9]。房水的实验室检测对于判断角膜内皮炎的原因以及指导后续治疗非常重要。

(5) 本病例为盘状角膜内皮炎:

盘状角膜内皮炎是最常见的角膜内皮炎类型,以往称为盘状角膜基质炎。盘状角膜内皮炎得名于角膜中央或周边部境界清晰的盘状基质水肿。大量的 Kp 仅分布于水肿区域所对应的角膜内皮上,但由于水肿通常较为严重,有时无法直接观察到 Kp。经治疗角膜水肿减轻后,可见内皮面有灰白色中等大小 Kp,此类角膜内皮炎常伴有轻、中度虹膜炎,偶见眼压升高。其病因可能与 HSV 及 VZV 感染有关,因其常发生于这两种病毒感染引起的角膜上皮炎流行过后。此类型中角膜内皮细胞的减少不明显[6,10]。

(6) 房水检测:

对于角膜内皮炎的诊断,房水病毒学检测的意义被肯定。

以巨细胞病毒角膜内皮炎的诊断标准为例[11],需要在房水中查出 CMV-DNA 阳性,并且 HSV-DNA 和 VZV-DNA 阴性。

从循证医学的角度看,房水病毒阳性,是给予后续抗病毒治疗的循证证据。

Box 1 Diagnostic criteria of cytomegalovirus corneal endotheliitis (established by the Japan Corneal Endotheliitis Study Group which was authorised by the Japanese Ministry of Health, Labour and Welfare)

- I. Viral examination by PCR of aqueous humour Positive for CMV DNA, but negative for HSV DNA and VZV DNA
- II. Clinical manifestations

    i. Corneal endotheliitis with coin-shaped lesion or linear KPs similar to the rejection line.

    ii. Corneal endotheliitis with localised corneal oedema with KPs associated with two of the following signs:

    recurrent/chronic anterior uveitis

    ocular hypertension/secondary glaucoma

    corneal endothelial cell loss.

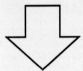

Typical CMV endotheliitis: I and II-i

Atypical CMV endotheliitis: I and II-ii

CMV, cytomegalovirus; HSV, herpes simplex virus; KP, keratic precipitate; PCR, polymerase chain reaction; VZV, varicella-zoster virus.

案例 7-17　梅毒性葡萄膜炎

【主诉及相关病史】

主诉:患者男性,65 岁,双眼视物模糊半年,逐渐加重。

既往史:外院怀疑急性视网膜坏死,给予抗病毒药物及糖皮质激素全身、局部应用。目前口服泼尼松 60mg 每日一次。

【眼科检查】　入院时查体如下

眼别	右眼	左眼
视力	0.1	CF/20cm
眼压 /mmHg	10	11
角膜	尘状 KP	尘状 KP
前房	房水闪辉 +,浮游细胞 5/ 视野	房水闪辉 +,浮游细胞 5/ 视野
虹膜	—	—
瞳孔	—	—
晶状体	NC2	NC2
玻璃体	明显混浊,近视网膜处绒球样	明显混浊,近视网膜处绒球样
视网膜	周边黄白色出血、渗出灶	周边黄白色出血、渗出灶

1. 眼底相(外院检查) [图 7-17(1)]

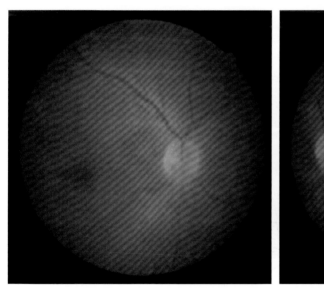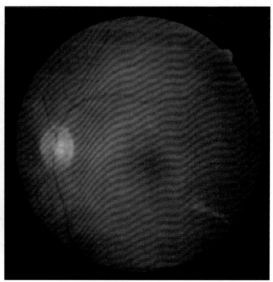

图 7-17(1) 眼底相双眼后极部未见明显异常

2. FFA（外院检查）[图 7-17（2）]

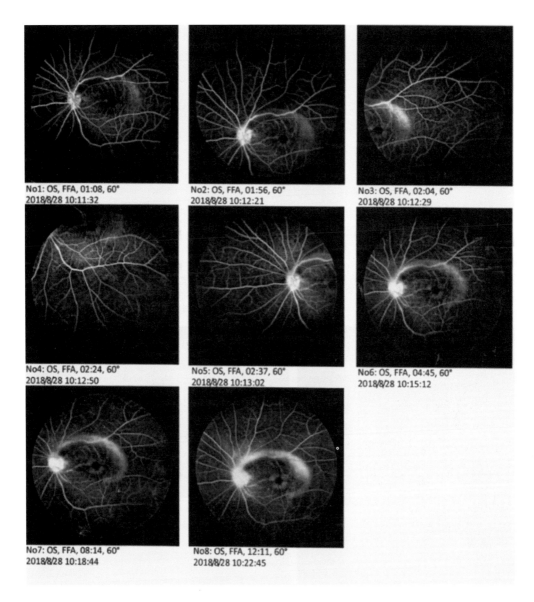

No1: OS, FFA, 01:08, 60°
2018/8/28 10:11:32

No2: OS, FFA, 01:56, 60°
2018/8/28 10:12:21

No3: OS, FFA, 02:04, 60°
2018/8/28 10:12:29

No4: OS, FFA, 02:24, 60°
2018/8/28 10:12:50

No5: OS, FFA, 02:37, 60°
2018/8/28 10:13:02

No6: OS, FFA, 04:45, 60°
2018/8/28 10:15:12

No7: OS, FFA, 08:14, 60°
2018/8/28 10:18:44

No8: OS, FFA, 12:11, 60°
2018/8/28 10:22:45

图 7-17（2） FFA 提示双眼后极部沿血管弓湖泊样染料积存

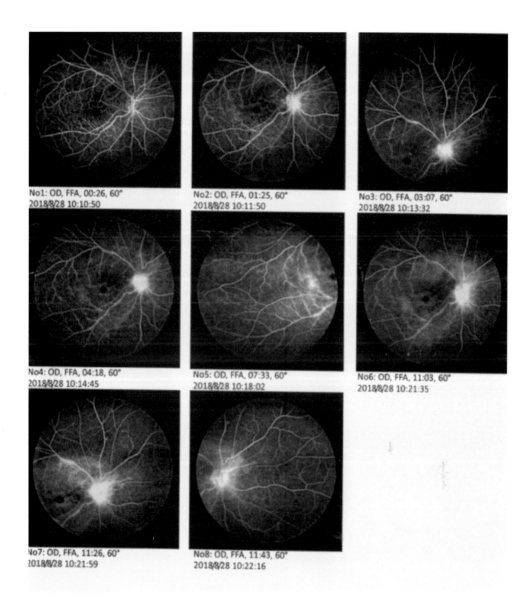

No1: OD, FFA, 00:26, 60°
2018/8/28 10:10:50

No2: OD, FFA, 01:25, 60°
2018/8/28 10:11:50

No3: OD, FFA, 03:07, 60°
2018/8/28 10:13:32

No4: OD, FFA, 04:18, 60°
2018/8/28 10:14:45

No5: OD, FFA, 07:33, 60°
2018/8/28 10:18:02

No6: OD, FFA, 11:03, 60°
2018/8/28 10:21:35

No7: OD, FFA, 11:26, 60°
2018/8/28 10:21:59

No8: OD, FFA, 11:43, 60°
2018/8/28 10:22:16

图 7-17(2)（续）

3. B 超（外院检查）[图 7-17（3）]

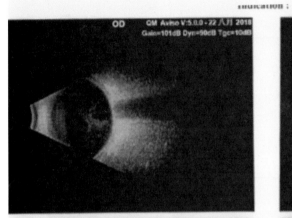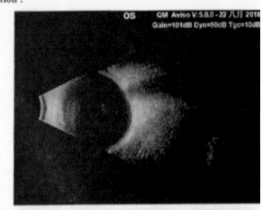
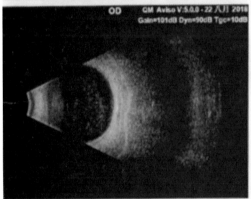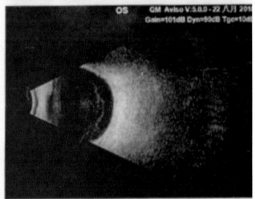

超声描述：
双眼：玻璃体腔有稍多絮状及弱点状混浊
（右眼较左眼多），眼球后壁及眶内未查
及明显异常改变。

超声印象：
双眼：玻璃体混浊

图 7-17（3） B 超示双眼玻璃体轻度混浊

4. OCT（外院检查）[图 7-17（4）]

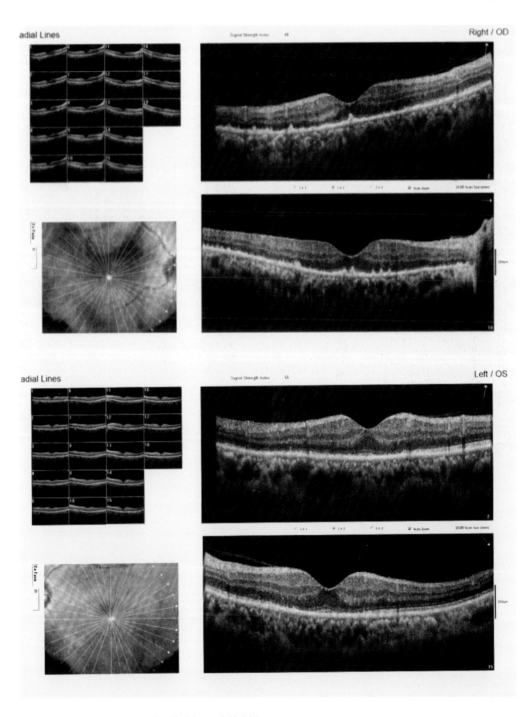

图 7-17（4） OCT 示多处色素上皮隆起，形态较尖锐

5. VEP（外院检查）[图 7-17（5）]

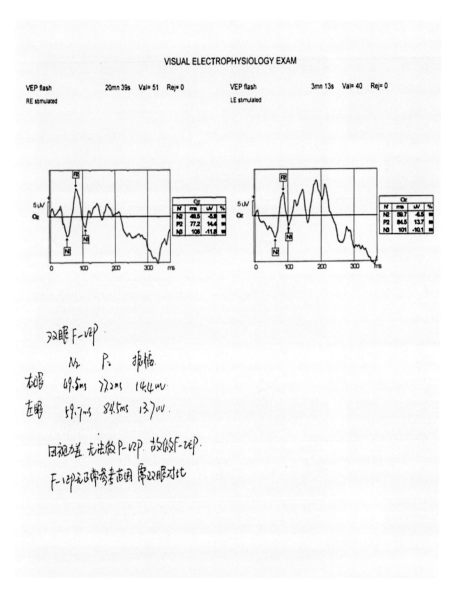

图 7-17（5） VEP 患者双眼视力较差，参考意义不大，双眼对比差异不大

6. 血液检查（外院检查）

血常规、生化结果大致正常

血弓形虫、风疹病毒、巨细胞病毒、单纯疱疹病毒 IgM 抗体均为阴性

血沉轻度加快 21mm/h↑

血清自身抗体检测均为阴性。

7. 眼前节相［图 7-17（6）］

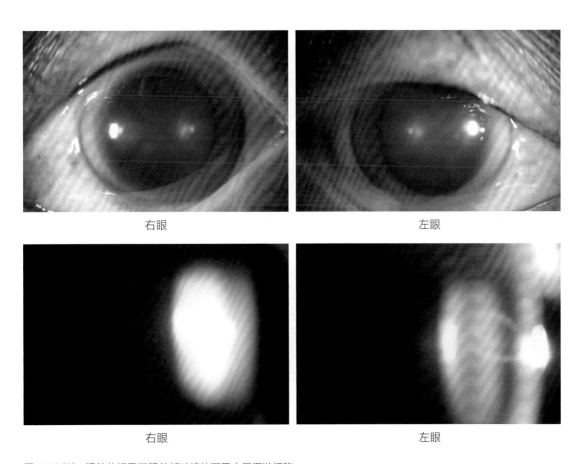

右眼　　　　　　　　　　　　左眼

右眼　　　　　　　　　　　　左眼

图 7-17（6）　眼前节相示双眼前部玻璃体可见少量浮游细胞

8. 眼底相 [图 7-17 (7)]

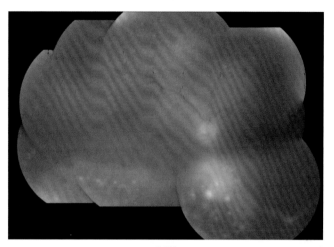

图 7-17 (7) 眼底相示双眼玻璃体混浊，视网膜血管白鞘伴网膜出血

右眼

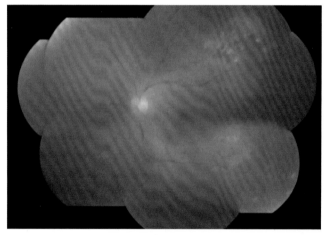

左眼

【眼内液检测】 右眼房水检测

序号	病毒核酸	测量值 / 拷贝·mL^{-1}	正常范围 / 拷贝·mL^{-1}
1	VZV	0	$<1 \times 10^3$
2	HSV	0	$<1 \times 10^3$

左眼房水、血清检测梅毒螺旋体抗体的 Goldmann-Witmer 系数

	梅毒螺旋体 IgG(S/C.O.)	总 IgG(ng/mL)	正常范围
房水	17.68	312.0	<1
血清	17.67	18 750.0	<1
Goldmann-Witmer 系数 60.13			<4

血清学实验室检查

梅毒甲苯胺红不加热血清试验(TRUST)阳性　滴度 1∶128

梅毒螺旋体抗体凝集试验(TPPA)阳性

【诊断】

双眼梅毒性葡萄膜炎

双眼梅毒性后部鳞状脉络膜视网膜炎

【治疗】

青霉素 600 万 U 静脉滴注 q12h(每 12h 一次);

口服泼尼松每 3 天减量 5mg qd;

8 天后视力恢复至右眼 0.3,左眼 0.1;双眼前段炎症消失。

【分析】

1. 该例患者在外院进行了许多化验检查,包括自身抗体等,但没有得到正确的诊断。主要原因在于接诊医生对于梅毒性葡萄膜炎的认识不足,没有想到这个疾病。梅毒性葡萄膜炎具有很强的迷惑性,可以模拟很多疾病的临床表现。

2. 这个患者使我考虑梅毒性葡萄膜炎可能的线索有以下几点:

(1) 病程:视物模糊半年,如果是急性视网膜坏死或者其他细菌、真菌所致眼内炎,则眼部情况和视力会比现在差。

(2) 症状:患者尽管视力下降,但是眼红眼痛畏光等却并不明显,可见眼内炎症并不是很剧烈。

(3) 体征:双眼受累,以玻璃体混浊、视网膜出血、渗出为主要特征,既有玻璃体炎,又有视网膜组织的受累,所以还是要考虑全身因素导致的眼部病变。

(4) 辅助检查:荧光造影上显示双眼后极部强荧光,局部视网膜血管荧光渗漏,晚期视盘强荧光,提示视网膜血管炎,符合梅毒性后部鳞状脉络膜视网膜炎的改变特点。

（5）化验：自身免疫类的化验基本正常；缺乏感染性化验的指标。

3. 一般葡萄膜炎的大概诊断逻辑是要在排除感染性因素的基础上，才考虑自身免疫性的，所以这个患者如果梅毒、结核都阴性，我才会继续全身免疫抑制治疗。所以得先除外梅毒和结核这两种常见的感染性葡萄膜炎。

4. 一般有典型的临床表现加血清学阳性结果，就可以考虑梅毒性葡萄膜炎，给予全身驱梅治疗。眼内液检测梅毒螺旋体抗体以及梅毒螺旋体抗体的 Goldmann-witmer 系数，是为了进一步除外患者眼内感染不是由梅毒引起，而且凑巧一个梅毒患者眼内出现其他因素导致眼内炎症的这种可能性。这种情况在免疫力低下的患者，例如艾滋病、器官移植术后，是存在的。

病例分析

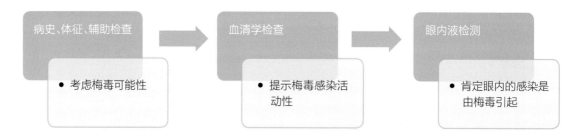

案例 7-18　莱姆病

（致谢：本病例由西安市第四医院眼科马为梅医生提供）

【主诉及相关病史】

主诉：患者女性，57 岁，3 个月前无明显诱因出现左眼视力下降，伴眼前黑影遮挡感、眼磨、眼干等不适，无头痛，恶心等不适，就诊于外院，诊断为"左眼葡萄膜炎"，给予"泼尼松滴眼液，普拉洛芬滴眼液，复方托吡卡胺滴眼液滴右眼"治疗。

既往史：3 年前夏天，出现四肢皮肤红斑，红斑偏平，伴瘙痒，未行特殊治疗，自行消退。

2 年前"双膝关节滑膜炎"病史，双膝关节腔积液，未行特殊治疗。

1 年前"双眼视网膜血管炎"

个人史：患者无近期进入森林史。

【眼科检查】　入院时查体如下

	右眼	左眼
视力	远:0.8	远:0.4
眼压 /mmHg	14	13
角膜	清	清
前房	不浅,KP(−),Tyn(−)	不浅,KP(−),Tyn(−)
虹膜	虹膜纹理清楚	虹膜纹理清楚
瞳孔	圆,直径约 2.5mm,直径对光反射灵敏,间接对光反射灵敏	圆,直径约 2.5mm,直径对光反射灵敏,间接对光反射灵敏
晶状体	透明	透明
玻璃体	尘状、絮状浑浊	颗粒状、絮状浑浊
视网膜	未见明显出血及渗出	模糊窥不清

免疫学检查(外院)

抗 O+ 类风湿 +ANA 谱(2016.6.15,西安市第四医院)

抗 SSA/Ro60KD:阳性

抗 SSB 抗体:阳性

免疫三项 + 免疫五项(2016.6.16,西京医院)

补体 3(C3):46.90↓(正常 79.0~152.0mg/dl)

补体 4(C4):15.90↓(正常 16.0~38.0mg/dl)

ANA 核型:斑点型 1∶100 阳性

1. 眼前节相 [图 7-18(1)]

图 7-18(1)　眼前节相示左眼玻璃体颗粒状、絮状混浊

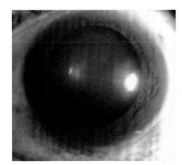
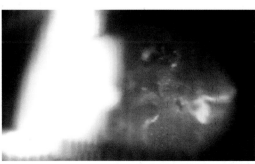

2. FFA [图 7-18(2)](外院)

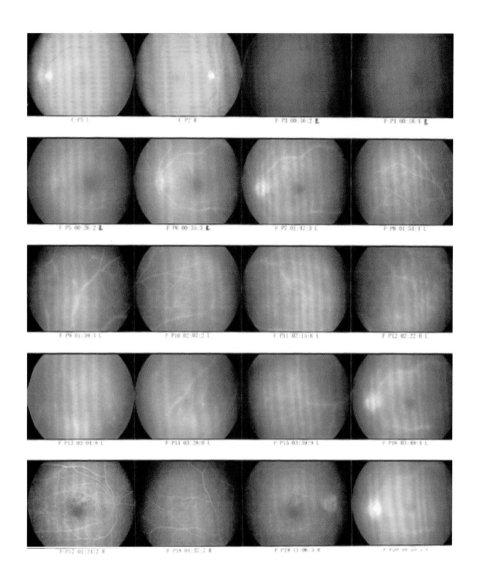

图 7-18(2)　FFA 示左眼视盘强荧光,血管壁荧光着染,晚期荧光渗漏增强

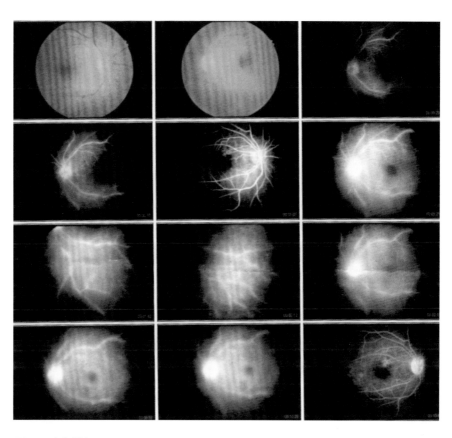

图 7-18(2)（续）

3. B 超 [图 7-18(3)]（外院）

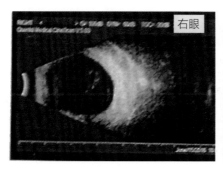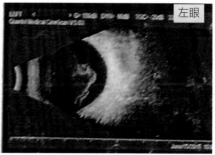

图 7-18(3)　B 超示双眼玻璃体混浊，左眼重

4. OCT [图 7-18（4）]（外院）

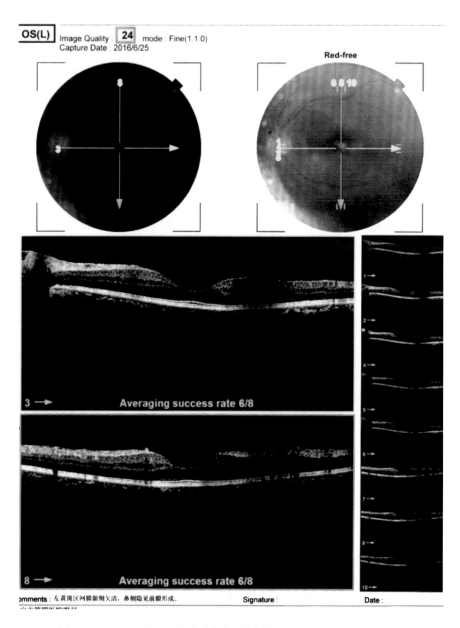

图 7-18（4） OCT 示视网膜内层层间点片状高反射病灶

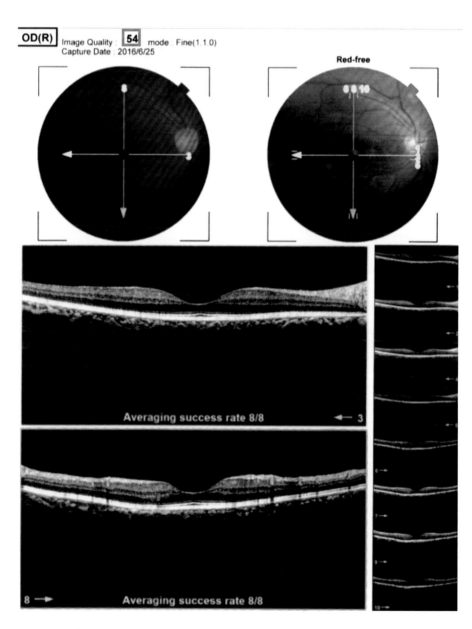

图 7-18(4)(续)

入院后行诊断性玻璃体切割,术中玻璃体液进行眼内液检测

基因芯片检测:伯氏疏螺旋体核酸阳性

IL-8　33.9pg/mL(1.0~20.0)

IL-6　90.6pg/mL(1.0~50.0)

IL-10　<1.0pg/mL(0~5.0)

【诊断】 双眼莱姆病葡萄膜炎

【治疗】

2016.6.17　曲安奈德注射液 20mg　左眼球后注射 1 次

2016.6.24~2016.6.30　阿奇霉素 500mg 1 次 / 日　静滴 6 日

2016.7.1~2016.7.14　四环素 0.5g 2 次 / 日　口服 14 日

2016.7.10~2016.7.17　克林霉素 0.3g 2 次 / 日　静滴 7 日

【预后】 2016.7.17 出院后一周查体如下

	右眼	左眼
视力	远:1.0	远:0.8
眼压	Tn	Tn
角膜	清	清
前房	不浅,KP(-),Tyn(-)	不浅,KP(-),Tyn(-)
虹膜	虹膜纹理清楚	虹膜纹理清楚
瞳孔	圆,直径约 2.5mm,直径对光反射灵敏,间接对光反射灵敏	圆,直径约 2.5mm,直径对光反射灵敏,间接对光反射灵敏
晶状体	透明	透明
玻璃体	尘状、絮状浑浊	颗粒状、絮状浑浊较前减轻
视网膜	视盘界清色可,血管走行可,视网膜平伏	可见视盘界清色可,血管走行可,沿血管可见白鞘,黄斑颞侧视网膜可见脱色素,黄斑中反不清,视网膜平伏

【分析】

1. 莱姆病呈全球性分布,在亚洲、欧洲、美洲、大洋洲、非洲等 70 多个国家都有该病发生。在我国也已有 30 个省(直辖市、自治区)确定存在莱姆病的自然疫源地,每年约有上万例的新发病例。

2. 目前血清学检测常用的方法有间接免疫荧光试验(IFA)、酶联免疫吸附试验

（ELISA）和免疫蛋白印迹试验（Western blot）等。

3. 随着聚合酶链反应（PCR）技术的日臻完善，越来越多的研究者依靠 PCR 技术对莱姆病的标本进行检测。

4. 本例患者在病史上存在关节炎，这点也是莱姆病患者常见的合并症。

5. 该患者主要表现为玻璃体炎、视网膜血管炎，这也是莱姆病所致葡萄膜炎的常见表现。

6. 该患者确诊主要依赖于 LAMP 法在眼内液中测出了伯氏疏螺旋体核酸，这种做法在文献中也有报道。

7. 一般来说，临床上主要的做法应该是通过症状、体征、病史、辅助检查等来有针对性地进行病原的检测，但有的时候，从临床表现上很难推测出病原信息，现代的分子生物学方法，例如基因芯片检测、高通量测序（下一代测序）就发挥作用了，因为可以同时进行许多病原微生物的检测。

• 参考文献 •

[1] Li J,Ang M,Cheung C M G, et al. Aqueous Cytokine Changes Associated with Posner-Schlossman Syndrome with and without Human Cytomegalovirus[J]. PLoS ONE,2012. 7(9):e44453.

[2] Su C C,Hu F R,Wang T H,et al. Clinical Outcomes in Cytomegalovirus-Positive Posner-Schlossman Syndrome Patients Treated With Topical Ganciclovir Therapy[J]. American Journal of Ophthalmology,2014. 158(5):1024-1031.

[3] Sobolewska B,Deuter C, Doycheva D,et al. Long-term oral therapy with valganciclovir in patients with Posner-Schlossman syndrome[J]. Graefe's Archive of Clinical & Experimental Ophthalmology,2014. 252(1):117-124.

[4] Mathilde de Menthon,Michael P Lavalley,Carla Maldini,et al. Hla-b51/b5 and the risk of behcet's disease:a systematic review and meta-analysis of case-control genetic association studies. Arthritis & Rheumatism, 2009.61(10),1287-1296.

[5] Cheng C K,Chang S W,Hu F R. Acyclovir Treatment for Linear Endotheliitis on Grafted Corneas[J]. Cornea,1995. 14 (3):311-315.

[6] 吴欣怡. 角膜内皮炎. 眼科 2012.21 (3):162-165.

[7] 王怡,孙洪臣. 角膜内皮炎的研究现状. 中国实用眼科杂志 2009.27(12): 1337-1338.

[8] 茹秀琴,张呈浦,玛力克. 单疱病毒性角膜内皮炎 17 例临床分析. 中国医药指南 2013. 11(35):67-68.

[9] Alan S,Ann A M,Thomas S, et al. Presumed Autoimmune Corneal Endotheliopathy[J]. American Journal of Ophthalmology,1982.94(5):690-691.

[10] Sutcliffe E,Baum J. Acute idiopathic corneal endotheliitis[J]. Ophthalmology,1984. 91(10):1161-1165.

[11] Koizumi N,Inatomi T,Suzuki T, et al. Clinical features and management of cytomegalovirus corneal endotheliitis: analysis of 106 cases from the Japan corneal endotheliitis study. Br J Ophthalmol. 2015.99(1):54-58.

第八章

进展与展望

我们生活的这个时代,是科技飞速发展的时代,新发现层出不穷,颠覆性理论和假说不断提出。

对于疾病的认识,由大体层面,向组织层面、亚细胞层面、细胞层面、分子层面不断深入。随着人类基因组计划(HGP)完成及二代测序技术兴起,生物信息学数据量得到了急剧扩增[1]。2011 年,美国国家科学院出版的 *Toward Precision Medicine: Building a Knowledge Network for Biomedical Research and a New Taxonomy of Disease* 提出,基因组学成果促进整合生物医学信息学和临床信息学,从而迈向精准医学(precision medicine)的时代[1]。2015 年 1 月美国总统奥巴马宣布启动精准医学计划,同年,Collins FS 和 Varmus H 在新英格兰医学杂志发表文章 *A new initiative on precision medicine*,此举可以视为医学新时代的序幕已经拉开,精准医疗和个性化医疗的号角愈吹愈响[2]。

在眼科以外的领域,精准医疗已经取得胜利:在呼吸科,EGFR 酪氨酸酶抑制剂(EGFR-TKI)掀起了肺癌精准治疗的新时代,第一代 EGFR-TKI 吉非替尼和埃罗替尼已作为临床 EGFR 突变的非小细胞肺癌(NSCLC)靶向特异性治疗药物,TKI 能有效提高晚期 EGFR 突变的 NSCLC 无进展生存期[1,3,4];在产科,以提取母体血浆中游离胎儿 DNA 进行基因测序(简称无创 DNA 检测)的技术,正逐渐应用于临床诊断胎儿非整倍体染色体异常,新技术具有所需样本量低、高通量、检出率高、对胎儿不会造成影响等优点,使得无创 DNA 检测成为新一代的测序宠儿,避免了 98%~98.9% 的孕妇不必要的有创性产前诊断操作[5,6],这项技术目前已在国内不同级别医院逐渐推广开展,成为常规手段[7,8];在消化科,通过定量检测粪便中波形蛋白(vimentin)基因的甲基化,可以早期提示结直肠癌,研究显示,这种方法的特异性为 100%,敏感性为 60%,很高的阳性预测价值(100%)[9];在风湿免疫科,通过检测巯基嘌呤甲基转移酶(TPMT)基因型与核苷酸焦磷酸酶(NDUT)基因型,预测使用硫唑嘌呤后发生白细胞降低的风险,已经被广泛采用[10,11],这种方法预测发生血液学毒副反应的 OR 值为 5.82($P<0.01$)[12]。

跟不上时代的脚步,就要被时代淘汰。

近年来,眼内液检测在国内眼科界逐渐兴起,这个手段并非新生事物,但一直没有得到应有的重视。很重要的原因在于:眼屈光介质透明,可以利用光学仪器进行直接观察,例如眼底镜检查,以及 OCT、荧光素眼底血管造影等影像学检查,获得疾病诊疗的信息。但随着循证医学和精准医学理念的不断深入,眼科临床医生逐渐意识到,仅凭影像学检查容易片面,在很多情况下,需要对病因和免疫状态进行分析,才能明确疾病诊断,对病变的程度进行精准把握,对治疗的预期效果有所把握。尤其是当下的医疗发展趋势,强调早期诊断、早期治疗,而等到眼部体征发展成为典型病变的时候,病变已经进入中晚期,治疗效果必定很差。以急性视网膜坏死为例,1994 年美国葡萄膜炎学会研究组和教育委员会制定的诊断标准:①周边视网膜出现 1 个或多个坏死病灶,病灶边界清楚;②未使用抗病毒药物时,病变发展迅速;③环形扩展;④闭塞性视网膜血管性病变,动脉受累;⑤前房内及玻璃体内的炎症反应;⑥视神经病变,巩膜炎(本条支持证据,但非诊断依据)[13]。按照这样的诊断标准,急性视网膜坏死的预后较差,继发视网膜脱离发生率高(66.12%)[14],而监测房水病毒载量,给予积极的眼内抗病毒药物注射治疗的情况下,预后明显改善,继发视网膜脱离发生率降为 16%[15]。此外,研究发现,房水病毒载量高于 5.0×10^{6}/mL 的情况下,急性视网膜坏死预后变差[16]。因此,2015 年,由 8 名葡萄膜炎专家和 1 名统计学专家组成的日本"ARN 研究组"于 2015 年提出了新的诊断标准[17],将实验室监测结果(通过 PCR 检测眼内液单纯疱疹病毒 / 水痘带状疱疹病毒核酸或者查单纯疱疹病毒 / 水痘带状疱疹病毒抗体的 Goldmann-Witmer 系数)正式纳入诊断标准。这样的诊断指南便于早期诊断,在体征还没有完全出现典型改变的时候就提示临床,预后无疑大大改善。

国际上,通过眼内液蛋白组学分析来进行个性化的精准治疗,已经显示出优势:滴度升高的 IL-23、IL-1RI 和 IL-17R 提示自身免疫性炎症,临床医师给予眼内注射缓释的糖皮质激素载体,取得良好的治疗效果[18]。个性化医学是一种新的范式,它将治疗方法从"通用治疗阶梯"转变为患者特定的治疗方法[19]。现阶段,根据蛋白组学进行个性化治疗,会比基因研究更有优势[20]。

在遗传性 CAPN-5 相关性葡萄膜炎的病例中[21,22],现有的治疗模式是效果不满意的。

例如,CAPN-5 相关性葡萄膜炎使用英夫利昔单抗(一种针对肿瘤坏死因子 α(TNFα)的单克隆抗体)治疗失败。在采用个性化玻璃体蛋白质组学策略的初步研究中,研究者发现患者玻璃体中没有 TNF-α,这解释了为什么针对 TNF-α 的治疗失败。相反,研究者发现 VEGF、IL-6 和 IL-12 水平升高,这是下一个合乎逻辑的治疗目标[23]。作为主要证据,研究者发现玻璃体内注射抗血管内皮生长因子药物可逆转CAPN-5 相关性葡萄膜炎的特征。这个例子指出了分析玻璃体蛋白以确定最佳治疗的潜在重要性,特别是避免针对缺乏的蛋白。葡萄膜炎的其他潜在生物标志物已被陆续鉴定出来[24-26]。

在穿刺本身而言,通过改进穿刺工具,也可以让原位取材更加安全和便利。例如,日本学者发明的 Neuroport® 系统允许通过毛刺孔进行更大的脑部肿瘤活检[27]。国外已有成熟商品化的前房穿刺针,对玻璃体取液的方法进行改进[28],国内也有不同学者进行前房穿刺针的设计,并申请专利保护:前房穿刺放液针(CN201420677114.5)、一次性负压前房穿刺针(CN201420512835.0)。

种种迹象表明,未来精准医疗的理念在眼科将会继续深入。眼内液检测,符合循证医学和精准医学理念,给临床的疾病诊疗带来新的手段。之所以兴起,并逐渐被大家重视的原因,主要在于眼科医生在临床工作中不满足于单一的经验主义和影像学基础的诊断手段,更多的希望收集到眼内的第一手病原学和免疫信息,这样对于眼内疾病的诊断和治疗,可以更加立体化,从而达到早期诊断、减少误诊和精准把握治疗方向的效果。应该说,影像学检查、屈光性检查、功能学检查、以及眼内液病原和免疫学检查,是眼病诊断工具中并行的四个分支,各有特点,互有短长。相信随着时间的推移,各种现代化检测技术水平的提高,可供检测的种类和范围、精确度、检测时间都有不断进步,也随着微创玻璃体切割手术系统的推广和发展[29],相信眼内液检测会越来越好,被临床医生所接受和应用。

但是,我们也应看到眼内液检测,一定程度仍属于新生事物,对于国内乃至国际同行来说,还有很多系统性工作要做。例如眼内液的微量性,所以对实验室检测方法要求很高,既要求准确,也要求尽量利用少的液体完成较多的检测项目,所以统一不同实验室之间的检测方法,让检测结果普遍达到一个较高的标准,实现结果互认,迫在眉睫。此外,检测项目的正常参考范围设定,也是一个亟待解决的系统性工程。例如细胞因子,在不同年龄段、不同疾病等等状态下,正常参考范围都不同。如何定义参考范围,对于临床医生解读检测结果至关重要。笔者呼吁国内同行进行联合性工作,开展多中心研究,率先在国际上提出完整的解决方案。

· 参考文献 ·

[1] 何明燕,夏景林,王向东.精准医学研究进展.世界临床药物.2015.36(06):418-422.

[2] Collins FS,Varmus H. A new initiative on precision medicine. N Engl J Med. 2015. 372(9):793-795.

[3] Mitsudomi T,Morita S,Yatabe Y,et al. Gefitinib versus cisplatin plus docetaxel in patients with non-small-cell lung cancer harbouring mutations of the epidermal growth factor receptor(WJTOG3405):an open label,randomised phase 3 trial. Lancet Oncol. 2010. 11(2):121-128.

[4] Rosell R,Carcereny E,Gervais R,et al. Erlotinib versus standard chemotherapy as first-line treatment for European patients with advanced EGFR mutation-positive non-small-cell lung cancer(EURTAC):a multicentre, open-label,randomised phase 3 trial. Lancet Oncol. 2012. 13(3):239-246.

[5] Chiu RW,Akolekar R,Zheng YW,et al. Non-invasive prenatal assessment of trisomy 21 by multiplexed maternal plasma DNA sequencing: large scale validity study. BMJ. 2011. 342:c7401.

[6] 徐夏苑,金克勤,杨姗姗,等.产前无创 DNA 检测在诊断胎儿非整倍体染色体病中的应用.中国优生与遗传杂志.2015.23(2):31-32.

[7] 操冬梅,肖梅,王波.武汉地区 2 613 例产前筛查高风险孕妇的产前诊断.中国优生与遗传杂志.2014.22(01):41-42,40.

[8] 范永红,王琳.589 例产前筛查高风险孕妇的产前诊断.中国优生与遗传杂志.2015.23(02):63-64.

[9] Pakbaz B,Jabinin R,Soltani N,et al. Quantitative study of vimentin gene methylation in stool samples for colorectal cancer screening. J Adv Pharm Technol Res. 2019. 10(3):121-125.

[10] 陈顿,侯世芳,金毅,等.硫唑嘌呤致 TPMT 基因杂合突变型患者全血细胞减少 1 例.临床药物治疗杂志.2017.15(01):65-67.

[11] 束庆,王世颖,朱怀军,等.2 例 NUDT15 基因型为 TT 型的患者服用硫唑嘌呤致白细胞减少.药学与临床研究.2019.27(03):224-226.

[12] 董显文,郑青,沈骏,等.TPMT 基因多态性与炎症性肠病治疗中硫唑嘌呤毒副反应相关性的荟萃分析.胃肠病学.2010.15(07):400-404.

[13] Holland GN. Standard diagnostic criteria for the acute retinal necrosis syndrome. Executive Committee of the American Uveitis Society. Am J Ophthalmol. 1994. 117(5):663-667.

[14] Roy R,Pal BP,Mathur G,et al. Acute retinal necrosis:clinical features, management and outcomes-a 10 year consecutive case series. Ocul Immunol Inflamm. 2014. 22(3):170-174.

[15] Hafidi M,Janin-Manificat H, Denis P,et al. Acute retinal necrosis: virological features using quantitative PCR,therapeutic management,and clinical outcomes. Am J Ophthalmol. 2019. 208:376-386.

[16] Calvo CM,Khan MA,Mehta S, et al. Correlation of Clinical Outcomes with Quantitative Polymerase Chain Reaction DNA Copy Number in Patients with Acute Retinal Necrosis. Ocul Immunol Inflamm. 2017. 25(2): 246-252.

[17] Takase H,Okada AA,Goto H,et al. Development and validation of new diagnostic criteria for acute retinal necrosis. Jpn J Ophthalmol. 2015. 59(1):14-20.

[18] Velez G,Roybal CN,Colgan D, et al. Precision Medicine:Personalized Proteomics for the Diagnosis and Treatment of Idiopathic Inflammatory Disease. JAMA Ophthalmol. 2016. 134(4):444-448.

[19] Lee RW,Dick AD. Current concepts and future directions in the pathogenesis and treatment of non-infectious intraocular inflammation. Eye (Lond). 2012. 26(1):17-28.

[20] Mahajan VB,Skeie JM. Translational vitreous proteomics. Proteomics Clin Appl. 2014. 8(3-4):204-208.

[21] Tlucek PS, Folk JC, Orien JA, et al. Inhibition of neovascularization but not fibrosis with the fluocinolone acetonide implant in autosomal dominant neovascular inflammatory vitreoretinopathy. Arch Ophthalmol. 2012. 130(11):1395-1401.

[22] Tlucek PS, Folk JC, Sobol WM, et al. Surgical management of fibrotic encapsulation of the fluocinolone acetonide implant in CAPN5-associated proliferative vitreoretinopathy. Clin Ophthalmol. 2013. 7:1093-1098.

[23] Funatsu H, Yamashita T, Yamashita H. Vitreous fluid biomarkers. Adv Clin Chem. 2006. 42:111-166.

[24] Hauck SM, Hofmaier F, Dietter J, et al. Label-free LC-MSMS analysis of vitreous from autoimmune uveitis reveals a significant decrease in secreted Wnt signalling inhibitors DKK3 and SFRP2. J Proteomics. 2012. 75(14):4545-4554.

[25] Hauck SM, Dietter J, Kramer RL, et al. Deciphering membrane-associated molecular processes in target tissue of autoimmune uveitis by label-free quantitative mass spectrometry. Mol Cell Proteomics. 2010. 9(10):2292-2305.

[26] Mao L, Yang P, Hou S, et al. Label-free proteomics reveals decreased expression of CD18 and AKNA in peripheral CD4+ T cells from patients with Vogt-Koyanagi-Harada syndrome. PLoS One. 2011. 6(1):e14616.

[27] Miki K, Natori Y, Kai Y, et al. Neuroport® makes brain biopsy less invasive and easy even in eloquent areas. Br J Neurosurg. 2019:1-3.

[28] Srividya G, Jain M, Mahalak-shmi K, et al. A novel and less invasive technique to assess cytokine profile of vitreous in patients of diabetic macular oedema. Eye (Lond). 2018. 32(4):820-829.

[29] Otsuka K, Imai H, Fujii A, et al. Comparison of 25- and 27-Gauge Pars Plana Vitrectomy in Repairing Primary Rhegmatogenous Retinal Detachment. J Ophthalmol. 2018. 7643174.

后记

合上电脑，完成最后一页书稿，心情难以言表之复杂。

非常清晰地记得，三年前，动笔开写时，无比兴奋和激动。因为八年来通过眼内液检测，让我对临床上很多表现不典型的疑难眼病进行了早期确诊，挽救了很多患者的视力。

其中有广西的女孩薇薇，白血病骨髓移植术后双目失明，通过眼内液检测确诊眼内病毒感染，视力恢复后参加儿童绘画比赛获得一等奖，将5千元奖金捐献给比她更困难的盲童；也有北京的富商儿子，眼部急性感染后，眼睛在3天之内出现积脓，视力丧失，通过基因芯片在1.5小时确诊眼内细菌感染，治疗后视力从看不见视力表恢复到1.5，家长捐献20万元给江西的两所贫困学校；常年口服激素的河南儿童，激素导致身高比同龄儿童低一个头，检测后确诊是寄生虫感染，手术治疗后炎症完全消退，避免了继续长期服药……这些患者从绝望到希望，从失明到复明的笑脸，时常浮现在我眼前，激励我去将眼内液检测的技术推广给同行。

2020年1月20日，我在出门诊时遭遇了一场生死劫难，失血1 500ml，左手骨折、神经肌肉血管断裂、颅脑外伤、枕骨骨折，2周后才得以脱离生命危险。这篇后记是用右手敲击键盘打字而成。

这场劫难差点让本书不能出版。这场劫难让我懂得两个道理：一是我们无法知道明天会发生什么；二是想做什么，今天就要赶紧去做。

写书期间，艰辛疲乏，8岁的女儿是我的精神支柱，有次缠着我用手机给她播放电影《银河补习班》，说是学校老师要求看的。我也在一边听着电影里的声音。电影里的少年，热爱航天，但学校老师反对，要求他放弃自己的兴趣——

飞行员,报考传统意义的名牌学校,但最终少年仍坚持自己所爱。

少年的父亲诘问老师:"一个已经蒸熟的馒头,把它反复蒸,它就比新蒸出的馒头好吃吗?"

老师们习惯于传授道理,忽略了兴趣才是进步的动力。

知识的魅力,在于启发人的思考,而不在于机械性的记忆和背诵;学习的过程,是为了掌握获取知识的能力,而不在于掌握知识本身。

少年的父亲说:"清华北大只是过程,不是目的。人生就像射箭,梦想就像靶子,连箭靶子都找不到的话,你每天拉弓有什么意义呢?"

如果说我所热爱的眼科,所热爱的葡萄膜炎,已经达到了知识体系的珠穆朗玛峰,再也没有进步空间,那该是多么恐怖的一件事,人生还有什么意义?这种恐怖,远远超过顶着现有的压力,继续前行的恐惧。

丧失了生命的意义,才是我最害怕的事。

心中有光,便无所畏惧。

应该说,完成这本书,对于我个人的心智成长,也是极为有益的。小时不理解的很多事,现在愈加理解了。譬如说,因为坚持日心说,布鲁诺被火烧死,就曾让我大为困惑,生命多么珍贵,为什么要为了一个观点而放弃生命。而现在的我,完全相信,追求真理和追求信仰比生命更重要。

精准医学的理念必将贯穿眼科,这就是我的信仰。

以急性视网膜坏死为例,在眼科医生的印象里,属于预后很差的疾病。1994 年的诊断标准基于临床表现,问题在于,出现了视网膜动脉闭塞、大片视网膜坏死灶之后,患者的预后怎么可能好。只有进行眼内液病毒检测,才可能在临床表现不典型的时候,早期诊断。2015 年,国际上提出新的急性视网膜坏死诊断标准,将眼内液检测纳入。

同样是 2015 年,国际上启动了精准医疗计划,这是里程碑性的事件;同年,《新英格兰医学杂志》发表关于精准医学的文章,被认为是在向传统医疗模式提出挑战。

探索真理的道路,可能会很崎岖,但从不中止;真理有时可能迟到,但从不缺席!

感谢刘平女士,帮助整理材料排版。

感谢我的父母和家人,总是理解我牺牲陪伴家人的时间,让我可以专心完成书稿的撰写。

感谢北京智德医学检验所，转化我的研究成果，使得本书上的内容，不至于仅仅是枯燥的文字，而能使全国的患者和医生获得实际益处，期待将更多的检测产品和服务推向其他国家和地区。

感谢我们伟大的国家和民族，也感谢政府促进科研成果转化的若干政策和决定，感谢北京朝阳医院，积极地推进落实这些政策，使得我这样一个愿意做事的青年人，此生不虚度。

在完成本书的过程中，得到很多业内朋友的精神支持和鼓励，他／她们或是私下给我加油鼓劲，或是在公开场合力挺精准医学在眼科的推广；也有很多青年朋友，在本书还未出版时就表态要购买，这些都是对我莫大的支持。出于特殊考虑，就不一一写出他／她们的名字。共同对精准医学的看好，让我们的内心联系在一起。

陶　勇

2020 年 2 月

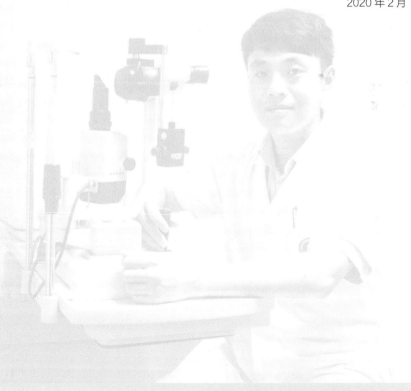

265